全国中医药行业中等职业教育"十三五"规划教材

经络与腧穴

（供中医及针灸推拿、中医康复保健专业用）

主　编◎鞠志江

中国中医药出版社

·北　京·

图书在版编目（CIP）数据

经络与腧穴 / 鞠志江主编 . —北京：中国中医药出版社，2018.6（2024.5 重印）

全国中医药行业高等职业教育"十三五"规划教材

ISBN 978 – 7 – 5132 – 4901 – 0

Ⅰ．①经… Ⅱ．①鞠… Ⅲ．①经络—中等专业学校—教材②俞穴（五腧）—中等专业学校—教材 Ⅳ．① R224

中国版本图书馆 CIP 数据核字（2018）第 079889 号

中国中医药出版社出版

北京经济技术开发区科创十三街 31 号院二区 8 号楼

邮政编码 100176

传真 010-64405721

河北盛世彩捷印刷有限公司印刷

各地新华书店经销

开本 787×1092 1/16 印张 15 彩插 0.75 字数 309 千字

2018 年 6 月第 1 版 2024 年 5 月第 7 次印刷

书号 ISBN 978 – 7 – 5132 – 4901 – 0

定价 53.00 元

网址 www.cptcm.com

服 务 热 线 010-64405510

购 书 热 线 010-89535836

维 权 打 假 010-64405753

微信服务号 zgzyycbs

微商城网址 https：//kdt.im/LIdUGr

官 方 微 博 http：//e.weibo.com/cptcm

天猫旗舰店网址 https：//zgzyycbs.tmall.com

如有印装质量问题请与本社出版部联系（010-64405510）

李伏君（千金药业有限公司技术副总经理）

李灿东（福建中医药大学校长）

李建民（黑龙江中医药大学佳木斯学院教授）

李景儒（黑龙江省计划生育科学研究院院长）

杨佳琦（杭州市拱墅区米市巷街道社区卫生服务中心主任）

吾布力·吐尔地（新疆维吾尔医学专科学校药学系主任）

吴　彬（广西中医药大学护理学院院长）

宋利华（连云港中医药高等职业技术学院教授）

迟江波（烟台渤海制药集团有限公司总裁）

张美林（成都中医药大学附属针灸学校党委书记）

张登山（邢台医学高等专科学校教授）

张震云（山西药科职业学院党委副书记、院长）

陈　燕（湖南中医药大学附属中西医结合医院院长）

陈玉奇（沈阳市中医药学校校长）

陈令轩（国家中医药管理局人事教育司综合协调处副主任科员）

周忠民（渭南职业技术学院教授）

胡志方（江西中医药高等专科学校校长）

徐家正（海口市中医药学校校长）

凌　娅（江苏康缘药业股份有限公司副董事长）

郭争鸣（湖南中医药高等专科学校校长）

郭桂明（北京中医医院药学部主任）

唐家奇（广东湛江中医学校教授）

曹世奎（长春中医药大学招生与就业处处长）

龚晋文（山西职工医学院/山西省中医学校党委副书记）

董维春（北京卫生职业学院党委书记）

谭　工（重庆三峡医药高等专科学校副校长）

潘年松（遵义医药高等专科学校副校长）

赵　剑（芜湖绿叶制药有限公司总经理）

梁小明（江西博雅生物制药股份有限公司常务副总经理）

龙　岩（德生堂医药集团董事长）

中医药职业教育是我国现代职业教育体系的重要组成部分，肩负着培养新时代中医药行业多样化人才、传承中医药技术技能、促进中医药服务健康中国建设的重要职责。为贯彻落实《国务院关于加快发展现代职业教育的决定》（国发〔2014〕19号）、《中医药健康服务发展规划（2015—2020年）》（国办发〔2015〕32号）和《中医药发展战略规划纲要（2016—2030年）》（国发〔2016〕15号）（简称《纲要》）等文件精神，尤其是实现《纲要》中"到2030年，基本形成一支由百名国医大师、万名中医名师、百万中医师、千万职业技能人员组成的中医药人才队伍"的发展目标，提升中医药职业教育对全民健康和地方经济的贡献度，提高职业技术院校学生的实际操作能力，实现职业教育与产业需求、岗位胜任能力严密对接，突出新时代中医药职业教育的特色，国家中医药管理局教材建设工作委员会办公室（以下简称"教材办"）、中国中医药出版社在国家中医药管理局领导下，在全国中医药职业教育教学指导委员会指导下，总结"全国中医药行业中等职业教育'十二五'规划教材"建设的经验，组织完成了"全国中医药行业中等职业教育'十三五'规划教材"建设工作。

中国中医药出版社是全国中医药行业规划教材唯一出版基地，为国家中医中西医结合执业（助理）医师资格考试大纲和细则、实践技能指导用书、全国中医药专业技术资格考试大纲和细则唯一授权出版单位，与国家中医药管理局中医师资格认证中心建立了良好的战略伙伴关系。

本套教材规划过程中，教材办认真听取了全国中医药职业教育教学指导委员会相关专家的意见，结合职业教育教学一线教师的反馈意见，加强顶层设计和组织管理，是全国唯一的中医药行业中等职业教育规划教材，于2016年启动了教材建设工作。通过广泛调研、全国范围遴选主编，又先后经过主编会议、编写会议、定稿会议等环节的质量管理和控制，在千余位编者的共同努力下，历时1年多时间，完成了50种规划教材的编写工作。

本套教材由50余所开展中医药中等职业教育院校的专家及相关医院、医药企业等单位联合编写，中国中医药出版社出版，供中等职业教育院校中医（针灸推拿）、中药、护理、农村医学、康复技术、中医康复保健6个专业使用。

本套教材具有以下特点：

1. 以教学指导意见为纲领，贴近新时代实际

注重体现新时代中医药中等职业教育的特点，以教育部新的教学指导意

见为纲领，注重针对性、适用性以及实用性，贴近学生、贴近岗位、贴近社会，符合中医药中等职业教育教学实际。

2. 突出质量意识、精品意识，满足中医药人才培养的需求

注重强化质量意识、精品意识，从教材内容结构设计、知识点、规范化、标准化、编写技巧、语言文字等方面加以改革，具备"精品教材"特质，满足中医药事业发展对于技术技能型、应用型中医药人才的需求。

3. 以学生为中心，以促进就业为导向

坚持以学生为中心，强调以就业为导向、以能力为本位、以岗位需求为标准的原则，按照技术技能型、应用型中医药人才的培养目标进行编写，教材内容涵盖资格考试全部内容及所有考试要求的知识点，满足学生获得"双证书"及相关工作岗位需求，有利于促进学生就业。

4. 注重数字化融合创新，力求呈现形式多样化

努力按照融合教材编写的思路和要求，创新教材呈现形式，版式设计突出结构模块化，新颖、活泼，图文并茂，并注重配套多种数字化素材，以期在全国中医药行业院校教育平台"医开讲－医教在线"数字化平台上获取多种数字化教学资源，符合职业院校学生认知规律及特点，以利于增强学生的学习兴趣。

本套教材的建设，得到国家中医药管理局领导的指导与大力支持，凝聚了全国中医药行业职业教育工作者的集体智慧，体现了全国中医药行业齐心协力、求真务实的工作作风，代表了全国中医药行业为"十三五"期间中医药事业发展和人才培养所做的共同努力，谨此向有关单位和个人致以衷心的感谢！希望本套教材的出版，能够对全国中医药行业职业教育教学的发展和中医药人才的培养产生积极的推动作用。需要说明的是，尽管所有组织者与编写者竭尽心智，精益求精，本套教材仍有一定的提升空间，敬请各教学单位、教学人员及广大学生多提宝贵意见和建议，以便今后修订和提高。

国家中医药管理局教材建设工作委员会办公室
全国中医药职业教育教学指导委员会
2018 年 1 月

《经络与腧穴》
编 委 会

本教材是全国中医药行业中等职业教育"十三五"规划教材之一，是由全国中医药职业教育教学指导委员会和国家中医药管理局教材建设工作委员会办公室统一规划、宏观指导，中国中医药出版社具体组织编写的，供中医药职业教育中医及针灸推拿、中医康复保健等专业教学使用的规划教材。

本教材以中等卫生职业教育教学指导为依据，兼顾全国卫生技术资格考试大纲要求，以培养服务型技能人才为目标，在中医基本理论指导下，系统阐述经络系统的概念、组成、作用及临床应用；腧穴的概念、定位、解剖、主治及操作等内容。通过对本课程的学习，能够为针法灸法学、针灸治疗学的学习打下坚实的基础。本次编写以坚持"基本理论、基本知识、基本技能"和"思想性、科学性、启发性"为原则，建设教、学、练于一体的教学模式，推进中等职业教育中医和针灸推拿、中医康复保健等专业的改革和发展。

本教材共3个模块20个项目。为了能够让学生更加熟练掌握教材内容，增设附录部分。模块一主要讲述经络系统的概念、组成和临床应用；模块二主要讲述腧穴的概念、命名、主治规律、取穴的方法、特定穴的概念及作用。模块三主要讲述十二正经、奇经八脉的循行路线、主治概要和病候，腧穴的定位、解剖、主治和操作，以及经外奇穴的定位、解剖、主治和操作等内容。附录包括歌诀和人体正面、背面、侧面腧穴图。

本次教材的编写得到中国中医药出版社和全国卫生中高职院校广大同仁的大力支持，主要参与编写人员及编写任务如下（按模块先后顺序）：绪言由鞠志江编写；模块一、模块二由马林编写；模块三的项目一、二、五、七由刘晓旭编写；模块三的项目三、四由余雪琴编写；模块三的项目六、九由张蕊编写；模块三的项目八由艾瑛编写；模块三的项目十由刘鹤鸣编写；模块三的项目十一、十三由徐昊编写；模块三的项目十二由苏萍编写；模块三的项目十四由赵云龙编写；附录和彩图由李波编写。

本教材供中医药中等职业学校中医和针灸推拿、中医康复保健等专业学生及广大针灸爱好者使用。由于编写时间和水平有限，错误和不足之处难免，敬请广大师生和使用者不吝赐教，提出宝贵意见，以便今后修订完善。

《经络与腧穴》编委会

2018年2月

绪　论

　　经络腧穴学是针灸学的重要组成部分，针灸学又是中医学重要组成部分之一。针灸学是研究并运用经络腧穴理论和刺灸方法以防病治病的一门学科，其主要内容包括经络、腧穴、刺灸方法和针灸治疗等部分，经络腧穴又是刺灸和治疗的基础。中医针灸疗法具有适应证广、疗效明显、操作方便、经济安全的特点，数千年来深受广大劳动人民的欢迎，对中华民族的繁衍昌盛和身体健康做出了巨大贡献，并且对世界人民的健康事业也发挥着越来越大的作用。

　　经络腧穴的发展史与针灸学的发展史密不可分。针灸是我国历代劳动人民及医学工作者在长期与疾病作斗争中创造发展的一门医学。其历史悠久，起源已难考证，但从文献记载、出土文物、社会发展规律等方面推断，远在文字创造前已萌芽。

　　据《灵枢·九针十二原》载"余欲勿使被毒药无用砭石，欲以微针通其经脉，调其气血"，说明针具的前身是砭石。《说文解字》记载："砭，以石割病也。"《山海经·东山经》："高氏之山，其上多玉，其下多箴石。"郭璞注曰："可以为砥（砭）针治痈肿者。"这是砭石的较早记载。古人生活于洪荒大地，与鸷鸟猛兽相搏食，不能无病。一旦患病，除祈祷鬼神外，往往本能地用手或石片抚摸、锤击体表某一部位或疼痛位置，有时竟然能意外地使疾病获得缓解。通过长期的经验积累，逐步形成砭石的治疗方法。1963 年在内蒙古自治区多伦旗头道洼新石器时代遗址中出土了一根磨制的石针，据考古鉴定，认为它是针法的原始工具——砭石。因此砭石的起源可追溯到距今 14000 年前的新石器时代，甚至可能更早。

　　随着冶金术的发明，针具也得到不断改进。到《内经》编著年代，才由古代的石针、骨针、竹针改变为铜针、铁针、金针、银针等金属制针代替砭石，直至现在临床所用的不锈钢针。1978 年在内蒙古自治区达拉特旗树林召公社出土文物中首次发现"青铜砭针"。1968 年在河北满城发掘的西汉刘胜墓内有金针、银针等医针 9 根，制作颇为精细，证明了金属制针的不断进步。

灸法的产生是在火的发现与使用后。人们发现，身体某一部位的病痛受到火的烘烤而感觉到舒适或缓解。通过长期的实践，从各种树枝施灸发展到艾灸，进而出现太乙针、雷火针等，形成灸法。《素问·异法方宜论》说"脏寒生满病，其治宜灸焫"，即指灸法，随着后世医学发展，形成了各种各样的灸法，如火疗。

由于针灸用具材料的不断改进，扩大了针灸治疗的范围，提高了治疗效果，有力促进了针灸学术的发展。

针灸学术的发展经历了一个漫长的过程，1973年在湖南长沙马王堆汉墓出土的医学帛书中，有两种古代经脉的著作，即《足臂十一脉灸经》《阴阳十一脉灸经》，其中叙述了十一脉的循行分布、病候表现及灸法治疗。经初步考证，其成书年代早于《黄帝内经》。经络学说早期面貌可见一斑。

《黄帝内经》对经络腧穴、针灸方法以及适应证、禁忌证等都作了比较详细的论述。其中尤以《灵枢》所载针灸理论更为丰富、系统。所以《灵枢》又称《针经》，可见当时针灸学比较成熟，为后世针灸学术的发展奠定了理论基础。

现存最早的针灸学专著，除了《灵枢》外，当首推晋代皇甫谧的《针灸甲乙经》。作者参考《内经》论述了脏腑经络学说，依照从头、面、腹、背等部位论述腧穴，在《内经》的基础上发展和确定了349个腧穴的位置、主治和操作，介绍了针灸手法、宜忌和常见病的治疗。这是继《内经》之后，针灸学的又一次总结，在针灸学发展史上起着承前启后的作用。东晋葛洪编著的《肘后备急方》录入针灸医疗109条，其中99条是灸方，引起了人们对灸法的重视，使灸法和针法一样得到发展。唐代孙思邈在《备急千金要方》中说明了"阿是穴"的取法和应用，并绘制了"明堂三人图"，分别把人体正面、背面及侧面的十二经络、奇经八脉用不同颜色绘出。尤其值得推崇的是提出灸法预防疾病的方法，为预防医学的发展做出了贡献。

此后，王焘在其所著的《外台秘要》中全面介绍了灸法，为推广灸法起到了积极的作用。隋唐时代全国设"太医署"，掌管医学教育，针灸成为单独学科，设针博士、针助教、针师等从事教学工作，可见当时对针灸的重视。北宋王惟一编写了《铜人腧穴针灸图经》，叙述了经络腧穴等内容，并考证了354个腧穴。全书曾刻在石碑上，石碑立于汴京（今河南开封），供学习针灸者拓印和阅读。其后，王惟一还设计铸造两座铜人，此为我国最早的针灸模型，对辨认经穴与教学起了很大作用。元代滑伯仁认为任督二脉虽属奇经，但有专穴，宜与十二经并论，总结为十四经，著有《十四经发挥》，系统阐述了经络的循行路线和有关腧穴，对后人研究经脉很有裨益。明代是针灸发展昌盛的朝代，杨继洲以家传《卫生针灸玄机秘要》为基础，汇集了历代医家的针灸著作，并结合实践经验撰写了《针灸大成》，内容十分丰富，是继《内经》《针灸甲乙经》之后对针灸学的又一次总结，直到今天仍是学习针灸的主要参考著作。当时还有陈会的《神应经》，徐凤的《针灸大全》，高武的《针灸聚英发挥》,汪机的《针灸问对》,李时珍的《奇经八脉考》等,蔚为大观。诸家各有所长,形成不同流派,相互争鸣,促进了针灸的发展。到了清代,吴谦等编著的《医宗金鉴·刺灸心法》及廖润鸿的《针灸集成》等书问世。

中华人民共和国成立之后,由于党的中医政策的实施,中医学获得新生,针灸事业获得复兴、发展、繁荣,全国各地前后成立了中医学院、中医院,设置针灸专业,并建立了专门的研究机构,使针灸在教学、医疗和科研方面都获得了巨大的成就,大量的针灸著作不断问世。高等院校、高职院校、中职院校都使用了统一的教材,开展了对古医籍的校释工作。2006年国家统一编著了《腧穴名称与定位》标准,对361个经穴明确了定位,把印堂穴纳入督脉范畴,即经穴有362个,新增经外奇穴,常用骨度分寸法进一步明确。针灸临床工作取得较大进展,治疗病种不断扩大,临床实践证明,针灸对内、外、妇、儿等科300多种病证的治疗有不同程度的疗效,对其中100多种病证的治疗有较好或很好的疗效。同时不仅用科学的方法肯定了疗效,而且用现代生理学、生化学、微生物学、免疫学等理论阐述了其作用原理,积累了大量的资料。20世纪60年代以来,我国医学界采用针刺麻醉成功地进行了多种外科手术,为麻醉方法增加了新的内容,引起了各国学者的普遍重视,推动了针灸学的发展。

近年来,通过多学科协作,深入研究了针灸治病原理,证明针灸对机体各系统功能有调整作用,能增强机体的抗病能力。针灸镇痛原理的研究已深入到神经细胞、电生理学和神经递质等分子生物学水平。

经络的研究不仅肯定了循经感传的客观存在,而且从循经感传现象出现的规律、客观指标及测定方法等方面进行了研究,为经络实质的探讨提供了重要的线索。同时,不少地区开展了对针刺手法的研究工作,并取得了初步的成绩。

几千年来,针灸学不仅对保障我国人民的健康起着重大的作用,而且很早就流传到国外,对其他一些国家的医疗保健事业也做出了一定的贡献。约在6世纪,针灸学传入朝鲜,并以《针灸甲乙经》等书为教材。562年,我国吴人知聪携带《明堂图》《针灸甲乙经》到日本。701年,日本在医学教育中设置针灸科,如今还开办针灸大专学校,深受日本民众的欢迎。17世纪末叶,针灸又传到欧洲,至今,有些国家除设有针灸专科外,还成立了研究针灸的专门机构,并多次召开国际针灸学术会议。目前,全世界已有一百多个国家正在使用和研究针灸。我国独特的针灸医学已成为世界医学的重要组成部分,并已产生积极而广泛的影响。

继承和发扬针灸学,除开展教学、医疗、科研等工作外,还需运用现代科学技术研究经络的实质和针灸治疗疾病的原理,以使针灸学的内容更丰富与完善。这是中医学者的重要任务。只要我们努力运用辩证唯物主义观点,勇于实践,针灸医学必然会取得更丰硕的成果,为人类的保健事业做出更大的贡献。

模 块 一

经络概述

经络为人体组成的重要结构，是运行气血、联系脏腑和全身各部的通道，是人体功能的主要调控系统。经络学说是研究人体经络系统的组成和循行分布、生理功能、病理变化及其与脏腑相互关系的一种理论学说。它是中医理论体系的重要组成部分，不仅是针灸推拿学科的理论核心，还是中医各科的理论基础，内容贯穿于中医学的生理病理、诊断治疗的各个方面。所以，研究学习经络学说对针灸和中医各科的临床实践均有重要意义。

项目一　经络系统的组成

【学习目标】

1. 掌握经络的概念。
2. 掌握经络系统的组成。
3. 掌握十二经脉的分布规律、属络关系、走向规律、流注次序和交接规律。
4. 掌握经络的基本作用。
5. 熟悉奇经八脉的名称、循行及作用。
6. 熟悉十五络脉和十二经筋的分布。

经络，是经脉和络脉的统称，是人体运行气血的通路。经，指经脉，是直行的主干，有如路径，贯通上下，沟通内外，纵行于头身四肢，较粗大，数目较少，有固定的路径。络，指络脉，"络"有网络的含义，为经脉别出的分支，较经脉细小，数目较多，纵横交错，人体深部浅部均有循行，遍布全身，有联络功能。正如《灵枢·脉度》所说："经脉为里，支而横者为络，络之别者为孙。"

经脉和络脉担负着运行气血、营养全身和沟通内外、贯通上下的重要功能。其中十二

经脉 "内属于腑脏，外络于支节"（《灵枢·海论》），再加上络脉的联络功能，从而把人体的五脏六腑、四肢百骸、筋骨皮毛、分肉腠理和五官九窍联系成为一个有机的整体，实现全身各部之间的沟通联系与和谐统一，使人体各部的功能得以保持相对的平衡和协调，保证人体各部功能活动的正常进行。

经络系统由经脉和络脉组成，在内连属脏腑，在外连属筋肉、肢节和皮肤，包括十二经脉、奇经八脉、十二经别、十五络脉、十二经筋和十二皮部，以及难以计数的浮络、孙络。其构成情况见图 1-1-1 所示。

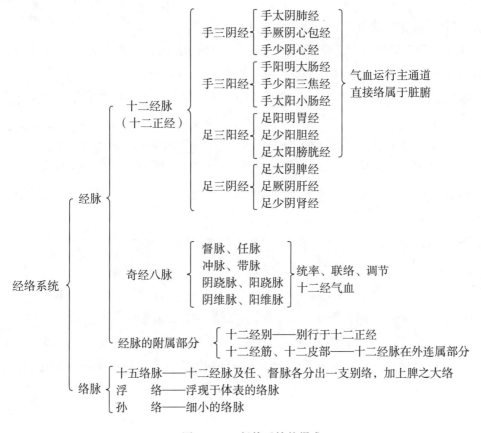

图 1-1-1　经络系统的组成

一、十二经脉

十二经脉，包括手足三阴经、手足三阳经。十二经脉有固定的起止点、固定的循行部位和交接顺序，在肢体的分布及走向有一定的规律，与脏腑有直接的络属关系，其 "内属于腑脏，外络于支节"，将人体内外连贯起来，成为一个有机的整体，是气血循行的主要通道，是经络系统的主体，故又称 "十二正经"。

（一）十二经脉的名称和含义

十二经脉的名称由阴阳、脏腑、手足三方面组成，有手三阴经、手三阳经、足三阴经、足三阳经，是古人根据阴阳消长，结合经脉循行于上、下肢的特点，以及经脉与脏腑的关系而定的。阴气最盛者为太阴，其次为少阴，再次为厥阴；阳气最盛者为阳明，其次为太阳，再次为少阳。循行于上肢的称为手经，循行于下肢的称为足经。它们对称地分布于人体的两侧，分别循行于手、足的内外、前中后的不同部位，凡是隶属于脏的经脉称阴经，循行于肢体内侧面；隶属于腑的经脉称阳经，循行于肢体外侧面。十二经脉的名称见图1-1-1。

（二）十二经脉的分布

《灵枢·海论》概括了十二经脉的分布特点"内属于腑脏，外络于支节"。包括分布于脏腑的内行部分和分布于头面躯干四肢的部分。

1. 内行部分　十二经脉"内属于腑脏"，即指内行部分。阴经属于脏，手三阴经联系胸部而内属于肺、心包、心；足三阴经联系腹部而内属于脾、肝、肾，即"阴脉营其脏"。阳经属于腑，足三阳经内属于胃、胆、膀胱；手三阳经内属于大肠、三焦、小肠，即"阳脉营其腑"。

2. 外行部分　十二经脉纵贯全身，左右对称地分布于头面、躯干和四肢，在体表有一定的规律。

（1）头面部　头为诸阳之会，手、足六阳经皆循行于头面部。手足阳明经行于面部、额部；手足少阳经行于头侧部；手足太阳经行于面颊、头顶和头后部。

（2）四肢部　属于脏的经脉为阴经，行于四肢内侧面；属于腑的经脉为阳经，行于四肢外侧面。以立正姿势、两臂下垂、拇指向前、足趾向前的姿势为标准，内侧三阴经，太阴在前缘，厥阴在中线，少阴在后缘。但下肢内侧阴经分布有特殊情况，内踝上8寸以下，厥阴在前，太阴在中，少阴在后。上、下肢外侧阳经分布为阳明在前，少阳在中，太阳在后。

（3）躯干部　手三阴经均出于腋下；手三阳经循行于肩胛部；足三阳经中，阳明经循行于前（胸腹部），少阳经循行于躯干侧面，太阳经循行于后（背部）；足三阴经均循行于胸腹部。循行于胸腹部的经脉，由前正中线向外依次是足少阴肾经、足阳明胃经、足太阴脾经和足厥阴肝经。

（三）十二经脉的表里属络关系

十二经脉内属于脏腑，有表里相合的关系。阴经为里，阳经为表。阴经属脏而络腑，阳经属腑而络脏。脏与腑有表里相合的关系，阴经与阳经有表里络属的关系，即手太阴肺经属肺络大肠，手阳明大肠经属大肠络肺；手厥阴心包经属心包络三焦，手少阳三焦经属三焦络心包；手少阴心经属心络小肠，手太阳小肠经属小肠络心；足太阴脾经属脾络胃，足阳明胃经属胃络脾;足厥阴肝经属肝络胆,足少阳胆经属胆络肝;足少阴肾经属肾络膀胱,足太阳膀胱经属膀胱络肾,构成 6 对"表里相合"的关系。这 6 对关系互为表里,阴经与阳经在体内有络属关系,在体表通过络脉沟通加强联系,既加强了表里两经的联系,又促进了互为络属的脏腑在生理功能上的协调与配合,在病理上也相互影响。在治疗上表里两经的腧穴可交叉互用,增强疗效。

(四)十二经脉与脏腑器官的属络关系

十二经脉除与体内的脏腑相属络外,还与其经脉循行分布部位的组织器官有密切的联络关系。见表 1-1-1 所示。

表 1-1-1　十二经脉与脏腑、器官联络表

经脉名称	属络的脏腑	联络的器官
手太阴肺经	属肺,络大肠,还循胃口	喉咙
手阳明大肠经	属大肠,络肺	入下齿中,挟口、鼻
足阳明胃经	属胃,络脾	起于鼻,入上齿,环口挟唇,循喉咙
足太阴脾经	属脾,络胃,流注心中	挟咽,连舌本,散舌下
手少阴心经	属心,络小肠,上肺	挟咽,系目,循咽,至目内外眦,入耳中,抵鼻
手太阳小肠经	属小肠,络心,抵胃	循咽,至目内外眦,入耳中,抵鼻
足太阳膀胱经	属膀胱,络肾	起于目内眦,至耳上角,入络脑
足少阴肾经	属肾,络膀胱,上贯肝,入肺中,络心	循喉咙,挟舌本
手厥阴心包经	属心包,络三焦	
手少阳三焦经	属三焦,络心包	系后耳,出耳上角,入耳中,至目锐眦
足少阳胆经	属胆,络肝	起于目锐眦,下耳后,入耳中,出耳前
足厥阴肝经	属肝,络胆,挟胃,注肺	过阴器,连目系,环唇内

(五)十二经脉的走向

十二经脉有一定的循行方向,并相互衔接,彼此沟通,其走向有一定规律:手三阴经从胸走手,手三阳经从手走头,足三阳经从头走足,足三阴经从足走腹(胸)。见图 1-1-2。

若将两手上举,阴经走向是自下而上,阳经走向自上而下,呈现阴升阳降的规律。

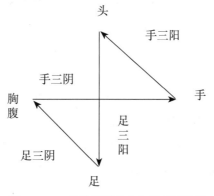

图 1-1-2　手足阴阳经走向规律示意图

7

（六）十二经脉的气血流注次序

十二经脉是气血运行的主要通道。气血是通过中焦脾胃化生的水谷精微产生的，所以十二经脉气血源于中焦。气血的运行有赖于肺气的输送，所以十二经脉气血流注从手太阴肺经开始，依次传至足厥阴肝经，气血运行依次循环贯注，构成一个首尾相贯、环流不息的传注系统，营气行于脉中，卫气行于脉外，而且与前后的任脉和督脉也相通，使人体的脏腑组织、四肢百骸不断得到气血的充养。十二（四）经脉气血流注次序见图1-1-3。

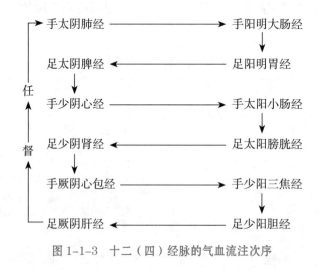

图1-1-3　十二（四）经脉的气血流注次序

（七）十二经脉的交接

十二经脉之间的交接，除了两经直接连接之外，有的是通过分支连接的。十二经脉的交接规律是：①相表里的阴经与阳经在手足部交接，如手太阴肺经在食指与手阳明大肠经交接，足阳明胃经在足大趾与足太阴脾经交接；②同名的阳经与阳经在头面部交接，如手阳明大肠经与足阳明胃经相接于鼻旁，手太阳小肠经与足太阳膀胱经在目内眦相接，手少阳三焦经与足少阳胆经相接于目外眦；③阴经与阴经（指手足三阴经）在胸部交接，如足太阴脾经与手少阴心经交接于心中。见表1-1-2。

二、奇经八脉

奇经八脉是指别道奇行的八条经脉，是十二经脉以外的特殊通路。八脉，即督脉、任脉、冲脉、带脉、阴跷脉、阳跷脉、阴维脉、阳维脉的总称，是经络系统的重要组成部分。由于它们不直接与脏腑相络属，相互之间无表里配合关系，其分布又不像十二正经那样规则，不同于十二正经，故称奇经八脉，具有统率、联络和调节十二经脉中气血的作用。

表1-1-2 十二经脉的交接规律

胸部交接	手足部交接	头面部交接

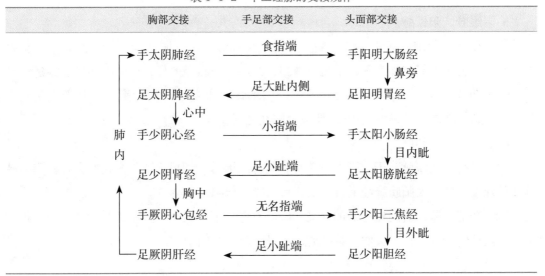

（一）奇经八脉的分布概况

奇经八脉在分布上与十二经脉不同，与十二经脉纵横交错，为十二经脉的补充。

1.督脉

（1）循行 起于胞中，下出会阴，沿脊柱后面上行，至项后风府穴处进入颅内、络脑，并由项沿头部正中线，经头顶、额部、鼻部、上唇，止于上唇系带（龈交）处。

（2）功能 督，有总管、统率之意，能总督一身之阳经，全身阳经均与之交会，故称"阳脉之海"。督脉在循行时属肾入脑，故与脑、脊髓、肾有密切联系。

2.任脉

（1）循行 起于胞中，下出会阴，沿腹部和胸部的正中线上行，达咽喉，上行至下颏部，环绕口唇，沿面颊分行至目眶下。

（2）功能 任，有担任、任受之意，能总任一身之阴经，全身阴经均与之交会，故称"阴脉之海"。"任"与"妊"相通，与女子妊娠有关，称"任主胞胎"。

3.冲脉

（1）循行 起于胞中，下出会阴，在腹股沟处与足少阴肾经相并，夹脐上行，散布胸中，再上行过咽喉，环绕口唇，止于目眶下。

（2）功能 冲脉与十二经脉相通，能调节十二经气血，为"十二经脉之海"。冲脉又称"血海"，与妇女的月经有密切关系。

冲、任、督三脉均起于胞中，同出会阴，却循行部位不同，故称为"一源三歧"。

4.带脉

（1）循行 起于胁下，斜行于腰腹，绕身一周，状如束带。

（2）功能　约束纵行诸经。带脉不和，多见妇女带下诸病。

5.阴维脉、阳维脉

（1）循行　阴维脉起于小腿内侧，并足太阴脾经、足厥阴肝经上行，然后上行至咽喉，与任脉会于颈部。阳维脉起于足跗外侧，并足少阳胆经上行，至项后，与督脉会合。

（2）功能　维，有维系、维络的含义。阴维脉的功能是"维络诸阴"，调节六阴经之气；阳维脉的功能是"维络诸阳"，调节六阳经之气。

6.阴跷脉、阳跷脉

（1）循行　阴跷脉起于内踝下，伴足少阴肾经上行，到目内眦与阳跷脉会合。阳跷脉起于外踝下，伴足太阳膀胱经上行，到达目内眦，与阴跷脉会合。

（2）功能　跷，有跷捷轻健的含义。跷脉有调节下肢运动、司眼睑开合的作用。跷脉从下肢内外侧分别上行于头面，具有交通一身阴阳之气的功能。

（二）奇经八脉主要作用

奇经八脉交错地循行分布于十二正经之间，其主要的功能是：一是沟通十二经脉之间的联系，将部位相近、功能相似的经脉联系起来，达到统摄有关经脉气血、协调阴阳的作用；二是对十二经气血有蓄积和渗灌的调节作用，即当十二经及脏腑气血旺盛时，奇经八脉能加以蓄积而使之不致过盛，当十二经及脏腑气血不足时，奇经八脉之气血又能渗灌补充，有如湖泽对江河之水的调节关系。奇经八脉循行分布及其功能，见表1-1-3。

奇经八脉中的督脉和任脉各有其所属腧穴，故与十二经相提并论，合称为"十四经"。这是针灸学科内容的重点部分。有关十四经循行路线和病候及其专属腧穴与主治的理论知识，乃是临床应用中辨证归经（诊断疾病）和循经取穴施治的基础。

表1-1-3　奇经八脉循行分布及其功能

脉　名	循行分布概况	功　能
任脉	腹、胸、颏下正中，总任六阴经	调节全身阴经经气，故称"阴脉之海"
督脉	腰、背、头面正中，总督六阳经	调节全身阳经经气，故称"阳脉之海"
带脉	起于胁下，环腰一周，状如束带	约束纵行躯干的诸条经脉
冲脉	与足少阴经相并上行，环绕口唇，且与足阳明经、任脉、督脉等有联系	涵蓄十二经气血，故称"十二经之海"或"血海"
阴维脉	小腿内侧，并足太阴、厥阴经上行，至咽喉合于任脉	调节六阴经经气
阳维脉	足外侧，并足少阳经上行，至项后会合于督脉	调节六阳经经气
阴跷脉	足跟内侧，伴足少阴等经上行，至目内眦与阳跷脉会合	调节肢体运动，司眼睑开合
阳跷脉	足跟外侧，伴足太阳等经上行，至目内眦与阴跷脉会合	调节肢体运动，司眼睑开合

三、十二经别

十二经别，是十二正经另行分出，深入体腔，加强表里相合关系的支脉。

（一）十二经别的分布特点

十二经别具有离、入、出、合的特点，它们多从四肢肘膝关节上下别出正经（谓之离），经过躯干深入体腔与相关的脏腑联系（谓之入），再浅出体表上行至头、项（谓之出），在头项部，阳经经别合于本经经脉，阴经经别合于其相表里的阳经经脉（谓之合），由此将十二经别汇合成六组，称为"六合"。其中足太阳、足少阴经别从腘部分出，入走肾与膀胱，上出于项，合于足太阳膀胱经；足少阳、足厥阴经别从下肢分出，行至毛际入走肝胆，上系于目，合于足少阳胆经；足阳明、足太阴经别从髀部分出，入走脾胃，上出鼻頞，合于足阳明胃经；手太阳、手少阴经别从腋部分出，入走小肠与心，上出目内眦，合于手太阳小肠经；手少阳、手厥阴经别各从其正经分出，进入胸中，入走三焦和心包，上出耳后，合于手少阳三焦经；手阳明、手太阴经别各从正经分出，入走肺与大肠，上出缺盆，合于手阳明大肠经。

（二）十二经别的作用

1. 加强十二经脉的表里沟通和内外联系　十二经别中阴经经别均合于相表里的阳经经脉，且深入体腔，加强经脉所络属的脏腑在体腔深部的联系，为临床的表里配穴法提供理论依据。

2. 加强十二经脉与头、心的联系　在十二经脉中，六阳经上走于头面，多数阴经却不走于头面，十二经别则通过"出"与"合"的途径，不仅使六阳经的经别达于头面，而且六阴经的经别也随之上达于头面，从而加强十二经脉与头面的联系，为阴经穴位治疗头面疾病提供理论基础，如太渊、列缺治偏正头痛（《席弘赋》），太溪、太冲、照海、三阴交可治牙痛、喉病等，均是通过经脉与经别的内在联系而发挥作用的。

在十二经脉中，除手少阴与手太阳经别入心之外，足三阳、足三阴经别在体腔中与心发生联系，从而扩大了十二经脉与心的联系，突出了心在脏腑经脉中的主宰地位。

3. 扩大十二经脉与人体各部的联系　十二经别能到达十二正经所未能分布的部位，弥补了十二正经分布上的不足，扩大了十二经脉与人体各部的联系。例如足太阳膀胱经与肛肠无直接经脉联系，但是通过足太阳经别的"别入肛中"途径与肛肠发生联系，所以其承山穴能治疗肛肠疾病。

四、十五络脉

十五络脉是十二经脉和任督二脉各自别出一支络脉，加上脾之大络，共计15条，称十五络脉，均以它们从各经别出处的腧穴（络穴）名称命名。

（一）十五络脉的分布特点

十二经脉的别络分别从本经肘膝关节以下的络穴别出后，均走向其相表里经脉（阴经别络于阳经，阳经别络于阴经）；任脉的别络从鸠尾（络穴）分出后散布于腹部，以沟通腹部的经气；督脉的别络从长强（络穴）分出后散布于头部，向左右别走足太阳经，以沟通背部经气。脾之大络从胁下的大包穴分出后散布于胸胁，以沟通胸胁部经气。

此外，还有从络脉分出浮行于浅表的"孙络"和浮现于皮肤表层能看到的"浮络"，它们遍布全身，难以计数，其作用主要是输布气血于经筋和皮部。

（二）十五络脉的作用

1. 加强表里两经的联系　四肢部的十二经别络沟通了阴阳表里两经的经气，加强了表里两经的联系和经脉之气的交接传注，并补充了十二经循行的不足，扩大了其主治范围。

2. 加强全身各部的沟通联系　躯干部的任脉别络、督脉别络和脾之大络，分别沟通腹部、背部和胸胁部，使人体躯干前、后、侧的联系得到进一步加强，从而起到输布气血、濡养全身的作用。

五、十二经筋

十二经筋，是十二经脉之气结聚散络于筋肉关节的体系，是附属于十二经脉的筋膜系统。

（一）十二经筋的分布

十二经筋均连属于十二经脉，行于体表，不入脏腑。其循行走向均始于四肢末端，结聚于骨骼和关节部，走向躯干头面。阳经经筋，起于四肢末端，循四肢外侧结于头面；手三阴经筋起于手指，循上肢内侧，结于胸部；足三阴经筋起于足趾，循下肢内侧上行，结于阴器（腹），足厥阴经筋还能总络诸筋。

（二）十二经筋的作用

十二经筋的作用主要是约束骨骼，以利于关节的屈伸，保持人体正常的运动功能。正如《素问·痿论》所说："宗筋主束骨而利机关也。"经筋的病变，多为筋肉疼痛、抽掣或弛纵等，治疗多取局部穴位燔针劫刺。

六、十二皮部

十二皮部是十二经脉功能活动反映于体表的部位，也是络脉之气散布的所在。

（一）十二皮部的分布

十二皮部的分布区域，是以十二经脉在体表的循行分布范围为依据的。所以各经皮部就是该经在皮肤表面的反应区和该经濡养的皮肤区域。正如《素问·皮部论》所说："欲知皮部，以经脉为纪者，诸经皆然……凡十二经络脉者，皮之部也。"见图1-1-4。

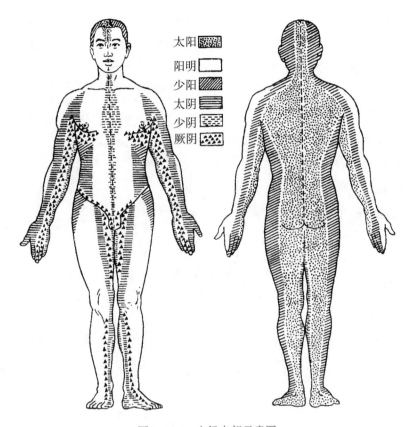

太阳
阳明
少阳
太阴
少阴
厥阴

图1-1-4　六经皮部示意图

（二）十二皮部的作用

十二皮部位于人体最外层，成为机体的卫外屏障，有保卫机体、抗御外邪的功能。当机体卫外功能失常时，病邪可通过皮部深入络脉、经脉以至脏腑。《素问·皮部论》说："邪客于皮则腠理开，开则邪入客于络脉，络脉满则注入经脉，经脉满则入舍于腑脏也。"反之，当机体内脏有病时，亦可通过经脉、络脉而反映于皮部，根据皮部的病理反应而推断脏腑病证，所以皮部又有反映病候的作用。临床常用的皮肤针、皮内针、穴位贴敷等疗法，均是通过皮部与经脉络脉的气血联系沟通，达到调节脏腑功能而发挥作用的。

[小结]

经络是运行气血、联系脏腑和体表全身各部的通路。经络系统包括十二经脉、奇经八脉、十二经别、十五络脉、十二经筋和十二皮部。十二经脉是经络系统的主干，内属于脏腑，外络于支节，互为表里的阴经和阳经在体内有属络关系，在体表有互相衔接的关系，同时在四肢表里经还有络脉相连。十二经别是十二经脉在胸腹和头面部的深部别行的部分，沟通了表里两经，加强了经脉与脏腑的联系。十二经筋是十二经脉所联系的筋肉部分，在约束骨骼，活动关节，保持人体的正常姿势和运动方面起着重要作用。十二皮部是十二经脉相应的皮肤部分，是脏腑经脉功能活动在体表的反应部位，具有抗御外邪、保卫机体和反映病候、协助诊断的作用。

✎ 考纲摘要

1. 十二经脉的名称、分布规律、属络表里关系、走向交接规律。
2. 奇经八脉的名称和作用。
3. 十五络脉的分布。
4. 十二经筋的分布。

复习思考

【同步训练】

1. 正经是指（　　　）

　　A. 督脉　　　　　　　　　　B. 十二经别　　　　　　　C. 任脉

　　D. 冲脉　　　　　　　　　　E. 十二经脉

2. 阴经是指（　　　）

　　A. 六脏的经脉　　　　　　　B. 六腑的经脉　　　　　　C. 督、带脉

　　D. 循行于胸腹的经脉　　　　E. 循行于背部的经脉

3. 经脉所分出的小支是（　　　）

　　A. 奇经八脉　　　　　　　　B. 络脉　　　　　　　　　C. 皮部

　　D. 经筋　　　　　　　　　　E. 气街

4. 分布于四肢外侧的经脉是（　　　）

　　A. 阴经　　　　　　　　　　B. 阴维脉　　　　　　　　C. 阳经

　　D. 奇经　　　　　　　　　　E. 带脉

5. 督、任、冲脉皆起于胞中，同出会阴，故称（　　　）

　　A. 循行走向　　　　　　　　B. 离入出合　　　　　　　C. 奇恒之腑

　　D. 一源三歧　　　　　　　　E. 别道奇行

6. 人体成为一个有机的整体联系，主要靠（　　　）

　　A. 五脏六腑　　　　　　　　B. 经络系统　　　　　　　C. 四肢百骸

　　D. 五官九窍　　　　　　　　E. 皮肉筋骨

7. 经络系统没有表里关系的是（　　）

　　A. 十二经脉　　　　　B. 奇经八脉　　　　　　C. 十二经别

　　D. 十二皮部　　　　　E. 十二经筋

8. 有表里关系的经脉是（　　）

　　A. 肝与大肠　　　　　B. 心包与小肠　　　　　C. 肾与膀胱

　　D. 胆与心包　　　　　E. 脾与肺

9. 十二经脉的流注是（　　）

　　A. 从肺经开始　　　　B. 到小肠经为止　　　　C. 从心经开始

　　D. 到肝经为止　　　　E. 从脾经开始

10. 奇经八脉与十二经脉不同点是（　　）

　　A. 不直接隶属于十二脏腑

　　B. 无阴阳表里配偶关系

　　C. 无统摄有关经脉气血作用

　　D. 无协调阴阳作用

　　E. 对经脉气血无蓄积渗灌的调节作用

11. 同名阳经在何处相衔接（　　）

　　A. 背部　　　　　　　B. 头面部　　　　　　　C. 手足

　　D. 腹部　　　　　　　E. 胸部

12. 在躯干足三阳经的分布规律是（　　）

　　A. 太阳在前，阳明居中，少阳在后

　　B. 阳明在前，太阳居中，少阳在后

　　C. 少阳在前，太阳居中，阳明在后

　　D. 太阳在前，少阳居中，太阳在后

　　E. 阳明在前，少阳居中，太阳在后

【思考题】

1. 什么是经络？经络系统有哪些部分组成？

2. 说出十二经脉的名称。

3. 叙述十二经脉的分布规律、属络关系、走向规律、流注次序和交接规律。

4. 什么是奇经八脉？简述各经循行及作用。

5. 简述十五络脉组成和作用。

6. 简述十二经筋的分布和作用。

扫一扫，知答案

项目二　经络的作用及经络理论的应用

【学习目标】
　　1. 掌握经络的基本作用。
　　2. 熟悉经络学说对临床的指导意义。

一、经络的作用

　　《灵枢·经脉》说"经脉者，所以决死生，处百病，调虚实，不可不通"，概括地说明了经络系统在人体生理、病理和防治疾病等方面的重要作用。能决定人的生与死，是因为经脉具有联系人体内外和运行气血的作用；处理治疗百病，调整虚实，是因为经络具有传导感应、调动体内正气、抗御病邪、补虚泻实的作用。

　　1. 联系脏腑，沟通内外　《灵枢·海论》说："夫十二经脉者，内属于腑脏，外络于支节。"十二经脉内属五脏六腑，外联四肢百骸，通达五官九窍，再加上奇经八脉、十五络脉、经别、经筋、皮部和浮络、孙络遍布全身，状如网络，纵横交错，入里出表，上通下达，发挥着联系内外的作用，把人体各脏腑器官、肢体官窍、筋骨皮肉联系成一个有机的整体，实现各部组织器官气血的联系沟通和功能的协调统一，保证人体生命活动的正常进行。

　　2. 运行气血，营养周身　《灵枢·本脏》指出："经脉者，所以行血气而营阴阳，濡筋骨，利关节者也。"说明经络有运行气血、调节阴阳、营养全身的作用。气血是人体生命活动的物质基础，但必须依赖经络系统的运行，才能输布周身，发挥其正常作用，人体的各个脏腑、组织、器官才能得到气血的温养和濡润，维持机体的正常机能。如《素问·痹论》描述的营气"荣者，水谷之精气也，调和于五脏，洒陈于六腑，乃能入于脉也。故循脉上下，贯五脏，络六腑也"。营气需要循经脉才能达到脏腑，从而为五脏藏精、六腑传化的功能活动提供物质基础。气血"内溉脏腑，外濡腠理"（《灵枢·脉度》）的途径就是经络。

　　3. 抗御外邪，反应病候　经络能"行血气而营阴阳"，营气运行于脉中，卫气行于脉外，使营卫之气密布于周身，加强机体的防御能力，起到抗御外邪、保卫机体的作用。在正气不足、邪气较盛的情况下，经络又是病邪传注的途径。病邪可以通过经络由表及里、由浅入深，或由里及表、由深出浅，或脏腑之间相互影响，从而出现相应的病候，如心病出现口舌生疮，肝病出现目赤肿痛、胁痛、疝气等，都是通过经络反映出来的。

4.传导感应，调整虚实　经络系统在防治疾病时，起着传导感应、调整虚实的作用。针灸、按摩、气功等治疗方法就是通过体表的腧穴接受刺激，传导感应，激发经络运行气血，调整阴阳虚实。运用针灸等治法要讲究"调气"，针刺中的"得气"现象和"行气"现象即是经络传导感应的表现。经络调整虚实的功能以它正常情况下协调阴阳的功能为基础，针灸等治法就是通过适当的穴位和运用适量的刺激方法激发经络本身的功能，能使"泻其有余，补其不足，阴阳平复"。

二、经络理论的临床应用

经络理论在临床上的应用，主要有3个方面，即说明病理变化、诊断和治疗。

（一）说明病理变化

1.说明病邪传注途径　在病理情况下，许多病邪均是由浅入深沿经络途径向里传变，并引起相应的临床症状。如《灵枢·百病始生》说："是故虚邪之中人也，始于皮肤，皮肤缓则腠理开，开则邪从毛发入，入则抵深，深则毛发立，毛发立则淅然，故皮肤痛。留而不去，则传舍于络脉，在络之时，痛于肌肉，其痛之时息，大经乃代。留而不去，传舍于经……六经不通四肢，则肢节痛，腰脊乃强……留而不去，传舍于肠胃……多寒则肠鸣飧泄、食不化，多热则溏出麋。"说明病邪是沿经络传变的。

2.说明脏腑之间在病理上的相互影响和传变途径　由于脏腑之间有经脉沟通，所以其病变还可通过经络途径相互传变。如肝病有肝气犯胃之胃脘胀痛，肝火灼肺之咳则引胁痛，肝风内动之口眼㖞斜，肾病之水气凌心致心动悸，心火移热于小肠之小便短赤涩痛等，均可根据经络的脏腑属络联系和循行关系阐明其机理。

3.阐明体表各种病理变化的发生机理　临床中某些疾病的病理过程中，往往可在有关的经络循行路线上或某些特定穴部位出现压痛敏感点或结节、条索等反应物，或皮肤色泽、形态、温度、电阻等的变化，以及感觉异常现象。通过望色、循经触诊和测量又可推断疾病的病位所在和病情的深浅轻重与进退等病理变化。可见体表各种病理变化是有关经络脏腑病变的反应。

（二）诊断

1.经络望诊　通过观察经络所过部位体表出现的色泽、形态变化，如皮肤颜色变异、皮肤皱缩、松弛、隆起、凹陷、结节、丘疹等阳性反应物，以协助诊断。《素问·皮部论》有"其色多青则痛，多黑则痹，黄赤则热，多白则寒"的记载，说明望皮肤不同的颜色，可辨痛、痹、寒、热。

2.经络腧穴切诊　包括切穴诊察和切脉诊察。

（1）切穴诊察　在经络腧穴的部位进行按压、触摸寻找阳性反应变化，如压痛、麻木、硬结、肿胀、凹陷、条索状物、皮肤温度改变等，以协助诊断。切穴的部位大多是俞穴、募穴、原穴、合穴、郄穴或阿是穴等。

（2）切脉诊察　现代临床切脉是以独取寸口的方法，以判断脏腑的气血盛衰和病邪的深浅。寸口是手太阴之动脉（肺经原穴太渊穴）。古人切脉除了切寸口脉之外，还须切趺阳脉、太溪脉来判断胃气和肾气的状况。趺阳脉是足阳明之动脉（胃经原穴冲阳穴），太溪脉是足少阴之动脉（肾经原穴太溪穴）。

3. 经络辨证　以经络理论为依据，对病人的症状和体征进行诊察分析，以判断病属何经的方法。由于经络系统各部的循行分布和脏腑官窍络属各有不同，临床可根据体表病变部位与经络循行分布的关系，推断疾病所在的经脉，即所谓"明部定经"。例如头痛的辨证归经：痛在前额部多与阳明经有关，痛在侧头部多与少阳经有关，痛在后头部多与太阳经有关，痛在颠顶部多与督脉和足厥阴经有关等。又如肝经循行中"抵少腹""布胁肋"，故两胁或少腹痛者，多与肝经有关；咳嗽、气喘、流清涕、胸闷，或缺盆、肩背及上肢内侧前缘痛等，与手太阴肺经有关。《内经》所载的经脉、络脉、经筋的主病都是运用经络理论进行辨证的。

4. 经络腧穴电测定　利用经络穴位测定仪监测经络腧穴的电参量，来判断经络气血盛衰的方法。测定内容主要是经络穴位皮肤的电阻或电位，人体经络脏腑功能正常、气血阴阳平衡时，穴位具有低电阻特性，当病邪侵犯人体使经络气血失调，某些部位的电阻就会出现变化，测定这些变化对诊断脏腑经络疾病和选取治疗穴位，具有重要参考价值。

（三）治疗

1. 指导针灸治疗　临床上病候的千变万化，都是脏腑经络的病理反应。治疗是以辨证论治为核心，必须是以脏腑、经络理论为指导，对针灸治疗的指导，经络理论更为直接而重要。《素问·调经论》指出："五脏之道，皆出于经隧，以行血气，血气不和，百病乃变化而生，是故守经隧焉。"

（1）循经取穴　指某一经络或脏腑有病，选取该经或脏腑所属经络腧穴治疗的取穴方法。循经取穴是针灸临床普遍使用的取穴方法。"经脉所通，主治所及"就是循经取穴治疗的概括。《四总穴歌》描述的"肚腹三里溜，腰背委中求，头项寻列缺，面口合谷收"就是循经取穴的实例。

（2）皮部取穴　经络、脏腑与皮部关系密切，所以对脏腑经络疾病也可用皮肤针或皮内针在其相应的皮部叩刺、埋针进行治疗。

（3）刺络治疗　经络瘀滞，火热实邪痹阻或寒瘀互结者，可以在经络相应的体表取血络，刺络放血。如急性腰痛，刺委中血络放血；目赤肿痛，刺太阳出血；高热神昏，刺十宣出血；软组织挫伤在局部刺络拔罐治疗等。《灵枢·官针》说："络刺者，刺小络之血脉也。"

（4）经筋治疗　经筋疾病多表现为拘挛、强直、抽搐、弛缓等症状，可取局部痛点或阿是穴针灸治疗。此即"以痛为腧"的治法。

（5）按时取穴 经络气血的循行流注与时辰有密切相关，因而有各种依据时间的针灸方法。如子午流注、灵龟八法、飞腾八法等，均是以经络气血流注、盛衰、开阖的规律，按日按时开穴针刺。

2.药物归经 药物归经是运用经络理论归纳总结药物的主治性能，指导用药的方法。有些药物对某脏腑经络的病证有较好的治疗效果，或有明显的趋向性，就把这些药物归于某经。黄连善泻心火而归心经，黄芩善泻肺火而归肺经。熟悉药物的归经理论，有助于提高用药的准确性，提高疗效。

3.指导推拿气功 推拿也是在经络理论指导下的治疗方法，推拿手法施于体表和筋骨，达到疏通经络，调节脏腑气血，防病治病的目的。气功主要通过意念控制和呼吸调节，使"气"在体内运行，而"气"运行的路线就是经络系统。

综上所述，经络学说不仅是中医针灸学科的理论核心，而且对中医临床各科和推拿气功，都有重要的指导作用。

[小结]

经络的作用体现在4个方面：①联系脏腑，沟通内外；②运行气血，营养周身；③抗御外邪，反应病候；④传导感应，调整虚实。

经络理论的临床应用体现在说明人体病理变化、诊断和治疗等方面。病理变化方面用以说明病邪传变途径，诊断方面说明经络诊法，治疗方面说明指导针灸推拿治疗和分经用药。

考纲摘要

1.经络的作用：联系脏腑，沟通内外；运行气血，营养全身；抗御病邪，保卫机体。

2.经络学说的临床运用：诊断方面；治疗方面。

复习思考

【同步训练】

1.《灵枢·海论》描述的"内属于腑脏，外络于支节"，是下列何项具有的特点（　　　）

　　A.十五络脉　　　　　B.十二皮部　　　　　C.十二经筋

　　D.十二经别　　　　　E.十二经脉

2. 下面描述经络的临床应用，哪项不恰当（　　　　）

　　A. 可以用以说明病理变化

　　B. 只能指导针灸治疗

　　C. 可以指导临床分经用药

　　D. 可以指导推拿治疗

　　E. 可以指导经络辨证

【思考题】

1. 经络有哪些作用？

2. 试述经络在临床诊断中的指导意义。

3. 怎样运用经络学说指导临床治疗？

扫一扫，知答案

模 块 二
腧穴概述

  腧穴是脏腑经络气血输注于体表的特殊部位，是疾病的反应点和针灸等治疗的刺激点。"腧"与"输"意通，有转输、输注的含义；"穴"即孔隙、骨空。古代文献中对腧穴有"砭灸处""节""会""骨孔""气穴""孔穴"等不同称谓，俗称"穴位"。所以腧穴的本义就是指人体脏腑经络气血转输或输注于体表分肉腠理和骨节交会处的特定的孔隙。

  腧穴与经络功效密切。《素问·气府论》将腧穴解释为"脉气所发"。《灵枢·小针解》说："节之交三百六十五会者，络脉之渗灌诸节者也。"《灵枢·九针十二原》对腧穴的论述也指出："节之交，三百六十五会……所言节者，神气之所游行出入也。"腧穴归于经络，经络属于脏腑，故腧穴与脏腑脉气相通。《灵枢·海论》说"夫十二经脉者，内属于腑脏，外络于支节"，说明脉气与脏腑、经络、腧穴之间的密切关系。所以脏腑经络气血功能的病理变化常可在体表相应的腧穴引起各种反应；反之，在腧穴施行的针灸等刺激，也可通过经络通道内达脏腑、直趋病所发挥其补泻或调整作用而产生治疗效果。因此，必须熟练掌握腧穴的定位、归经、主治等基本知识，才能在临床上正确运用针灸治疗疾病而收到较好的效果。

项目一 腧穴的分类和命名

【学习目标】

1. 掌握腧穴的分类及含义。
2. 熟悉腧穴的命名。

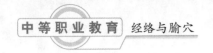

一、腧穴的分类

人体的腧穴很多，总括起来可分成 3 类，即十四经穴、奇穴、阿是穴。

（一）十四经穴

十四经穴，简称"经穴"，是指归属于十二正经和任脉、督脉的腧穴。其特点是均有固定的名称、固定的位置、固定的归经和相对固定的主治功用，而且多具有主治本经病候的共同作用，十四经穴是腧穴的主要部分。经络学说就是以这些腧穴为依据，在主治方面进行总结，使之系统化。

十四经穴的数目在历史发展中有所不同。《内经》中有穴名记载 160 穴；第一部针灸专著《针灸甲乙经》收载古代《明堂孔穴针灸治要》共 349 穴，与《千金翼方》所载相同；宋代《铜人腧穴针灸图经》（《十四经发挥》同）穴数有所增加，穴名数达 354 个；明代《针灸大成》载有 359 穴；经穴总数至清代《针灸逢源》达 361 穴。根据中国国家标准化管理委员会 2006 年 9 月 18 日发布的中华人民共和国国家标准，印堂穴由经外奇穴归至督脉，目前经穴总数 362 个。

（二）奇穴

奇穴，又称经外奇穴，是指未列入十四经系统，具有固定名称和固定位置的腧穴（也包括近代发现并被认可的新穴）。其特点是：有固定的名称、定位和主治，但无归经。它们的主治范围比较单一，多数对某些病证有特殊疗效，如太阳穴治头痛，四缝治小儿疳积。

奇穴的分布较为分散，有的在十四经的循行路线上，有的虽不在十四经路线上，但却与经络系统有密切关系；有的奇穴并不是指一个穴位，而是多个穴位的组合，如十宣、八邪、八风、华佗夹脊等。

（三）阿是穴

阿是穴，又称"不定穴"（《玉龙歌》）、"天应穴"（《医学纲目》）、"压痛点"等。这类腧穴既不是经穴，又不是奇穴，无固定名称，无固定位置，而是压痛敏感点或其他反应点。阿是穴多在病变部位处或附近，以此作为针灸施术部位。这种"以痛为腧"的针灸治疗方法称"阿是之法"，由唐代孙思邈所著《备急千金要方》最早记载并流传后世，用此法所取的穴位统称阿是穴。

二、腧穴的命名

腧穴都有一定的部位和名称，古人对腧穴的命名均有一定的依据和含义。《素问·阴阳应象大论》说："气穴所发，各有处名。"《千金翼方》中指出"凡诸孔穴，名不徒设，皆有深意"。历代医家主要采用取类比象的方法为其命名，根据腧穴所在的部位或作用特点，结合自然现象和医学理论等，对腧穴赋予了特定的名称。现将腧穴命名的主要规律简介如下：

1. **以所在解剖部位命名** 以所在的解剖部位而命名的腧穴，例如腕骨、完骨、大椎、耳门、耳尖、乳中、乳根、脊中、脐中、囟会、颊车、颧髎等穴名，均是古代人体解剖部位名称，腧穴恰在这些部位，就分别以其所在部位的名称来命名。所以，对这类腧穴知其名称，即可确定其所在部位。

2. **以治疗作用命名** 以主治作用的突出特征而命名的腧穴，例如：睛明、光明均有明目之效，水分、水道皆有利水消肿之功，牵正治口㖞，迎香通鼻窍，听宫、听会治耳鸣、耳聋，风府、风市祛风。对这类腧穴，见其名称就可知道其主要的治疗作用。

3. **以天体地貌命名** 借用自然界的天体（日、月、星辰）、地貌（山、陵、丘、墟、溪、谷、沟、泽、池、泉、海、渎等）的名称，结合腧穴所在部位的形态特征或气血流注的情况而命名的腧穴，例如上星、日月、太乙、太白、昆仑、承山、大陵、丘墟、合谷、阳溪、水沟、尺泽、天池、极泉、小海、四渎等。

4. **以动植物形象命名** 结合所在部位形态特征或作用特点，参照相应的动植物形象而命名的腧穴。动物形象如伏兔、鱼际、犊鼻、鹤顶、鸠尾、鱼腰等穴；植物形象如攒竹、丝竹空、口禾髎等。理解这些腧穴名称含义，可以帮助准确取穴。

5. **借用建筑物命名** 以所在部位的特征或其作用特点，借用各种建筑物的名称形象而命名的腧穴，如天井、玉堂、巨阙、库房、地仓、梁门、神庭、气户、屋翳、天窗、中府、劳宫等。此外，还有以乡、里、市、街、道、冲、会、合、交、迎、关、枢等命名的腧穴也归于此类。

6. **结合中医学理论命名** 以所在部位或其治疗作用的某些特征，结合阴阳、脏象、经络等有关理论命名的腧穴。例如心俞、肺俞等背俞穴均以脏腑名称命名；神堂、神门、魄户、魂门、意舍等则以脏腑的功能名称命名；阴交、阴都、至阳、会阳、阳池、会阴、阳交等穴多以阴阳命名；三阳五会（百会）、三阴交、三阳络等穴则根据经脉循行与腧穴的特殊联系而命名。

[小结]

腧穴是脏腑经络之气输注于体表的特殊部位，也是疾病反应点和针灸等治疗的刺激部位。腧穴分为经穴、经外奇穴和阿是穴 3 类，属于十二经脉和任督二脉的腧穴称为"十四经穴"，简称"经穴"；凡没有归入十四经穴的范围，但是有具体的定位和名称的腧穴称为"经外奇穴"，简称"奇穴"；那些既无具体名称，有无固定位置，而是以压痛或其他反应的部位称为"阿是穴"。腧穴的名称是古人结合天文、地理、人事，根据腧穴的分布、作用、主治而命名的，均具有一定的含义。

✎ **考纲摘要**

十四经穴、奇穴、阿是穴。

复习思考

【同步训练】

1.腧穴的分类是（　　）

    A.十四经穴、阿是穴、特定穴　　　　B.十四经穴、经外奇穴、阿是穴

    C.特定穴、十二经、阿是穴　　　　　D.十二经穴、经外奇穴、特定穴

    E.十二经穴、阿是穴、特定穴

2.阿是穴的名称最早见于（　　）

    A.《针灸大成》　　　　　　　　　　B.《针灸甲乙经》

    C.《灵枢》　　　　　　　　　　　　D.《肘后备急方》

    E.《备急千金要方》

3.奇穴是指（　　）

    A.经脉以外的穴位　　　　　　　　　B.经穴以外的穴位

    C.十二经穴以外的穴位　　　　　　　D.经穴以外有定名、定位的穴位

    E.十二经穴以外有定名、定位的穴位

【思考题】

1.腧穴分哪几类?

2.什么是经穴、奇穴、阿是穴? 各有何特点?

3.举例说明腧穴的命名规律。

扫一扫，知答案

项目二 腧穴的作用及主治规律

【学习目标】
1.掌握腧穴的作用。
2.熟悉腧穴的分经和分布的主治规律。

一、腧穴的作用

腧穴作为脏腑经络气血转输出入的特殊部位，它的作用与脏腑、经络有着密切关系，主要体现在诊断和治疗两个方面。

（一）诊断

腧穴有反应病候、协助诊断的作用。通过对穴位的触摸、循按或点压等手法结合病人的反应和陈述，寻找穴位局部的压痛敏感点或阳性反应物，判断脏腑经络疾病。这种方法自古有之，如《灵枢·九针十二原》指出："五脏有疾也，应出十二原，而十二原各有所出，明知其原，睹其应，而知五脏之害矣。"就是说人体脏腑发生疾病时，会在十二经相应的原穴上出现一些病理反应。据此可以根据原穴的脏腑络属而判断有病的脏腑和经脉。体表还有许多特定穴（如背俞穴、募穴、郄穴、八会穴、下合穴、五输穴等）均可反映本脏或本经疾病，其中又以压痛反应最为多见，如肠道疾病患者常在大肠募穴（天枢）出现压痛反应，肝病患者则多在肝之背俞穴（肝俞）出现压痛反应，肺病患者在其肺经募穴（中府）有压痛反应。此外，还可以在有关腧穴触摸到其他阳性反应，如结节、隆起、凹陷、条索状、凉、热等。临床上可以根据这些压痛或阳性反应，推断何脏腑何经络发生疾病，从而为协助诊断提供线索和依据。

近年来，应用声、光、电、磁、热等物理方法，对腧穴进行探查，协助诊断疾病。这些方法客观性强，灵敏度高，在国内外均有较快发展。但是这些检查方法容易受到病人个体因素和环境因素的干扰，同时还必须在经络学说和中医病因病机理论指导下，结合临床表现，全面分析，才能得出正确判断。

（二）治疗

腧穴具有接受刺激、防治疾病的作用。运用针刺、艾灸等刺激作用于腧穴，通过激发经气，可以"通其经脉，调其血气，营其逆顺出入之会"（《灵枢·九针十二原》）、补虚泻实、协调阴阳，从而达到阴阳平衡、脏腑调和、真元畅通、邪去正安的治疗目的。腧穴的治疗作用，概括起来主要有以下3个方面：

1. 近治作用 腧穴的近治作用是指所有腧穴均可治疗其所在部位局部及邻近组织、器官的病证，即"腧穴所在，主治所在"。这是一切腧穴主治作用所具有的共同特点。刺激腧穴可使该腧穴所在局部及邻近组织器官的络脉之气得以调和，经气运行得以疏通，从而达到治疗作用。如眼区的睛明、承泣、攒竹、瞳子髎等穴位，均可治疗眼病；胃脘部的中脘、梁门等穴位，可治疗胃脘痛；鼻旁的迎香穴，可治鼻病；膝关节部的膝眼、梁丘、阳陵泉等穴，可治疗膝关节疼痛等。

2. 远治作用 腧穴的远治作用是指腧穴具有治疗远隔部位脏腑、组织器官病证，十四经腧穴尤其是十二经脉在四肢肘膝关节以下的腧穴，远治作用表现突出，不仅能治疗局部病证，而且还能治疗本经循行所过的远隔部位的脏腑、组织器官病证，即"经脉所通，主治所及"，是十四经穴主治作用的基本规律。如合谷穴，不仅能治疗上肢病证，还能治疗本经经脉所通过的颈部和头面、五官病证；足三里不仅能治下肢病证，而且能治疗本经经脉所通过部位的腹痛、胃痛、乳痈等病证。耳穴、头穴疗法，也可以归入腧穴远治作用的范围。

3. 特殊作用 腧穴的特殊作用是指某些腧穴对某脏腑器官疾病或某病理状态有相对特异的治疗作用。如大椎穴退热，至阴穴矫正胎位，胆囊穴治疗胆绞痛，神门安神，少商穴治咽喉肿痛，太渊穴治无脉症，天枢穴治泄痢、便秘等，均有较好的效果和较高的特异性，这就是某些腧穴的特殊作用。腧穴的特殊治疗作用还表现在某些腧穴具有双向良性调整作用，如腹泻时针天枢可止泻，便秘时针天枢则可通便；心动过速时针内关能减慢心率，心动过缓时针内关则又可使心率恢复正常等。

二、腧穴的主治规律

腧穴（主要指十四经穴）都有较广泛的主治范围，并表现出一定的规律，主要有分经主治和分部主治。大体说来，四肢部经穴以分经主治为主，头身部位经穴以分部主治为主。

（一）分经主治规律

分经主治是指某一经脉所属的经穴均可治疗该经循行部位及其相应脏腑的病证。古代医家在记录针灸治疗时，多描述经脉名称而不列举具体腧穴，如《灵枢·杂病》记载："齿痛，不恶清饮，取足阳明；恶清饮，取手阳明。"临床证明，同一经脉不同的腧穴，可治疗本经相同病证，后世医家在针灸治疗上有"宁失其穴，不失其经"的说法。

十四经脉腧穴既具有各自的分经主治，同时又在某些主治上有共同点，如足太阴经腧穴能治疗脾胃病，足厥阴经腧穴能治疗肝病，足少阴经腧穴能治疗肾病、肺病、咽喉病。而足三阴经腧穴在主治上均能治疗腹部病。

各经腧穴分经主治异同，见表2-2-1，表2-2-2，表2-2-3，表2-2-4。

表 2-2-1　手三阴经腧穴主治规律

经名	本经主治	二经相同	三经相同
手太阴经	肺、喉病		
手厥阴经	心、胃病	神志病	胸部病
手少阴经	心病		

表 2-2-2　手三阳经腧穴主治规律

经名	本经主治	二经相同	三经相同
手阳明经	前头、鼻、口、齿病		
手少阳经	侧头、胁肋病	耳病、目病	咽喉病、热病
手太阳经	后头、肩胛病，神志病		

表 2-2-3　足三阳经腧穴主治规律

经名	本经主治	三经相同
足阳明经	前头、口齿、咽喉病，胃肠病	
足少阳经	侧头、耳病，胁肋病	眼病、神志病、热病
足太阳经	后头、背腰病（背俞并治脏腑病）	

表 2-2-4　足三阴经腧穴主治规律

经名	本经主治	三经相同
足太阴经	脾胃病	
足厥阴经	肝病	前阴病、腹部病
足少阴经	肾病、肺病、咽喉病	

（二）分部主治规律

分部主治，是指身体某一部位的腧穴均可治疗该部位的病证及某类病证。因为每一条经脉的腧穴分布部位不同，主治作用范围也有差异。腧穴的主治作用与腧穴的部位密切相关。大体说来，头面躯干部腧穴除了任脉、督脉某些腧穴具有特殊或全身作用之外，大部分腧穴一般只能主治腧穴所在部位及其邻近脏腑组织器官的病证；四肢部腧穴，尤其是肘膝关节以下腧穴，除了主治局部和邻近部位的病证之外，还能主治该经循行所及的远隔部位的病证，且距离躯干越远的腧穴，主治范围越广。各部腧穴主治规律列表如下，见表2-2-5，表2-2-6，表2-2-7，表2-2-8。

表2-2-5 头面颈项部腧穴主治规律

分 布	主 治
前头、侧头区	眼、鼻病
后头区	神志、头部病
项区	神志、咽喉、眼、头项病
眼区	眼病
鼻区	鼻病
颈区	舌、咽喉、气管、颈部病

表2-2-6 胸腹腰背部腧穴主治规律

前部	后部	主 治
胸膺部	上背部	肺、心（上焦）病
胁腹部	下背部	肝、胆、脾、胃（中焦）病
少腹部	腰尻部	前后阴、肾、肠、膀胱（下焦）病

表2-2-7 上肢部腧穴主治规律

内侧	主治	外侧	主治
上臂内侧	上臂内侧病	上臂外侧	上臂外侧病
前臂内侧	心、胸、肺病	前臂外侧	肩臂、头项病
手部内侧	咽喉、热病、急救	手部外侧	头面五官、热病、急救

表2-2-8 下肢部腧穴主治规律

部位	前侧（足阳明）主治	后侧（足太阳）主治	外侧（足少阳）主治	内侧（足三阴）主治
股膝部	股、膝部病	臀股部病	腰、尻、股、膝部病	经带、小腹、前阴病
小腿部	胃肠病	腰背、肛肠病	胸胁、颈项、眼、侧头部病	前阴、妇科、生殖、小便、腹、下肢内侧病
踝足部	前头、口齿、咽喉、胃肠、神志、发热病	头项、背腰、眼、神志、发热病	侧头、眼、耳、胸胁、热病	口齿、咽喉、胃肠、神志病

[小结]

腧穴的作用主要体现在诊断和治疗两个方面。诊断方面具有反应病候、协助诊断的作用，治疗方面具有近治作用、远治作用和特殊作用。腧穴的主治规律，一般从分经主治和分部主治两个方面分析总结。

考纲摘要

1. 腧穴的近治作用。

2. 腧穴的远治作用。

3. 腧穴的特殊作用。

4. 腧穴的分经主治规律。

复习思考

【同步训练】

1. 腧穴的主治作用包括（　　　）

    A. 补泻作用　　　　　　B. 扶正作用　　　　　　C. 特殊作用

    D. 近治作用　　　　　　E. 远治作用

2. 描述腧穴近治作用的特点中，下列哪项准确（　　　　）

    A. 是所有腧穴具有的共同特点　　　　B. 十四经穴具有的共同特点

    C. 经外奇穴所具有的共同特点　　　　D. 阿是穴具有的共同特点

    E. 十二经穴具有的共同特点

3. 手三阴经腧穴共同主治（　　　　）

    A. 腹部病　　　　　　B. 热病　　　　　　C. 胸部病

    D. 背腰病　　　　　　E. 神志病

4. 足三阴经腧穴共同主治（　　　　）

    A. 腹部病　　　　　　B. 背腰病　　　　　　C. 胸部病

    D. 热病　　　　　　E. 头面病

【思考题】

1. 举例说明腧穴的主治作用。

2. 腧穴的分部主治有哪些规律？

扫一扫，知答案

项目三　腧穴的定位法

　　腧穴定位法，又称取穴法，是确定腧穴位置的基本方法，主要有体表标志法、骨度分寸法、指寸定位法和简便取穴法。

一、体表标志法

　　体表标志法，是以人体体表的解剖学标志为依据来确定腧穴位置的方法，也叫自然标志定位法。体表标志又分为固定标志和活动标志两种。

　　1. 固定标志　以体表各固定部位，如骨节突起、肌肉隆起、凹陷、五官轮廓、发际、指（趾）甲、乳头、肚脐等标志，以此为依据来确定腧穴位置的方法。此法简单准确，不受身体活动影响。如眉头定攒竹，口角旁开4分定地仓，脐上4寸定中脘，第2腰椎棘突下定命门，肩胛骨下角平第7胸椎棘突，腓骨小头前下方陷中定阳陵泉，拇指桡侧指甲角旁1分定少商等。

　　2. 活动标志　以人体各部位的关节、肌肉、肌腱、皮肤等随着活动而出现的孔隙、凹陷、皱纹等标志，以此为依据定穴的方法。这些标志只有在采取相应的活动姿势时才会出现，故称活动标志。例如，屈肘时在肘横纹外侧端与肱骨外上髁连线中点定曲池，张口时在耳屏前与下颌骨髁状突之间凹陷中取听宫，上下牙齿咬合时咀嚼肌隆起处当下颌角前上方约1横指陷中取颊车等。

二、骨度分寸法

　　骨度分寸定位法，又称骨度折量法，始见于《灵枢·骨度》。是以骨节、缝纹或其他标志为依据，将人体各部的长度和宽度，规定为一定尺寸，并折量成若干等分，每一等分为一寸，以此而确定腧穴位置，这种方法已经成为腧穴定位的基本准则，准确性高。不论男女、老幼、高矮、胖瘦，均按照这个标准进行折量。常用的骨度分寸，见表2-3-9及图2-3-1。

表 2-3-9　常用骨度分寸法

部位	起止点	折量寸	度量法	说　明
头部	前发际正中至后发际正中	12	直寸	如果前、后发际不明，从眉心至第 7 颈椎棘突下为 18 寸，其中眉心至前发际为 3 寸，后发际至第 7 颈椎棘突下为 3 寸
	耳后两乳突之间	9	横寸	用于量头部的横向距离
	两额角发际之间	9	横寸	
胸腹部	胸骨上窝至胸剑联合中点	9	直寸	胸部与胁肋部取穴，一般根据肋骨计算，每肋骨折作 1.6 寸
	胸剑联合中点至脐中	8	直寸	
	脐中至耻骨联合上缘	5	直寸	
	两乳头之间	8	横寸	用于量胸腹部的横向距离
背腰部	肩胛骨内缘至后正中线	3	横寸	背部腧穴根据脊椎定位，大椎至尾骶 21 椎。肩胛骨下角平第 7 胸椎棘突，髂嵴平第 2 腰椎棘突
	肩峰缘至后正中线	8	横寸	
侧胸部	腋窝顶点至第 11 肋游离端	12	直寸	
侧腹部	第 11 肋游离端至股骨大转子高点	9	直寸	
上肢部	腋前、后纹头至肘横纹	9	直寸	
	肘横纹至腕横纹	12	直寸	
下肢部	耻骨联合上缘至髌底	18	直寸	用于足三阴经的骨度分寸
	胫骨内侧髁下方至内踝尖	13	直寸	
	髌尖（膝中）至内踝尖	15	直寸	
	股骨大转子高点至腘横纹	19	直寸	
	髌底至髌尖	2	直寸	用于足三阳经的骨度分寸
	臀横纹之腘横纹	14	直寸	
	腘横纹至外踝尖	16	直寸	
	外踝尖至足底	3	直寸	

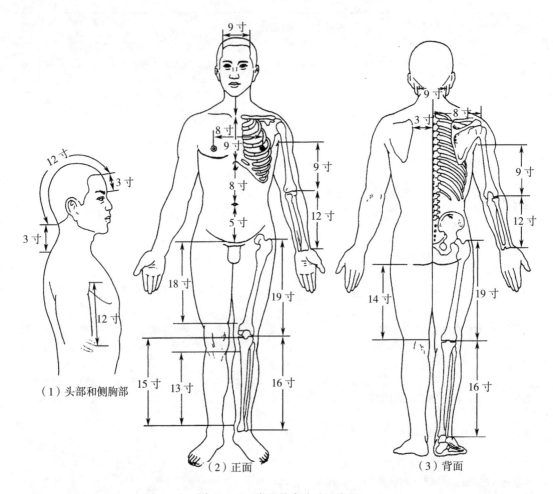

（1）头部和侧胸部

（2）正面

（3）背面

图 2-3-1　常用骨度分寸示意图

三、指寸定位法

指寸定位法，又称"手指同身寸定位法"，是以患者的手指为尺寸折量标准来测量定穴的方法。临床常用的有以下 3 种：

1. **中指同身寸**　以患者中指屈曲时中节桡侧两端纹头之间的距离作为 1 寸，又称直寸法，见图 2-3-2（1）。可用于四肢部取穴的直寸和背部取穴的横寸。

2. **拇指同身寸**　以患者拇指间关节的宽度作为 1 寸，又称拇指横寸法，见图 2-3-2（2）。适用于四肢部的直寸取穴。

3. **横指同身寸**　又名"一夫法"、四指横寸法，是以患者的食指、中指、无名指和小指伸直并拢，以中指近侧指间关节横纹水平为准，横量四指宽度作为 3 寸，见图 2-3-2（3）。适用于四肢部的直寸取穴。

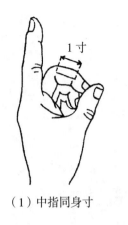
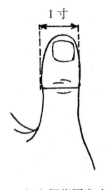
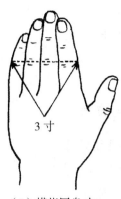

（1）中指同身寸　　　　　　（2）拇指同身寸　　　　　　（3）横指同身寸

图 2-3-2　指寸法示意图

指寸定位法与骨度分寸法相比，指寸定位法有些偏长，只能在骨度分寸法基础上使用，不能以指寸法测量全身各部，否则，长短失度，定穴不准。另外，医者在使用指寸定位法时，要和患者的指寸进行对比，比照患者的指寸长度，以免造成取穴误差，临床上应注意。

四、简便取穴法

简便取穴法，是前人在针灸临床实践中创立的许多简便易行的取穴方法，体位姿势与动作相配合，体表标志法和手指比量法的扩展。例如两耳尖直上取百会，两手虎口交叉取列缺，自然握拳中指尖所点处取劳宫，立正姿势垂手中指端取风市等。但是，为了定穴准确，在采用本法取穴时仍须结合骨度分寸法或解剖标志法，互相参照，力求准确定位。

[小结]

腧穴定位法，即取穴法，是确定腧穴位置的方法。

体表标志法，是以人体体表的解剖学标志为依据来确定腧穴位置的方法，又分为固定标志和活动标志两种。

骨度分寸法，是以骨节、缝纹或其他标志为依据，将人体各部的长度和宽度，规定为一定尺寸，并折量成若干等分，每一等分为 1 寸，以此而确定腧穴位置。

指寸定位法，是以患者的手指为尺寸折量标准来测量定穴的方法，分中指同身寸、拇指同身寸和横指同身寸。

考纲摘要

1. 骨度分寸定位法。

2. 体表解剖标志定位法。

3. 指寸定位法。

复习思考

【同步训练】

1. 骨度分寸法中的"寸"是指（　　　）

    A. 等分   B. 市寸   C. 3.3cm

    D. 英寸   E. 一横指

2. 骨度分寸法中前发际至后发际是（　　　）

    A. 12 寸   B. 9 寸   C. 16 寸

    D. 10 寸   E. 8 寸

3. 骨度分寸法中膝中至内踝高点是（　　　）

    A. 12 寸   B. 9 寸   C. 16 寸

    D. 15 寸   E. 14 寸

4. 指寸定位法是（　　　）

    A. 一夫法   B. 中指同身寸法   C. 横指同身寸法

    D. 手指同身寸法   E. 拇指同身寸法

5. 与肩胛下角相平的是（　　　）

    A. 第 5 胸椎棘突   B. 第 6 胸椎棘突   C. 第 7 胸椎棘突

    D. 第 8 胸椎棘突   E. 第 9 胸椎棘突

6. 下列骨度分寸错误的是（　　　）

    A. 耳后两乳突之间为 9 寸

    B. 腋窝顶点至髀枢为 9 寸

    C. 脐中至耻骨联合上缘为 5 寸

    D. 中脘至关元为 7 寸

    E. 歧骨至耻骨联合上缘为 13 寸

7. 屈肘，在肘横纹外侧端凹陷处取曲池属于（　　　）

    A. 简便取穴法   B. 固定标志定位法   C. 手指比量法

    D. 活动标志定位法   E. 骨度分寸法

8. 肩胛骨内缘至后正中线的骨度分寸是（　　　）

    A. 3 寸   B. 2 寸   C. 1.5 寸

D. 5 寸   E. 8 寸

9. 两耳尖连线中点取百会属于（   ）

     A. 简便取穴法   B. 固定标志定位法   C. 手指比量法

     D. 活动标志定位法   E. 骨度分寸法

10. 股骨大转子至腘横纹的骨度分寸是（   ）

     A. 9 寸   B. 8 寸   C. 12 寸

     D. 16 寸   E. 19 寸

11. 胫骨内髁下缘至内踝尖的骨度分寸是（   ）

     A. 9 寸   B. 8 寸   C. 13 寸

     D. 16 寸   E. 15 寸

12. 肘横纹至腕横纹的骨度分寸是（   ）

     A. 10 寸   B. 14 寸   C. 12 寸

     D. 16 寸   E. 18 寸

【思考题】

1. 什么是体表标志取穴法？举例说明。

2. 什么是骨度分寸定位法？

3. 什么是指寸定位法？分几种？

扫一扫，知答案

项目四　特定穴

【学习目标】

     1. 掌握常用特定穴的含义和内容。

     2. 熟悉常用特定穴的应用。

     特定穴，是十四经穴中具有特殊治疗作用并冠以特定名称的腧穴。它们除具有经穴的共同主治特性外，还有某些特殊的性能和功用，在针灸临床中有重要意义。根据特定穴的分布特点、功能意义和治疗作用，有五输穴、原穴、络穴、郄穴、八脉交会穴、下合穴、背俞穴、募穴、交会穴等。分述如下。

一、五输穴

     五输穴是分布于十二经脉肘膝关节以下的"井、荥、输、经、合"5个特定穴，合称五输穴。首见于《灵枢·九针十二原》"所出为井，所溜为荥，所注为输，所行为经，所入为合"。五输穴是用自然界水流现象来比喻经气流注由小到大、由浅到深的状态，来说明经气运行过程中每个穴所具有的特殊作用。

五输穴所在位置不同，意义不同。"井"穴，多位于指、趾末端，为经气所出，如水流的源头，即"所出为井"；"荥"穴，位于掌指或跖趾关节之前，是经气流过之处，如泉水的微流缓慢，即"所溜为荥"；"输"穴，位于掌指或跖趾关节之后，为经气灌注之处，如水流由浅入深，即"所注为输"；"经"穴，位于前臂或胫部，为经气所行经的畅行部位，经气盛行，如水流变大，畅通无阻，即"所行为经"；"合"穴，位于肘膝关节附近，为经气充盛，入合于脏腑之处，如百川汇入湖海，即"所入为合"。

五输穴配属五行，根据《灵枢·本输》和《难经·六十四难》记载，阴经的井、荥、输、经、合分属木、火、土、金、水；阳经的井、荥、输、经、合分属金、水、木、火、土。见表2-4-1、表2-4-2。

五输穴在针灸临床应用中十分重要，《难经·六十八难》记载了五输穴的主治特点："井主心下满，荥主身热，俞（输）主体重节痛，经主咳喘寒热，合主逆气而泄"，可以据此理论临床取穴五输穴治疗相关的病证。另外，根据《难经·六十九难》"虚者补其母，实者泻其子"的理论，按五输穴所属五行属性以相生规律选穴，可以提高疗效，虚证选母穴，实证选子穴，即子母补泻法，例如肺属金，虚证选其母穴太渊（土），因土生金；实证选其子穴尺泽（水），因金生水。

表2-4-1 六阴经五输穴与五行配属表

	六阴经	井（木）	荥（火）	输（土）	经（金）	合（水）
手三阴	肺（金）	少商	鱼际	太渊	经渠	尺泽
	心包（相火）	中冲	劳宫	大陵	间使	曲泽
	心（火）	少冲	少府	神门	灵道	少海
足三阴	脾（土）	隐白	大都	太白	商丘	阴陵泉
	肝（木）	大敦	行间	太冲	中封	曲泉
	肾（水）	涌泉	然谷	太溪	复溜	阴谷

表2-4-2 六阳经五输穴与五行配属表

	六阳经	井（金）	荥（水）	输（木）	经（火）	合（土）
手三阳	大肠（金）	商阳	二间	三间	阳溪	曲池
	三焦（相火）	关冲	液门	中渚	支沟	天井
	小肠（火）	少泽	前谷	后溪	阳谷	小海
足三阳	胃（土）	厉兑	内庭	陷谷	解溪	足三里
	胆（木）	足窍阴	侠溪	足临泣	阳辅	阳陵泉
	膀胱（水）	至阴	足通谷	束骨	昆仑	委中

二、原穴

原穴，是脏腑原气经过和留止的部位，分布于四肢腕、踝关节附近。十二经脉各有一个原穴，共十二原穴。原穴既有诊断作用，又有治疗作用。《灵枢·九针十二原》说："五脏有疾也，应出十二原，十二原各有所出，明知其原，睹其应，而知五脏之害矣。""五脏有疾也，当取十二原"。手足六阳经的原穴单独存在，手足六阴经则以输穴为其原穴。十二经原穴，见表2-4-3。

表2-4-3 十二经原穴表

经脉	穴位（经脉）	穴位（经脉）	穴位（经脉）
手三阴经	太渊（肺经）	神门（心经）	大陵（心包经）
手三阳经	合谷（大肠经）	腕骨（小肠经）	阳池（三焦经）
足三阴经	太白（脾经）	太溪（肾经）	太冲（肝经）
足三阳经	冲阳（胃经）	京骨（膀胱经）	丘墟（胆经）

三、络穴

络穴是络脉从经脉分出部位的腧穴，共十五穴，故称十五络穴。其中十二经的络穴均位于四肢肘膝关节以下，而任脉的络穴鸠尾位于上腹部，督脉的络穴长强位于骶尾部，脾之大络大包穴位于胸胁部。十五络穴见表2-4-4。

表2-4-4 十五络穴表

经脉	穴位（经脉）	穴位（经脉）	穴位（经脉）
手三阴经	列缺（肺经）	通里（心经）	内关（心包经）
手三阳经	偏历（大肠经）	支正（小肠经）	外关（三焦经）
足三阴经	公孙（脾经）	大钟（肾经）	蠡沟（肝经）
足三阳经	丰隆（胃经）	飞扬（膀胱经）	光明（胆经）
任脉、督脉、脾之大络	鸠尾（任脉）	长强（督脉）	大包（脾之大络）

十二经的络穴具有联络表里二经的作用，不仅可治本经病证，还可以治疗相表里经脉的疾病，如手太阴肺经络穴列缺，既可治疗肺经的咳嗽、喘息，又能治疗相表里的大肠经的头项强痛、齿痛；长强、鸠尾、大包除了治疗本经病候外，还治疗其络脉联络部位的病症（如背、腹、胸胁各部位的病证等）。

原穴和络穴在临床上可以单独使用，也可以配合使用。相表里的两经都有病时，常使用两经的原穴和络穴同用，称原络配穴。

四、郄穴

"郄"即孔隙、间隙，郄穴是各经经气在四肢部深聚的部位，多分布于四肢肘、膝关节以下。十二经脉与奇经八脉中的阴跷、阳跷、阴维、阳维四脉各有一个郄穴，共 16 个郄穴。郄穴对各经急性病痛有较好的治疗作用，阴经郄穴多治疗血证，如孔最治咳血，中都治崩漏等；阳经郄穴多治急性疼痛，如梁丘治胃痛，外丘治颈项痛等。此外，当脏腑发生病变时，通过经络可以反应到相应的郄穴，所以按压检查郄穴，可以协助疾病诊断。十六郄穴见表 2-4-5。

表 2-4-5　十六郄穴表

阴经	郄穴	阳经	郄穴
手太阴肺经	孔最	手阳明大肠经	温溜
手厥阴心包经	郄门	手少阳三焦经	会宗
手少阴心经	阴郄	手太阳小肠经	养老
足太阴脾经	地机	足阳明胃经	梁丘
足厥阴肝经	中都	足少阳胆经	外丘
足少阴肾经	水泉	足太阳膀胱经	金门
阴维脉	筑宾	阳维脉	阳交
阴跷脉	交信	阳跷脉	跗阳

五、背俞穴

背俞穴又称俞穴，是脏腑之气输注于背腰部的腧穴。六脏六腑各有一个背俞穴，均分布于背腰部足太阳膀胱经第Ⅰ侧线上，其名称以其对应的脏腑名称命名，位置与相关脏腑的高低上下排列。脏腑背俞穴见表 2-4-6。

表 2-4-6　脏腑背俞穴表

背腰上部	背俞穴	背腰下部	背俞穴
肺	肺俞	胃	胃俞
心包	厥阴俞	三焦	三焦俞
心	心俞	肾	肾俞
肝	肝俞	大肠	大肠俞
胆	胆俞	小肠	小肠俞
脾	脾俞	膀胱	膀胱俞

《素问·阴阳应象大论》说"阴病治阳""从阳引阴"。《难经·六十七难》说"阴病行阳……俞在阳"。说明背俞穴偏于治疗五脏病。临床上背俞穴不但可以治疗相应的脏腑病证，也可以治疗与五脏相关的五官九窍、皮肉筋骨的病证。如肝俞不仅能治疗肝病，又能治疗与肝有关的目疾、筋病等；肾俞既可治疗肾病，也可治疗与肾有关的耳疾、骨病。

六、募穴

募穴，是脏腑之气汇聚于胸腹部的腧穴。"募"有聚集、汇聚之意，五脏六腑各有一个募穴，其位置与相关脏腑所在部位接近。其中分布于任脉者有 6 穴，分布于本经所属经脉者有 3 穴，分布于其他经脉者有 3 穴，见表 2-4-7。

《素问·阴阳应象大论》说"阳病治阴""从阴引阳"。《难经·六十七难》说"阳病行阴，故令募在阴"。说明募穴偏于治疗六腑，如胃病取中脘，大肠病取天枢等。

脏腑之气与在背腰部的俞穴和在胸腹部的募穴是相互贯通的，明·滑伯仁《难经本义》说："阴阳经络，气相交贯，脏腑腹背，气相通应。"当脏腑发生病变时，常在其相应的俞、募穴出现疼痛等病理反应，临床可以通过检查俞、募穴，协助诊断脏腑疾病；刺灸等治疗常用俞穴与募穴配合使用，来治疗相应的脏腑病证，这种配穴的方法称为"俞募配穴法"，属于前后配穴的范畴。

表 2-4-7 脏腑募穴表

两侧募穴		正中募穴（任脉）	
脏腑	募穴	脏腑	募穴
肺	中府	心包	膻中
肝	期门	心	巨阙
胆	日月	胃	中脘
脾	章门	三焦	石门
肾	京门	小肠	关元
大肠	天枢	膀胱	中极

七、八会穴

八会穴，是人体脏、腑、气、血、筋、脉、骨、髓精气所聚会的 8 个特定穴。"会"即会聚之意，它们均分布在躯干和四肢部，分别与上述的 8 种脏腑或组织的精气有着密切联系，而取其八会之名，如章门原为脾之募穴，因五脏之气血皆秉之于脾，故称为脏会；中脘为胃之募穴，六腑皆禀气于胃，故为腑会；膻中为宗气之所聚，故为气会；膈俞位于心俞和肝俞之间，心主血，肝藏血，故为血会；大杼近于椎骨之上端，是柱骨之根，故为骨会；阳陵泉位于膝部，膝为筋之府，故为筋会；太渊位于寸口，属于肺经，肺经起于中焦，中焦为气血化生之处，全身之气血均会于寸口，为脉之大会，故为脉会；绝骨属于胆经，主骨所生病，骨生髓，骨为髓会。临床上，凡与此八者有关的病证，均可选取相应的八会穴治疗。八会穴名称见表 2-4-8。

表 2-4-8 八会穴表

八会	脏会	腑会	气会	血会	筋会	脉会	骨会	髓会
穴位	章门	中脘	膻中	膈俞	阳陵泉	太渊	大杼	绝骨

八、八脉交会穴

八脉交会穴，是十二经脉在四肢部与奇经八脉相通的 8 个特定穴，分别位于腕、踝关节附近。首见于金元·窦汉卿所著《针经指南》，得之于"山人宋子华"之手，窦氏善用此八穴，故又称"窦氏八穴"。明·刘纯《医经小学》始称为八脉交会穴。

八脉交会穴的主要内容是：公孙通过足太阴脾经入腹会于关元，与冲脉相通；内关通过手厥阴心包经起于胸中，与阴维脉相通；外关通过手少阳三焦经上肩，与阳维脉相通；临泣通过足少阳胆经过季胁，与带脉相通；申脉通过足太阳膀胱经与阳跷脉相通；后溪通过手太阳小肠经交肩会于大椎，与督脉相通；照海通过足少阴肾经，与阴跷脉相通；列缺通过手太阴肺经循喉咙，与任脉相通。见表 2-4-9。

由于八脉交会穴属于十二经脉，且与奇经八脉相通，所以此八穴既能治疗其本经病证，又能治其所通的奇经的病证。如公孙通冲脉，能治足太阴脾经病，又能治冲脉病；内关通阴维脉，能治手厥阴心包经病，又能治阴维脉病，扩展了腧穴的主治范围。同时，八脉交会穴通过十二经脉和奇经八脉两两相合于一些部位（脏腑组织器官），构成 4 组上下关系（见表 2-4-9），所以八穴在临床上不仅可以作为远道取穴单独使用，还常采取远近、上下相应配穴应用，如公孙配内关，治疗胃、心、胸部病证；后溪配申脉，治疗内眼角、耳、项、肩胛部位病证及发热恶寒等表证；外关配足临泣，治疗外眼角、耳、颊、颈、肩部病证及寒热往来；列缺配照海穴，治疗咽喉、胸膈、肺病和阴虚内热等证。明·李梴所《医学入门》中说："周身三百六十穴统于手足六十六穴，六十六穴又统于八穴。"强调了八脉交会穴主治范围的广泛及其重要作用。

表 2-4-9　八脉交会穴表

经属	八穴	通八脉	会合部位
足太阴	公孙	冲脉	胃、心、胸
手厥阴	内关	阴维脉	
手少阳	外关	阳维脉	目外眦、颊、颈、耳后、肩
足少阳	足临泣	带脉	
手太阳	后溪	督脉	目内眦、项、耳、肩胛
足太阳	申脉	阳跷脉	
手太阴	列缺	任脉	胸、肺、膈、喉咙
足少阴	照海	阴跷脉	

九、下合穴

下合穴，是六腑之气下合于足三阳经的6个特定穴，也称六腑下合穴。这6个下合穴是治疗六腑病证的重要穴位，均在膝关节以下或附近。《灵枢·本输》说："六腑皆出于足之三阳，上合于手者也。"说明六腑之气都通向下肢，在足三阳经上各有合穴，而手三阳经又有上下相合的关系。《灵枢·邪气脏腑病形》提出"合治内腑"的理论，说明六腑病证应取下合穴治疗："胃合于三里，大肠合于巨虚上廉，小肠合于巨虚下廉，三焦合于委阳，膀胱合于委中，胆合于阳陵泉。"（见表2-4-10）六腑下合穴，其中胃、胆、膀胱的下合穴就是其本经合穴，而大肠的下合穴（上巨虚）、小肠的下合穴（下巨虚）均在胃经，三焦的下合穴（委阳）在膀胱经。

表2-4-10 下合穴表

六 腑	胃	大肠	小肠	三焦	膀胱	胆
下合穴	足三里	上巨虚	下巨虚	委阳	委中	阳陵泉

《素问·咳论》说："治腑者，治其合。"说明下合穴是治疗六腑病证的主要穴位。如足三里治疗胃脘痛，上巨虚治疗肠痈、痢疾，下巨虚治疗泄泻，阳陵泉治疗胁痛，委阳、委中治疗三焦气化失常引起的癃闭、遗尿等。

十、交会穴

交会穴，是指两经或数经相交会部位的腧穴，多分布于头面、躯干，也见于四肢部。交会穴可以贯通相交会经脉的气血，使气血更好地发挥作用，所以交会穴不仅能治疗其所属经脉（本经）的病证，也能治疗其相交会经脉（他经）的病证。如关元、中极是任脉经穴，又与足三阴经相交会，既可以治疗任脉病证，又可以治疗足三阴经的病证；大椎是督脉经穴，又与手足三阳经相交会，既可以治疗督脉疾患，又可以治疗诸阳经的全身性疾患；三阴交是足太阴脾经穴，又与足少阴肾经和足厥阴肝经相交会，故不但能治疗脾经病证，又能治疗肝、肾两经的病证。

[小结]

特定穴是指十四经脉中具有特殊作用，并按照特定称号归类的腧穴。

五输穴是十二经脉在肘膝关节以下的称为井、荥、输、经、合的5种腧穴，古人用自然界水流由小到大、由浅入深的变化来形容经气流行的过程。五输穴不但治疗局部病证，在治疗全身疾病方面发挥更重要的作用，如《难经》依据五输穴的五行归类，结合脏腑属性，提出"虚者补其母，实者泻其子"的理论，临床应用广泛。

原穴是脏腑原气经过和留止的部位，十二经脉在腕、踝关节附近各有一个原穴，称"十二原穴"。脏腑发生病变时，可在原穴出现反应，取原穴针灸可以调整脏腑的虚实。

络穴是络脉分出之处的腧穴，十二经脉各有一个络穴，加上任脉络穴、督脉络穴和脾之大络，合称"十五络穴"。络穴不仅能治疗本经疾病，也能治疗相表里经的病证。

郄穴是经脉在四肢部经气深聚的部位，大多分布于肘膝关节以下。十二经脉、阴阳跷脉和阴阳维脉各有一郄穴，合为十六郄穴。临床常用来治疗急性病证。

背俞穴是脏腑之气输注于背腰部足太阳膀胱经第Ⅰ侧线上，并以脏腑命名的腧穴，可以治疗相应脏腑病证。

募穴是脏腑之气结聚于胸腹部的腧穴。临床观察触摸募穴的变化可以协助诊断脏腑病证，又可针灸治疗相应的脏腑病证。

八会穴是指脏、腑、气、血、筋、脉、骨、髓所汇聚的8个腧穴。临床可以用来治疗与之相关的病证。

八脉交会穴，是十二经脉在四肢部通向奇经八脉的8个腧穴。此八穴常上下、远近配合使用，不但可以治疗本经病证，还可以治疗奇经病证。

下合穴，是六腑之气下合于足三阳经上的6个腧穴。临床上六腑的病证常取相应下合穴治疗。

✒ 考纲摘要

1. 特定穴的分类及概念。

2. 五输穴、原穴、络穴、背俞穴、募穴、八脉交会穴、八会穴、郄穴、下合穴、交会穴的内容及临床应用。

复习思考

【同步训练】

1. 五输穴中多分布于指（趾）端的是（　　　）

　　A. 井穴　　　　B. 荥穴　　　　C. 输穴　　　　D. 经穴　　　　E. 合穴

2. 肝经的原穴是（　　　）

　　A. 太白　　　　B. 太溪　　　　C. 太冲　　　　D. 太渊　　　　E. 大陵

3. 肺经病证常在哪个穴位有压痛（　　　）

　　A. 合谷　　　　B. 尺泽　　　　C. 中府　　　　D. 天池　　　　E. 鱼际

4. 五输穴中所注为（　　　）

　　A. 井穴　　　　B. 荥穴　　　　C. 输穴　　　　D. 经穴　　　　E. 合穴

5. 八脉交会穴中照海所通奇经是（　　　）

　　A. 阳维脉　　　B. 阴维脉　　　C. 阳跷脉　　　D. 阴跷脉　　　E. 任脉

6. 脏腑之气汇聚于背腰部的腧穴是（　　　）

　　A. 荥穴　　　　B. 原穴　　　　C. 俞穴　　　　D. 募穴　　　　E. 八会穴

7. 既是八会穴又是合穴的是（　　　）

　　A. 足三里　　　B. 委中　　　　C. 章门　　　　D. 阳陵泉　　　E. 太渊

8. 下列特定穴不位于肘膝关节以下的是（　　　）

　　A. 背俞穴　　　B. 络穴　　　　C. 五输穴　　　D. 荥穴　　　　E. 经穴

9. 不属于八会穴的是（　　　）

　　A. 太渊　　　　B. 膈俞　　　　C. 大杼　　　　D. 太白　　　　E. 绝骨

10. 阴经井穴的五行配属是（　　　）

　　A. 木　　　　　B. 火　　　　　C. 土　　　　　D. 金　　　　　E. 水

11. 阳经的输穴的五行配属是（　　　）

　　A. 木　　　　　B. 火　　　　　C. 土　　　　　D. 金　　　　　E. 水

12. 既是八会穴又是募穴的是（　　　）

　　A. 大杼　　　　B. 膈俞　　　　C. 膻中　　　　D. 中脘　　　　E. 章门

13. 既是八脉交会穴又是络穴的是（　　　）

　　A. 公孙　　　　B. 外关　　　　C. 照海　　　　D. 列缺　　　　E. 内关

14. 五行配属属土的五输穴是（　　　）

　　A. 三间　　　　B. 委中　　　　C. 天井　　　　D. 大陵　　　　E. 阴谷

15. 属于原络配穴法的是（　　　）

　　A. 神门 – 支正　　　　　　B. 京骨 – 大钟　　　　　　C. 冲阳 – 太冲

　　D. 太白 – 丰隆　　　　　　E. 太溪 – 飞扬

【思考题】

1. 什么是特定穴?

2. 什么是五输穴、原穴、合穴、络穴、背俞穴、募穴、郄穴、下合穴、八会穴、八脉交会穴? 临床上如何应用?

扫一扫，知答案

模块三

经络腧穴分述

项目一 手太阴肺经

一、经脉循行

【原文】

肺手太阴之脉，起[1]于中焦，下络[2]大肠，还循[3]胃口[4]，上膈属[5]肺，从肺系[6]，横出[7]腋下，下循臑[8]内，行少阴、心主[9]之前，下肘中，循臂内上骨下廉[10]，入寸口[11]，上鱼，寻鱼际[12]，出大指之端。

其支[13]者，从腕后，直出次指内廉，出其端。（《灵枢·经脉》）（图3-1-1）

【注释】

[1] 起：经脉循行的开始称"起"。

[2] 络：联络的意思。

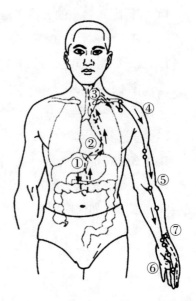

图 3-1-1 手太阴肺经经脉循行示意图

［3］还循：还，经脉循行去而复回；循，沿循，沿着走。

［4］胃口：此指胃的上口贲门部位。

［5］属：隶属、统属。

［6］肺系：指与肺相连接的气管、喉咙等组织。

［7］出：经脉由深部而出浅部称"出"。

［8］臑（nào）：指上臂部。

［9］少阴、心主：指手少阴心经、手厥阴心包经。

［10］上骨下廉：上骨，指桡骨；廉，边缘的意思。

［11］寸口：指腕后桡动脉搏动处。

［12］鱼际：手大指本节后掌侧肌肉隆起处叫鱼，又称"手鱼"，今称大鱼际。鱼部的边缘叫"鱼际"。

［13］支：经脉的分支。

【译文】

手太阴肺经经脉，①起始于中焦，向下联络大肠，②返回来向上沿着胃的上口，穿过横膈，属于肺脏。③从肺系（气管、喉咙部）横行出走腋下（中府、云门），④向下沿着上臂内侧，行于手少阴心经、手厥阴心包经之前（天府、侠白），⑤下至肘中（尺泽），沿着前臂内侧桡骨的下缘（孔最），进入寸口桡动脉搏动处（经渠、太渊），⑥向前行至大鱼际，沿着鱼际的边缘，出拇指的末端（少商）。

其支脉，⑦从腕后（列缺）分出，沿着食指桡侧，一直行至食指末端，接手阳明大肠经。

二、主治概要及主要病候

【主治概要】本经腧穴主治喉、胸、肺系疾病，以及经脉循行部位的其他病证。

【主要病候】咳嗽、气喘、少气不足以息，咳血，伤风，胸部胀满，咽喉肿痛，缺盆部及手臂内侧前缘痛，肩背部寒冷、疼痛等。

三、腧穴

本经一侧 11 穴，2 穴分布于胸前外上部，9 穴分布于上肢掌面桡侧和手部，首穴中府，末穴少商（图 3-1-2）。

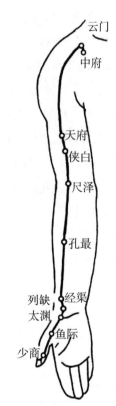

图 3-1-2　手太阴肺经腧穴总图

45

1. 中府 *Zhōngfǔ（LU 1）肺募穴；手、足太阴交会穴

【定位】在胸部，横平第 1 肋间隙，前正中线旁开 6 寸（图 3-1-3）。

【解剖】皮肤→皮下组织→胸大肌→胸小肌→胸腔。浅层布有锁骨上中间神经、第 1 肋间神经外侧皮支、头静脉等。深层有胸肩峰动、静脉和胸内、外侧神经。

【主治】①局部疾患：胸痛；②肺系疾患：咳嗽，气喘，胸中烦满；③肩背痛。

【操作】向外斜刺或平刺 0.5～0.8 寸；不可向内侧深刺，以免伤及肺脏。

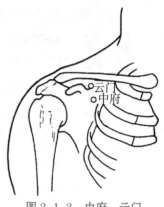

图 3-1-3 中府、云门

2. 云门 Yúnmén（LU 2）

【定位】在胸部，锁骨下窝凹陷中，肩胛骨喙突内缘，前正中线旁开 6 寸（图 3-1-3）。

【解剖】皮肤→皮下组织→三角肌→锁胸筋膜→喙锁韧带。浅层布有锁骨上中间神经，头静脉。深层有胸肩峰动、静脉支和胸内、外侧神经的分支。

【主治】①局部疾患：胸痛，肩痛；②肺系疾患：咳嗽，气喘。

【操作】向外斜刺 0.5～0.8 寸；不可向内侧深刺，以免伤及肺脏。

3. 天府 Tiānfǔ（LU 3）

【定位】在臂前区，腋前横纹头下 3 寸，肱二头肌桡侧缘处（图 3-1-4）。

【解剖】皮肤→皮下组织→肱肌。浅层布有臂外侧皮神经、头静脉等。深层有肱动、静脉的肌支和肌皮神经的分支。

【主治】①局部疾患：肩及上臂内侧疼痛；②肺系疾患：咳嗽，气喘，鼻衄。

【操作】直刺 0.5～1.0 寸。

4. 侠白 Xiábái（LU 4）

【定位】在臂前区，腋前横纹头下 4 寸，肱二头肌桡侧缘处（图 3-1-4）。

【解剖】皮肤→皮下组织→肱肌。浅层布有臂外侧皮神经、头静脉等。深层有肱动、静脉的肌支和肌皮神经的分支。

【主治】①局部疾患：上臂内侧痛；②肺系疾患：咳嗽，气喘，烦满。

【操作】直刺 0.5～1.0 寸。

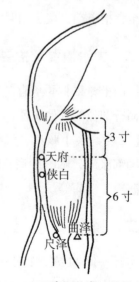

图 3-1-4 天府、侠白、尺泽、曲泽

5. 尺泽 *Chǐzé（LU 5）合穴

【定位】在肘区，肘横纹上，肱二头肌腱桡侧凹陷中（图3-1-4）。

【解剖】皮肤→皮下组织→肱桡肌→桡神经→肱肌。浅层布有前臂外侧皮神经、头静脉等。深层有桡神经，桡侧副动、静脉前支，桡侧返动、静脉等。

【主治】①局部疾患：肘臂挛痛；②肺系疾患：咳嗽，喘，咯血，潮热，胸部胀满，咽喉肿痛；③热证吐泻。

【操作】直刺0.8～1.2寸；或点刺出血。

6. 孔最 *Kǒngzuì（LU 6）郄穴

【定位】在前臂前区，腕掌侧远端横纹上7寸，当尺泽与太渊连线上（图3-1-5）。

【解剖】皮肤→皮下组织→肱桡肌→桡侧腕屈肌→指浅层肌与旋前圆肌之间→拇长屈肌。浅层布有前臂外侧皮神经、头静脉等。深层有桡神经浅支，桡动、静脉等。

【主治】①局部疾患：肘臂挛痛；②肺系疾患：咳嗽，气喘，咽喉肿痛，失音，热病无汗；③肺系与大肠出血病证：咯血，鼻衄，痔血。

【操作】直刺0.5～1.0寸。

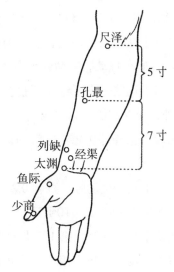

图3-1-5 孔最、列缺、经渠、太渊、鱼际、少商

7. 列缺 *Lièquē（LU 7）络穴；八脉交会穴，通任脉

【定位】在前臂，腕掌侧远端横纹上1.5寸，拇短伸肌腱与拇长展肌腱之间，拇长展肌腱沟的凹陷中（图3-1-5）。

简便取法：两手虎口自然平直交叉，一手食指按在另一手桡骨茎突上，指尖下凹陷中是穴（图3-1-6）。

【解剖】皮肤→皮下组织→拇长展肌腱→肱桡肌腱→旋前方肌。浅层布有前臂外侧皮神经和桡神经浅支、头静脉。深层有桡动、静脉的分支。

【主治】①头项及局部疾患：偏正头痛，项强，上肢不遂；②肺系疾患：咳嗽，气喘，咽喉肿痛；③络脉疾患：口眼㖞斜，齿痛。④遗尿。

【操作】向上斜刺0.3～0.5寸。

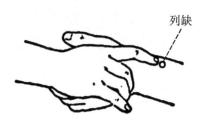

图3-1-6 列缺简便取穴法

8. 经渠 Jīngqú（LU 8）经穴

【定位】在前臂前区，腕掌侧远端横纹上 1 寸，桡骨茎突与桡动脉之间（图 3-1-5）。

【解剖】皮肤→皮下组织→肱桡肌腱尺侧缘→旋前方肌。浅层布有前臂外侧皮神经和桡神经浅支。深层有桡动、静脉。

【主治】①局部疾患：手腕痛；②肺系疾患：咳嗽，气喘，胸痛，喉痹。

【操作】避开桡动脉，直刺 0.3～0.5 寸；禁灸。

9. 太渊 *Tàiyuān（LU 9）输穴；原穴；八会穴之脉会

【定位】在腕前区，桡骨茎突与舟状骨之间，拇长展肌腱尺侧凹陷中。注：在腕掌侧远端横纹桡侧，桡动脉搏动处（图 3-1-5）。

【解剖】皮肤→皮下组织→桡侧腕屈肌腱与拇长展肌腱之间。浅层布有前臂外侧皮神经、桡神经浅支和桡动脉掌浅支。深层有桡动、静脉等。

【主治】①局部疾患：腕臂痛；②肺系疾患：咳嗽，气喘，咳血，喉痹，胸痛；③特殊疾患：无脉症。

【操作】避开桡动脉，直刺 0.2～0.3 寸。

10. 鱼际 *Yújì（LU 10）荥穴

【定位】在手外侧，第 1 掌骨桡侧中点赤白肉际处（图 3-1-5）。

【解剖】皮肤→皮下组织→拇短展肌→拇对掌肌→拇短屈肌。浅层布有正中神经掌皮支及桡神经浅支。深层有正中神经肌支和尺神经肌支等结构。

【主治】①肘挛；②肺系疾患：咳嗽，气喘，咳血，喉痹，咽干，失音；③发热。

【操作】直刺 0.5～0.8 寸。

11. 少商 *Shàoshāng（LU 11）井穴

【定位】在手指，拇指末节桡侧，指甲根角侧上方 0.1 寸（图 3-1-5）。

【解剖】皮肤→皮下组织→指甲根。有正中神经的指掌侧固有神经之指背支和拇主要动、静脉与第 1 掌背动、静脉分支所形成的动、静脉网。

【主治】①局部疾患：指腕挛急；②肺系疾患：咽喉肿痛，失音，发热，咳嗽，鼻衄；③神识昏迷：昏迷，癫狂。

【操作】浅刺 0.1 寸，或点刺出血。

[小结]

1. 肺经重点腧穴主治特点：中府治咳喘、胸痛；尺泽治热证吐泻；孔最治咯血、痔血等肺系与大肠出血病证；列缺治偏正头痛、遗尿；太渊治无脉症；鱼际治喉痹咽干；少商治咽喉肿痛、鼻衄。

2. 肺经安全事项：中府、云门不可深刺，以免刺伤肺脏；尺泽、经渠、太渊在关节动脉处，不宜用直接灸法。

考纲摘要

1. 经脉循行。

2. 主治概要。

3. 常用腧穴的定位和主治要点：尺泽、列缺、太渊、鱼际、少商。

复习思考

【同步训练】

1. 以下除何处外，均为手太阴肺经循行部位（　　）

A. 胸前 　　　　　　 B. 上臂外侧 　　　　　　 C. 前臂内侧

D. 肘部外侧 　　　　 E. 拇指桡侧

2. 手太阴肺经前臂部支脉是从何处分出的（　　）

A. 孔最 　　　　　　 B. 列缺 　　　　　　 C. 经渠

D. 太渊 　　　　　　 E. 鱼际

3. 太渊主治下列何种病证（　　）

A. 癫狂 　　　　　　 B. 小儿惊风 　　　　　 C. 无脉症

D. 瘿气 　　　　　　 E. 尿血

4. 尺泽穴（　　）

A. 位于肘横纹上，肱二头肌腱尺侧的凹陷中 　　 B. 是输穴

C. 位于肘横纹上，肱二头肌腱桡侧的凹陷中 　　 D. 是下合穴

E. 是心包经上的穴位

5. 既是络穴，又是八脉交会穴的是（　　）

A. 中府 　　　　　　 B. 云门 　　　　　　 C. 孔最

D. 列缺 　　　　　　 E. 少商

【思考题】

1. 手太阴肺经联系哪些器官？

2. 手太阴肺经的特定穴有哪些？

扫一扫，知答案

项目二　手阳明大肠经

【学习目标】
1. 掌握手阳明大肠经经脉循行的原文。
2. 掌握手阳明大肠经主治概要和经脉病候。
3. 掌握手阳明大肠经重点腧穴的定位、主治、操作和属于何种特定穴。
4. 熟悉手阳明大肠经非重点腧穴的定位和归经。
5. 了解腧穴的解剖层次。

一、经脉循行

【原文】

大肠手阳明之脉，起于大指次指之端，循指上廉[1]，出合谷两骨之间，上入两筋之中，循臂上廉，入肘外廉，上臑外前廉，上肩，出髃骨[2]之前廉，上出于柱骨之会[3]上，下入缺盆，络肺，下膈，属大肠。

其支者，从缺盆上颈，贯颊，入下齿中，还出挟口，交人中，左之右、右之左，上挟鼻孔。(《灵枢·经脉》)(图3-2-1)

【注释】

[1] 指上廉：食指的桡侧缘。此按屈肘立拳位描述，故称上廉。

[2] 髃骨：肩胛骨的肩峰部。

[3] 柱骨之会：柱骨，指颈椎，叠瓦如柱；会，指大椎穴。

【译文】

手阳明大肠经经脉，①起始于食指末端（商阳），沿着食指桡侧缘（二间、三间），经过第1、2掌骨之间（合谷），②向上进入两条肌腱（拇长伸肌腱和拇短伸肌腱）之间（阳溪），沿着前臂外侧前缘（偏历、温溜、下廉、上廉、手三里），③进入肘部外侧前缘（曲池、肘髎），再向沿上臂外侧前缘（手五里、臂臑），④上走肩端（肩髃），

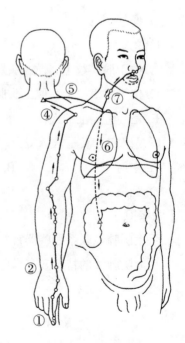

图3-2-1　手阳明大肠经经脉循行示意图

出肩峰部前缘（巨骨，会秉风），向上交会于颈椎的大椎穴，⑤向下进入缺盆部（锁骨上窝），络于肺，⑥向下通过横膈，属于大肠。

其支脉，⑦从缺盆部（锁骨上窝）上行颈旁（天鼎、扶突），经过面颊，进入下齿槽中，再出来挟口旁（会地仓），左右两条脉在人中处交叉（会水沟）——左边的经脉向右，右边的经脉向左，然后向上挟着鼻孔两旁（口禾髎、迎香），接足阳明胃经。

二、主治概要及主要病候

【主治概要】本经腧穴主治头面、五官、咽喉病，肠胃病，神志病，热病及经脉循行部位的其他病证。

【主要病候】腹痛、肠鸣、腹泻、便秘、痢疾，咽喉肿痛、齿痛、鼻流清涕或出血，本经循行部位疼痛、热肿或寒冷等病证。

三、腧穴

本经一侧20穴，14穴分布于手部和上肢背面桡侧，6穴分布于肩、颈和面部，首穴商阳，末穴迎香（图3-2-2）。

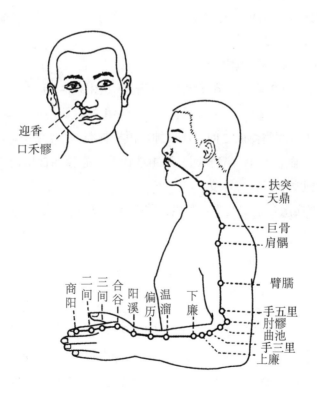

图 3-2-2　手阳明大肠经腧穴总图

1. 商阳 *Shāngyáng（LI 1）井穴

【定位】在手指，食指末节桡侧，指甲根角侧上方0.1寸（图3-2-3）。

【解剖】皮肤→皮下组织→指甲根。有正中神经的指掌侧固有神经之指背支和食指桡侧动、静脉与第1掌背动、静脉分支所形成的动、静脉网。

【主治】①局部疾患：食指麻木；②咽喉、五官疾患：咽喉肿痛，齿痛，耳聋；③热病、神志病：昏厥。

【操作】浅刺0.1寸；或点刺出血。

2. 二间 Èrjiān（LI 2）荥穴

【定位】在手指，第2掌指关节桡侧远端赤白肉际处（图3-2-3）。

【解剖】皮肤→皮下组织→第1蚓状肌腱→食指近节指骨基底部。浅层神经由桡神经的指背神经与正中神经的指掌侧固有神经双重分布。血管有第1掌背动、静脉的分支和食指桡侧动、静脉的分支。深层有正中神经的肌支。

【主治】①局部疾患：食指屈伸不利；②咽喉、五官疾患：咽喉肿痛，齿痛，鼻衄，目痛；③热病。

【操作】直刺0.2～0.3寸。

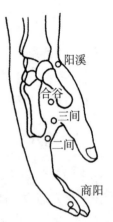

图3-2-3 商阳→阳溪

3. 三间 *Sānjiān（LI 3）输穴

【定位】在手背，第2掌指关节桡侧近端凹陷中（图3-2-3）。

【解剖】皮肤→皮下组织→第1骨间背侧肌→第1蚓状肌与第2掌骨之间→食指的指浅、深屈肌腱与第1骨间掌侧肌之间。浅层神经由桡神经的指背神经与正中神经的指掌侧固有神经双重分布。血管有手背静脉网，第1掌背动、静脉和食指桡侧动、静脉的分支。深层有正中神经的肌支和尺神经深支。

【主治】①局部疾患：手指及手背肿痛；②咽喉、五官疾患：目痛，齿痛，咽喉肿痛；③身热。

【操作】直刺0.3～0.8寸。

4. 合谷 *Hégǔ（LI 4）原穴

【定位】在手背，第2掌骨桡侧中点处（图3-2-3）。

【解剖】皮肤→皮下组织→第1骨间背侧肌→拇收肌。浅层布有桡神经浅支，手背静脉网桡侧部和第1掌背动、静脉的分支或属支。深层有尺神经深支的分支等。

【主治】①局部和上肢疾患：指、臂痛，上肢不遂；②头面、五官、咽喉疾患：头痛，目赤肿痛，齿痛，咽喉肿痛，鼻衄，耳聋，痄腮，牙关紧闭，口眼㖞斜；③肠腹和妇科疾患：腹痛，便秘，经闭，滞产；④热病和汗症：热病，无汗，多汗。

【操作】直刺 0.5 ～ 1.0 寸。孕妇慎用。

5. 阳溪 *Yángxī（LI 5）经穴

【定位】在腕区，腕背侧远端横纹桡侧，桡骨茎突远端，解剖学"鼻咽窝"凹陷中（图 3-2-3）。

【解剖】皮肤→皮下组织→拇长伸肌腱与拇短伸肌腱之间→桡侧腕长伸肌腱的前方。浅层布有头静脉和桡神经浅支。深层有桡动、静脉的分支或属支。

【主治】①局部疾患：手腕痛或无力；②头面、五官、咽喉疾患：头痛，目赤，齿痛，咽喉肿痛，耳聋。

【操作】直刺 0.5 ～ 0.8 寸。

6. 偏历 *Piānlì（LI 6）络穴

【定位】在前臂，腕背侧远端横纹上 3 寸，阳溪与曲池的连线上（图 3-2-4）。

【解剖】皮肤→皮下组织→拇短伸肌→桡侧腕长伸肌腱→拇长展肌腱。浅层布有头静脉的属支，前臂外侧皮神经和桡神经浅支。深层有桡神经的骨间后神经分支。

【主治】①上肢疾患：肩臂肘腕疼痛；②五官、咽喉疾患：目赤，耳鸣耳聋，鼻衄，喉痛；③水肿。

【操作】直刺或斜刺 0.5 ～ 0.8 寸。

7. 温溜 Wēnliū（LI 7）郄穴

【定位】在前臂，腕背侧远端横纹上 5 寸，阳溪与曲池的连线上（图 3-2-4）。

【解剖】皮肤→皮下组织→桡侧腕长伸肌腱→桡侧腕短伸肌。浅层布有头静脉，前臂外侧皮神经和前臂后皮神经。深层在桡侧腕长伸肌和桡侧腕短伸肌腱之前有桡神经浅支。

【主治】①肩背疾患：肩背酸痛；②头面、五官、咽喉疾患：头痛，面肿，口舌肿痛，咽喉肿痛；③肠腹疾患：肠鸣腹痛。

【操作】直刺 0.5 ～ 1.0 寸。

8. 下廉 Xiàlián（LI 8）

【定位】在前臂，肘横纹下 4 寸，阳溪与曲池的连线上（图 3-2-4）。

【解剖】皮肤→皮下组织→肱桡肌→桡侧腕短伸肌→旋后肌。浅层布有前臂外侧皮神经和前臂后皮神经。深层有桡神经深支的分支。

【主治】①局部疾患：肘臂痛；②头面、五官疾患：头痛，眩晕，目痛；③肠腹疾患：腹痛，腹胀。

【操作】直刺 0.5 ～ 1.0 寸。

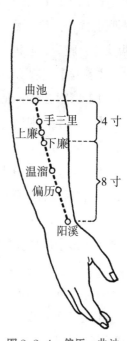

图 3-2-4　偏历→曲池

9. 上廉 Shànglián（LI 9）

【定位】在前臂，肘横纹下 3 寸，阳溪与曲池的连线上（图 3-2-4）。

【解剖】皮肤→皮下组织→桡侧腕长伸肌腱后方→桡侧腕短伸肌→旋后肌→拇长展肌。浅层布有前臂外侧皮神经和前臂后皮神经、浅静脉。深层有桡神经深支穿旋后肌。

【主治】①上肢疾患：肩臂酸痛麻木，半身不遂；②肠腹疾患：腹痛，肠鸣，泄泻。

【操作】直刺 0.5～1.0 寸。

10. 手三里 *Shǒusānlǐ（LI 10）

【定位】在前臂，肘横纹下 2 寸，阳溪与曲池的连线上（图 3-2-4）。

【解剖】皮肤→皮下组织→桡侧腕长伸肌→桡侧腕短伸肌→指伸肌的前方→旋后肌。浅层布有前臂外侧皮神经和前臂后皮神经。深层有桡神经深支，桡侧返动、静脉的分支或属支。

【主治】①上肢疾患：手臂麻痛，肘挛不伸，上肢不遂；②头面、五官疾患：齿痛，颊肿；③肠腹疾患：腹痛，腹泻。

【操作】直刺 0.8～1.2 寸。

11. 曲池 *Qūchí（LI 11）合穴

【定位】在肘区，尺泽与肱骨外上髁连线中点处（图 3-2-4）。

【解剖】皮肤→皮下组织→桡侧腕长伸肌和桡侧腕短伸肌→肱桡肌。浅层布有前臂后皮神经、头静脉的属支。深层有桡神经，桡侧返动、静脉和桡侧副动、静脉间的吻合支。

【主治】①大肠经循行部位疾患：手臂肿痛，上肢不遂，瘰疬；②头面、五官疾患：咽喉肿痛，齿痛，目赤肿痛，头痛，眩晕；③热病、神志病：热病，癫狂；④瘾疹；⑤肠腹疾患：腹痛，吐泻。

【操作】直刺 1.0～1.5 寸。

12. 肘髎 Zhǒuliáo（LI 12）

【定位】在肘区，肱骨外上髁上缘，髁上嵴的前缘（图 3-2-5）。

【解剖】皮肤→皮下组织→肱桡肌→肱肌。浅层布有前臂后皮神经等结构。深层有桡侧副动、静脉的分支或属支。

【主治】局部疾患：肘臂疼痛，麻木，拘挛。

【操作】直刺 0.5～1.0 寸。

13. 手五里 Shǒuwǔlǐ（LI 13）

【定位】在臂外侧，肘横纹上 3 寸，当曲池与肩髃连线上（图 3-2-5）。

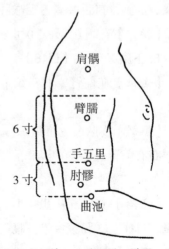

图 3-2-5 肘　、手五里、臂臑、肩

【解剖】皮肤→皮下组织→肱肌。浅层布有臂外侧下皮神经和前臂后皮神经。深层有桡侧副动、静脉和桡神经。

【主治】①局部疾患：肘臂挛急、疼痛；②瘰疬。

【操作】避开动脉，直刺 0.5～1.0 寸。

14. 臂臑 *Bìnào（LI 14）

【定位】在臂部，曲池上 7 寸，三角肌前缘处。注：曲池与肩髃连线上，横平臑会（图 3-2-5）。

【解剖】皮肤→皮下组织→三角肌。浅层布有臂外侧上、下皮神经。深层有肱动脉的肌支。

【主治】①大肠经循行部位疾患：肩臂疼痛，颈项拘急；②瘰疬；③五官疾患：目疾。

【操作】直刺或向上斜刺 0.8～1.5 寸。

15. 肩髃 *Jiānyú（LI 15）手阳明经、阳跷脉交会穴

【定位】在三角肌区，肩峰外侧缘前端与肱骨大结节两骨间凹陷中。注：屈臂外展，肩峰外侧缘前后端呈现两个凹陷，前一较深凹陷即本穴，后一凹陷为肩髎（图 3-2-5）。

【解剖】皮肤→皮下组织→三角肌→三角肌下囊→冈上肌腱。浅层布有锁骨上外侧神经、臂外侧上皮神经。深层有旋肱后动、静脉和腋神经的分支。

【主治】①局部疾病：肩臂疼痛，上肢不遂；②瘰疬，瘿气，瘾疹。

【操作】直刺或向下斜刺 0.8～1.5 寸。

16. 巨骨 Jùgǔ（LI 16）手阳明经、阳跷脉交会穴

【定位】在肩胛区，当锁骨肩峰端与肩胛冈之间凹陷处（图 3-2-6）。

【解剖】皮肤→皮下组织→肩锁韧带→冈上肌。浅层布有锁骨上外侧神经。深层有肩胛上神经的分支和肩胛上动、静脉的分支或属支。

【主治】①局部、上肢疾患：手臂、肩背疼痛，不得屈伸；②瘰疬，瘿气。

【操作】直刺 0.5～0.8 寸；不可深刺，以免刺入胸腔造成气胸；或向外下方斜刺 0.5～1.0 寸。

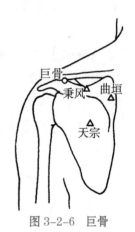

图 3-2-6 巨骨

17. 天鼎 Tiāndǐng（LI 17）

【定位】在颈部，横平环状软骨，胸锁乳突肌后缘（图 3-2-7）。

【解剖】皮肤→皮下组织→胸锁乳突肌后缘→斜角肌间隙。浅层布有颈横神经、颈外静脉和颈阔肌。深层有颈升动、静脉分支或属支，在斜角肌间隙内有臂丛神经等结构。

【主治】①咽喉疾患：咽喉肿痛，暴喑；②瘿气，瘰疬。

【操作】直刺 0.3 ～ 0.5 寸。

18. 扶突 *Fútū（LI 18）

【定位】在胸锁乳突肌区，横平喉结，胸锁乳突肌的前、后缘之间（图 3-2-7）。

【解剖】皮肤→皮下组织→胸锁乳突肌的胸骨头与锁骨头之间→颈血管鞘的后缘。浅层布有颈横神经、颈阔肌。深层有颈血管鞘。

【主治】①咽喉疾患：咽喉肿痛，暴喑；②肺系疾患：咳嗽，气喘；③瘿气，瘰疬。

【操作】直刺 0.5 ～ 0.8 寸。

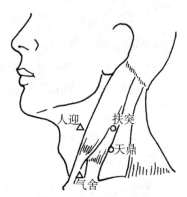

图 3-2-7　天鼎、扶突

19. 口禾髎 Kǒuhéliáo（LI 19）

【定位】在面部，横平人中沟上 1/3 与下 2/3 交点，鼻孔外缘直下。注：水沟旁开 0.5 寸（图 3-2-8）。

【解剖】皮肤→皮下组织→口轮匝肌。浅层布有上颌神经的眶下神经分支等结构。深层有上唇动、静脉和面神经颊支等分布。

【主治】口鼻疾患：鼻塞，鼻衄，口㖞，口噤。

【操作】平刺或斜刺 0.3 ～ 0.5 寸。

20. 迎香 *Yíngxiāng（LI 20）手、足阳明经交会穴

【定位】在面部，鼻翼外缘中点旁，鼻唇沟中（图 3-2-8）。

【解剖】皮肤→皮下组织→提上唇肌。浅层布有上颌神经的眶下神经分支。深层有面动、静脉的分支或属支，面神经颊支。

【主治】①鼻部疾患：鼻塞，不闻香臭，鼽衄；②面口疾患：口㖞，面痒。

【操作】斜刺或平刺 0.3 ～ 0.5 寸；慎灸。

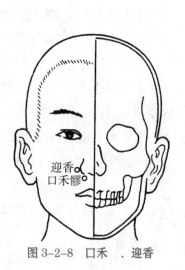

图 3-2-8　口禾　、迎香

[小结]

1. 大肠经重点腧穴主治特点：商阳治咽喉肿痛、热病；合谷治头面五官病、热病、妇科痛；阳溪治头面五官病；手三里治上肢病；曲池治上肢病、热病；肩髃治局部病；迎香治鼻病。

2. 大肠经安全事项：扶突穴深层有颈血管鞘，针刺时要避开。

考纲摘要

1. 经脉循行。

2. 主治概要。

3. 常用腧穴的定位和主治要点：商阳、合谷、手三里、曲池、肩髃、迎香。

复习思考

【同步训练】

1. 手阳明大肠经的输穴是（　　　）

    A. 阳溪 　　　　　　B. 偏历 　　　　　　C. 二间

    D. 三间 　　　　　　E. 合谷

2. 商阳穴位于（　　　）

    A. 无名指末节尺侧，距指甲角 0.1 寸

    B. 小指末节尺侧，距指甲角 0.1 寸

    C. 拇指末节桡侧，距指甲角 0.1 寸

    D. 食指末节尺侧，距指甲角 0.1 寸

    E. 食指末节桡侧，距指甲角 0.1 寸

3. 孕妇慎用的腧穴是（　　　）

    A. 二间 　　　　　　B. 列缺 　　　　　　C. 合谷

    D. 外关 　　　　　　E. 委中

4. 下列经脉循行中"交人中"的是（　　　）

    A. 足阳明胃经 　　　B. 手少阴心经 　　　C. 手阳明大肠经

    D. 手太阳小肠经 　　E. 足少阳胆经

5. 曲池位于（　　　）

    A. 肘横纹内侧端，屈肘，曲泽与肱骨内上髁连线的中点

    B. 肘横纹外侧端，屈肘，尺泽与肱骨内上髁连线的中点

    C. 肘横纹内侧端，屈肘，曲池与肱骨内上髁连线的中点

    D. 肘横纹内侧端，屈肘，曲泽与肱骨外上髁连线的中点

    E. 肘横纹外侧端，屈肘，尺泽与肱骨外上髁连线的中点

【思考题】

1. 手阳明大肠经联系哪些器官？主治哪些病证？

2. 手阳明大肠经的特定穴有哪些？

扫一扫，知答案

项目三　足阳明胃经

【学习目标】

　　1. 掌握足阳明胃经经脉循行的原文。

　　2. 掌握足阳明胃经主治概要和经脉病候。

　　3. 掌握足阳明胃经重点腧穴的定位、主治、操作和属于何种特定穴。

　　4. 熟悉足阳明胃经非重点腧穴的定位和归经。

　　5. 了解腧穴的解剖层次。

一、经脉循行

【原文】

　　胃足阳明之脉，起于鼻，交頞[1]中，旁纳太阳之脉[2]，下循鼻外，入上齿中，还出挟口，环唇，下交承浆，却[3]循颐[4]后下廉，出大迎，循颊车，上耳前，过客主人[5]，循发际，至额颅[6]。

　　其支者，从大迎前，下人迎，循喉咙，入缺盆，下膈，属胃，络脾。

　　其直者，从缺盆下乳内廉，下挟脐，入气街[7]中。

　　其支者，起于胃口[8]，下循腹里，下至气街中而合。以下髀关，抵伏兔，下膝膑[9]中，下循胫外廉，下足跗[10]，入中指内间[11]。

　　其支者，下膝三寸而别，下入中指外间。

　　其支者，别跗上，入大指间，出其端。（《灵枢·经脉》）（图3-3-1）

【注释】

　　[1] 頞（è）：指鼻根部。

　　[2] 旁纳太阳之脉：纳，有缠束、交会的意思；旁纳太阳之脉，指足阳明经与旁侧的足太阳经相交会而言。

　　[3] 却：进而退转的意思。

　　[4] 颐（yí）：指口角之后，腮之下。

　　[5] 客主人：即上关穴。

　　[6] 额颅：指前额骨部，在发下眉上处。

　　[7] 气街：此指气冲穴部位。

　　[8] 胃口：是指胃的下口幽门部。

［9］膝膑：即髌骨，俗称膝盖骨。

［10］足跗：即足背。

［11］中指内间："指"通"趾"，内间，指它的内侧趾缝；外间，指它的外侧趾缝。

【译文】

足阳明胃经经脉，①起始于鼻旁（会迎香），②上行交于鼻根部，与旁侧足太阳经脉交会（会睛明），③向下沿着鼻外侧（承泣、四白），进入上齿龈内，返回出来夹口旁（地仓）环绕口唇（会人中），向下交会于颏唇沟（会承浆）；④退回来沿下颌出面动脉部（大迎），再沿下颌角（颊车），上耳前（下关），经颧弓上（会上关、悬厘、颔厌），沿发际（头维），至额颅中部（会神庭）。

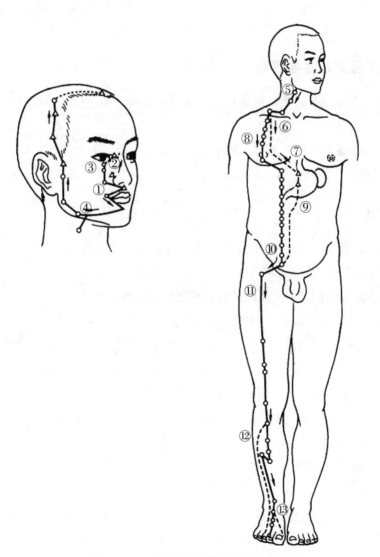

图 3-3-1 足阳明胃经经脉循行示意图

面部支脉：⑤从大迎前向下，经颈动脉部（人迎），沿喉咙（水突、气舍，一说会大椎），⑥进入缺盆（锁骨上窝部），⑦向下通过膈肌，属于胃（会上脘、中脘），联络于脾。其直行的经脉（即外行的主干）：⑧从锁骨上窝（缺盆）下行，经乳中（气户、库房、屋翳、膺窗、乳中、乳根），向下夹脐两旁（不容、承满、梁门、关门、太乙、滑肉门、天枢、外陵、大巨、水道、归来），进入气街中（腹股沟动脉部气冲穴）。

胃下口的支脉：⑨从胃下口幽门处附近分出，沿腹腔深层，下行至气街穴，⑩与来自缺盆的直行脉会合于气冲（气街穴）。再由此斜向下行到大腿前侧（髀关穴）；沿下肢外侧前缘，经过膝盖，沿胫骨外侧前缘下行至足背（解溪、冲阳），进入中趾内侧趾缝（陷谷、内庭），出次趾末端（厉兑）。

胫部支脉：⑪从膝下三寸处（足三里）分出，向下进入中趾外侧趾缝，出中趾末端。

足部支脉：⑫从足背部（冲阳）分出，进入大趾趾缝，出大趾末端，接足太阴脾经。

二、主治概要及主要病候

【主治概要】本经腧穴主治胃肠疾病，头面五官病，神志病，热病以及经脉循行部位的其他病证。

【主要病候】肠鸣腹胀，腹痛，胃痛，腹水，呕吐或消谷善饥，口渴，咽喉肿痛，鼻衄，胸部及膝髌等本经循行部位疼痛，热病，发狂等证。

三、腧穴

本经一侧45穴，11穴分布于头面颈部，19穴分布于胸腹部，15穴分布于下肢的前外侧面和足部。首穴承泣穴，末穴厉兑穴（图3-3-2）。

1. **承泣** Chéngqì（ST 1）足阳明经、阳跷脉、任脉交会穴

【定位】在面部，眼球与眶下缘之间，瞳孔直下（图3-3-3）。

【解剖】皮肤→皮下组织→眼轮匝肌→眶脂体→下斜肌。浅层布有眶下神经的分支，面神经的颧支。深层有动眼神经的分支、眼动静脉的分支或属支等结构。

【主治】①眼睑瞤动、迎风流泪、夜盲、近视等目疾；②口眼㖞斜，面肌痉挛。

【操作】医者以左手拇指向上轻推患者眼球，右手持针紧靠眶缘缓慢直刺0.5～1寸，不宜提插，以防刺破血管引起血肿。

2. **四白** Sìbái（ST 2）

【定位】在面部，目正视，瞳孔直下，当眶下孔凹陷处（图3-3-3）。

【解剖】皮肤→皮下组织→眼轮匝肌、提上唇肌→眶下孔或上颌骨。浅层布有眶下神经的分支、面神经的颧支。深层在眶下孔内有眶下动、静脉和神经穿出。

【主治】①目赤痛痒、眼睑瞤动、目翳等目疾；②口眼㖞斜、三叉神经痛、面肌痉挛

等面部病证；③头痛，眩晕；④胆道蛔虫症。

【操作】直刺或微向上斜刺 0.3 ～ 0.5 寸，不可深刺，以免伤及眼球，不可过度提插捻转。不宜灸。

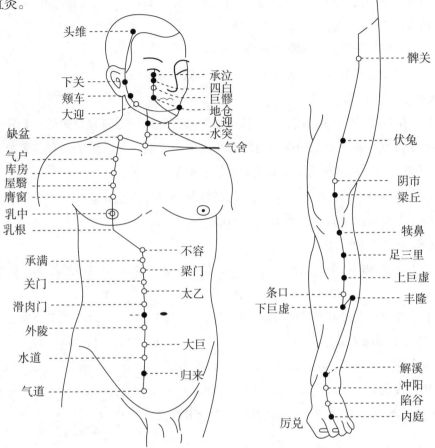

图 3-3-2　手太阴肺经腧穴总图

3. 巨髎 Jùliáo（ST 3）手足阳明经、阳跷脉交会穴

【定位】在面部，瞳孔直下，平鼻翼下缘处，当鼻唇沟外侧（图 3-3-3）。

【解剖】皮肤→皮下组织→提上唇肌→提口角肌。穴下布有上颌神经的眶下神经，面神经的颊支，面动、静脉和眶下动、静脉分支或属支的吻合支。

【主治】口喎，流涎，眼睑𥆧动，鼻衄，齿痛，唇颊肿等局部五官的疾患。

【操作】斜刺或平刺 0.5 ～ 0.8 寸。

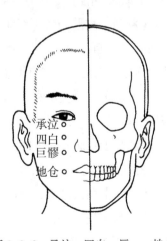

图 3-3-3　承泣、四白、巨　、地仓

4. 地仓 Dìcāng（ST 4）

【定位】在面部，口角旁约 0.4 寸，上直对瞳孔（图 3-3-3）。

【解剖】皮肤→皮下组织→口轮匝肌→降口角肌。穴下布有三叉神经的颊支和眶下支，面动、静脉的分支或属支。

【主治】口㖞，流涎，眼睑眴动等局部疾病。

【操作】斜刺或平刺 0.5 ～ 0.8 寸。可向颊车穴透刺。

5. 大迎 Dàyíng（ST 5）

【定位】在面部，在下颌角前方，咬肌附着部前缘凹陷中，当面动脉搏动处（图 3-3-4）。

【解剖】皮肤→皮下组织→降口角肌与颈阔肌→咬肌前缘。浅层布有三叉神经第 3 支下颌神经的颊神经，面神经的下颌缘支。深层有面动、静脉。

【主治】口㖞、口噤、颊肿、齿痛、三叉神经痛等局部疾病。

【操作】避开动脉，斜刺或平刺 0.3 ～ 0.5 寸。

6. 颊车 Jiáchē（ST 6）

【定位】在面颊部，下颌角前上方约 1 横指（中指），当咀嚼时咬肌隆起，按之凹陷处（图 3-3-4）。

【解剖】皮肤→皮下组织→咬肌。布有耳大神经的分支，面神经下颌缘支的分支。

【主治】局部疾病：口㖞，齿痛，颊肿，口噤不语。

【操作】直刺 0.3 ～ 0.5 寸，平刺 0.5 ～ 1 寸。

7. 下关 Xiàguān（ST 7）足阳明经、足少阳经交会穴

【定位】在面部耳前方，当颧弓下缘中央与下颌切迹所形成的凹陷中（图 3-3-4）。

【解剖】皮肤→皮下组织→腮腺→咬肌与颞骨颧突之间。穴下有耳颞神经的分支，面神经的颧支，面横动、静脉等结构。深层有上颌动、静脉，舌神经，下牙槽神经，脑膜中动脉和翼丛等。

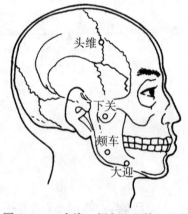

图 3-3-4 大迎、颊车、下关、头维

【主治】①牙关不利、三叉神经痛、齿痛、口眼㖞斜等头面五官疾病；②耳聋、耳鸣、聤耳等耳疾。

【操作】直刺 0.5 ～ 1 寸。

8. 头维 Tóuwéi（ST 8）足阳明经、足少阳经与阳维脉交会穴

【定位】在头侧部，当额角发际直上 0.5 寸，头正中线旁 4.5 寸（图 3-3-4）。

【解剖】皮肤→皮下组织→颞肌上缘的帽状腱膜→腱膜下疏松结缔组织→颅骨外膜。穴下布有耳颞神经的分支，面神经的颞支，颞浅动、静脉的额支等结构。

【主治】局部疾患：头痛，目眩，眼痛，迎风流泪，眼睑䀚动，视物不明。

【操作】针尖向下或向后，平刺 0.5 ～ 0.8 寸；《针灸甲乙经》载：禁不可灸。

9. 人迎 Rényíng（ST 9）足阳明经、足少阳经交会穴

【定位】在颈部，横平喉结，当胸锁乳突肌的前缘，颈总动脉搏动处（图 3-3-5）。

【解剖】皮肤→皮下组织和颈阔肌→颈固有筋膜浅层及胸锁乳突肌前缘→颈固有筋膜深层和肩胛舌骨肌后缘→咽缩肌。浅层布有颈横神经、面神经颈支。深层有甲状腺上动、静脉的分支或属支，舌下神经襻的分支等结构。

【主治】①局部疾患：瘰疬，瘿气；②咽喉肿痛；③高血压；④气喘。

【操作】避开颈总动脉，直刺 0.3 ～ 0.8 寸；《针灸甲乙经》载：禁不可灸。

10. 水突 Shuǐtū（ST 10）

【定位】在颈部，横平环状软骨，胸锁乳突肌的前缘，当人迎与气舍连线的中点（图 3-3-5）。

【解剖】皮肤→皮下组织和颈阔肌→颈固有筋膜浅层及胸锁乳突肌→颈固有筋膜深层和肩胛舌骨肌、胸骨甲状肌。浅层布有颈横神经等结构。深层有甲状腺。

【主治】①咽喉肿痛等局部病证；②咳逆上气，喘息不得卧，瘿瘤，瘰疬等胸肺及颈部疾患。

【操作】直刺 0.3 ～ 0.8 寸，不宜深刺，以免伤及颈总动脉和颈外动脉分支。

11. 气舍 Qìshě（ST 11）

【定位】在颈部，胸锁乳突肌区，锁骨上小窝，当锁骨胸骨端的上缘，胸锁乳突肌的胸骨头与锁骨头之间凹陷中（图 3-3-5）。

【解剖】皮肤→皮下组织和颈阔肌→胸锁乳突肌的胸骨头与锁骨头之间。浅层布有锁骨上内侧神经、颈横神经的分支和面神经的颈支。深层有联络两侧颈前静脉的颈前静脉弓和头臂静脉。

【主治】①肺系疾患：咽喉肿痛，失音，咳嗽；②神识昏迷：昏迷，癫狂；③发热，鼻衄，颈项强痛，瘿瘤，瘰疬等。

【操作】直刺 0.3 ～ 0.5 寸。本经气舍至乳根诸穴，深部有大动脉及肺、肝等重要脏器。不可深刺。

12. 缺盆 Quēpén（ST 12）

【定位】在颈外侧区，锁骨上大窝，锁骨上缘凹陷中，前正中线旁开 4 寸（图 3-3-5）。

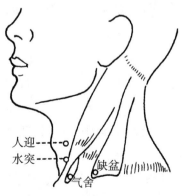

图 3-3-5 人迎、水突、气舍、缺盆

【解剖】皮肤→皮下组织和颈阔肌→锁骨与斜方肌之间→肩胛舌骨肌（下腹）与锁骨下肌之间→臂丛。浅层布有锁骨上中间神经。深层有颈横动、静脉，臂丛的锁骨上部等重要结构。

【主治】①咳嗽、气喘、胸中热、胸满等肺系病证；②缺盆中痛、瘰疬、颈肿、咽喉肿痛等局部病证。

【操作】直刺或斜刺0.3～0.5寸；《类经图翼》：孕妇禁针。

13. 气户 Qìhù（ST 13）

【定位】在胸部，当锁骨中点下缘，前正中线旁开4寸（图3-3-6）。

【解剖】皮肤→皮下组织→胸大肌。浅层布有锁骨上中间神经。深层有腋动脉和其分支胸肩峰动脉。

【主治】①咳嗽、气喘、呃逆、胸胁支满等气机升降失常性病证；②胸痛。

【操作】沿肋间隙向外斜刺0.5～0.8寸；可灸。

14. 库房 Kùfáng（ST 14）

【定位】在胸部，当第1肋间隙，前正中线旁开4寸（图3-3-6）。

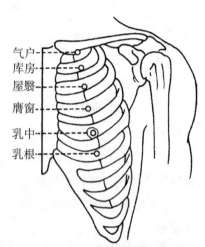

图3-3-6 足阳明胃经胸部腧穴

【解剖】皮肤→皮下组织→胸大肌→胸小肌。浅层布有锁骨上神经，肋间神经的皮支。深层有胸肩峰动、静脉的分支或属支，胸内、外侧神经的分支。

【主治】①咳嗽、气喘、咳唾脓血等肺系病证；②胸胁胀痛。

【操作】沿肋间隙向外斜刺0.5～0.8寸。

15. 屋翳 Wūyì（ST 15）

【定位】在胸部，当第2肋间隙，前正中线旁开4寸（图3-3-6）。

【解剖】皮肤→皮下组织→胸大肌→胸小肌。浅层布有第2肋间神经的外侧皮支。深层有胸肩峰动、静脉的分支或属支，胸内、外侧神经的分支。

【主治】①咳嗽、气喘、咳唾脓血等肺系疾患；②胸胁胀痛；③乳痈、乳癖等乳疾。

【操作】斜刺或平刺0.5～0.8寸。

16. 膺窗 Yīngchuāng（ST 16）

【定位】在胸部，当第3肋间隙，前正中线旁开4寸（图3-3-6）。

【解剖】皮肤→浅筋膜→胸大肌→肋间肌。浅层布有肋间神经的外侧皮支，胸腹壁静脉的属支。深层有胸内、外侧神经，胸肩峰动、静脉的分支或属支，第3肋间神经和第3肋间后动、静脉。

【主治】①咳嗽、气喘等肺系疾患；②胸胁胀痛；③乳痈初起。

【操作】斜刺或平刺 0.5 ～ 0.8 寸。

17. 乳中 Rǔzhōng（ST 17）

【定位】在胸部，当第 4 肋间隙，乳头中央，前正中线旁开寸 4（图 3-3-6）。

【解剖】乳头皮肤→皮下组织→胸大肌。浅层布有第 4 肋间神经的外侧皮支，皮下组织内男性主要由结缔组织构成，只有腺组织的迹象，而无腺组织的实质。深层有胸内、外侧神经的分支，胸外侧动、静脉的分支或属支。

【操作】本穴不针不灸，只作胸腹部腧穴的定位标志。

18. 乳根 Rǔgēn（ST 18）

【定位】在胸部，当乳头直下，乳房根部，当第 5 肋间隙，前正中线旁开 4 寸（图 3-3-6）。

【解剖】皮肤→皮下组织→胸大肌。浅层布有第 5 肋间神经的外侧皮支，胸腹壁静脉的属支。深层有胸内、外侧神经的分支，第 5 肋间神经，第 5 肋间后动、静脉，胸外侧动、静脉的分支或属支。

【主治】①乳痈、乳癖、乳汁少等乳部疾患；②咳嗽、气喘、呃逆等肺系疾患；③胸痛。

【操作】斜刺或平刺 0.5 ～ 0.8 寸。过饱者禁针，肝大者慎针或禁针，不宜做大幅度提插。

19. 不容 Bùróng（ST 19）

【定位】在上腹部，当脐中上 6 寸，前正中线旁开 2 寸（图 3-3-7）。

【解剖】皮肤→皮下组织→腹直肌鞘前壁→腹直肌。浅层布有第 6、7、8 胸神经前支的外侧皮支和前皮支及腹壁浅静脉。深层有腹壁上动、静脉的分支或属支，第 6、7 胸神经前支的肌支。

【主治】胃痛，腹胀，呕吐，纳呆。

【操作】直刺 0.5 ～ 1 寸。过饱者禁针，肝大者慎针或禁针，不宜做大幅度提插。

20. 承满 Chéngmǎn（ST 20）

【定位】在上腹部，当脐中上 5 寸，前正中线旁开 2 寸（图 3-3-7）。

【解剖】皮肤→皮下组织→腹直肌鞘前

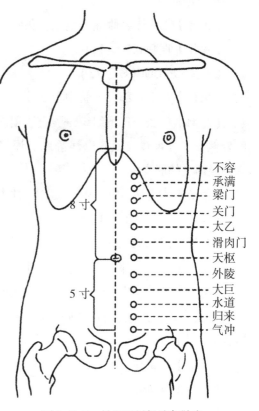

图 3-3-7 足阳明胃经腹部腧穴

壁→腹直肌。浅层布有第6、7、8胸神经前支的外侧皮支和前皮支及腹壁浅静脉。深层有腹壁上动、静脉的分支或属支，第6、7、8胸神经前支的肌支。

【主治】胃痛、吐血、纳少等胃疾。

【操作】直刺0.5～1寸。过饱者禁针，肝大者慎针或禁针，不宜做大幅度提插。

21. 梁门 Liángmén（ST 21）

【定位】在上腹部，当脐中上4寸，距前正中线2寸（图3-3-7）。

【解剖】皮肤→皮下组织→腹直肌鞘前壁→腹直肌。浅层布有第7、8、9胸神经前支的外侧皮支和前皮支及腹壁浅静脉。深层有腹壁上动、静脉的分支或属支，第7、8、9胸神经前支的肌支。

【主治】纳少、胃痛、呕吐等胃疾。

【操作】直刺0.5～1寸。过饱者禁针，肝大者慎针或禁针，不宜做大幅度提插。

22. 关门 Guānmén（ST 22）

【定位】在上腹部，当脐中上3寸，前正中线旁开2寸（图3-3-7）。

【解剖】皮肤→皮下组织→腹直肌鞘前壁→腹直肌。浅层布有第7、8、9胸神经前支的外侧皮支和前皮支及腹壁浅静脉。深层有腹壁上动、静脉的分支或属支，第7、8、9胸神经前支的肌支。

【主治】①腹胀，腹痛，纳呆，肠鸣，泄泻；②水肿，小便不利。

【操作】直刺0.5～1寸。

23. 太乙 Tàiyǐ（ST 23）

【定位】在上腹部，当脐中上2寸，前正中线旁开2寸（图3-3-7）。

【解剖】皮肤→皮下组织→腹直肌鞘前壁→腹直肌。浅层布有第8、9、10胸神经前支的外侧皮支和前皮支及腹壁浅静脉。深层有腹壁上动、静脉的分支或属支，第8、9、10胸神经前支的肌支。

【主治】①胃病；②心烦、癫狂等神志疾患。

【操作】直刺0.8～1.2寸。

24. 滑肉门 Huáròumén（ST 24）

【定位】在上腹部，当脐中上1寸，前正中线旁开2寸（图3-3-7）。

【解剖】皮肤→皮下组织→腹直肌鞘前壁→腹直肌。浅层布有第8、9、10胸神经前支的外侧皮支和前皮支及脐周静脉网。深层有腹壁上动、静脉的分支或属支，第8、9、10胸神经前支的肌支。

【主治】①胃痛，呕吐，腹痛，腹胀，泄泻，吐舌，重舌；②癫狂。

【操作】直刺0.8～1.2寸。

25. 天枢 Tiānshū（ST 25）大肠之募穴

【定位】在腹中部，平脐中，前正中线旁开2寸（图3-3-7）。

【解剖】皮肤→皮下组织→腹直肌鞘前壁→腹直肌。浅层布有第9、10、11胸神经前支的外侧皮支和前皮支及脐周静脉网。深层有腹壁上、下动静脉的吻合支，第9、10、11胸神经前支的肌支。

【主治】①腹痛、腹胀、便秘、肠鸣泄泻、痢疾、肠痈、疝气等胃肠病证；②月经不调、痛经等妇科疾患。

【操作】直刺1～1.5寸；《备急千金要方》载孕妇不可灸。

26. 外陵 Wàilíng（ST 26）

【定位】在下腹部，当脐中下1寸，前正中线旁开2寸（图3-3-7）。

【解剖】皮肤→皮下组织→腹直肌鞘前壁→腹直肌。浅层布有第10、11、12胸神经前支的外侧皮支和前皮支及腹壁浅静脉。深层有腹壁下动、静脉的分支或属支，第10、11、12胸神经前支的肌支。

【主治】①腹痛，疝气；②痛经。

【操作】直刺1～1.5寸。

27. 大巨 Dàjù（ST 27）

【定位】在下腹部，当脐中下2寸，前正中线旁开2寸（图3-3-7）。

【解剖】皮肤→皮下组织→腹直肌鞘前壁→腹直肌。浅层布有第10、11、12胸神经前支的外侧皮支和前皮支及腹壁浅动、静脉。深层有腹壁下动、静脉的分支或属支，第10、11、12胸神经前支的肌支。

【主治】①小腹胀满；②小便不利等水液输布排泄失常性疾患；③疝气；④遗精、早泄等男科疾患。

【操作】直刺1～1.5寸。

28. 水道 Shuǐdào（ST 28）

【定位】在下腹部，当脐中下3寸，前正中线旁开2寸（图3-3-7）。

【解剖】皮肤→皮下组织→腹直肌鞘前壁外侧缘→腹直肌外侧缘。浅层布有第11、12胸神经前支，第1腰神经前支的外侧皮支、前皮支，腹壁浅动、静脉。深层有11、12胸神经前支的肌支。

【主治】①小腹胀满；②小便不利等水液输布排泄失常性疾患；③疝气；④痛经、不孕等妇科疾患。

【操作】直刺1～1.5寸。

29. 归来 Guīlái（ST 29）

【定位】在下腹部，当脐中下4寸，前正中线旁开2寸（图3-3-7）。

【解剖】皮肤→皮下组织→腹直肌鞘前壁外侧缘→腹直肌外侧缘。浅层布有第11、12胸神经前支，第1腰神经前支的外侧皮支和前皮支，腹壁浅动、静脉的分支或属支。深层有腹壁下动、静脉的分支或属支和11、12胸神经前支的肌支。

【主治】①小腹痛，疝气；②月经不调、带下、阴挺等妇科疾患。

【操作】直刺1～1.5寸。

30. 气冲 Qìchōng（ST 30） 冲脉所起

【定位】在腹股沟区，耻骨联合上缘，前正中线2寸，动脉搏动处（图3-3-7）。

【解剖】皮肤→皮下组织→腹外斜肌腱膜→腹内斜肌→腹横肌。浅层布有第12胸神经前支，第1腰神经前支的外侧皮支和前皮支，腹壁浅动、静脉。深层下外侧，在腹股沟管内有精索（或子宫圆韧带）、髂腹股沟神经和生殖股神经生殖支。

【主治】①少腹痛，肠鸣腹痛；②腹股沟疼痛，疝气；③茎痛、月经不调、不孕、阳痿、阴肿等妇科病及男科病。

【操作】直刺0.5～1寸。

31. 髀关 Bìguān（ST 31）

【定位】在股前区，股直肌近端、缝匠肌与阔筋膜张肌3条肌肉之间凹陷中（图3-3-8）。

【解剖】皮肤→皮下组织→阔筋膜张肌与缝匠肌之间→股直肌→股外侧肌。浅层布有股外侧皮神经。深层有旋股外侧动、静脉的升支，股神经的肌支等。

【主治】①髀股痿痹、下肢不遂、腰腿疼痛、筋急不得屈伸、膝冷等腰及下肢病证；②腹痛。

【操作】直刺1～2寸。

32. 伏兔 Fútù（ST 32）

【定位】在股前区，当髂前上棘与髌底外侧端的连线上，髌底上6寸（图3-3-8）。

【解剖】皮肤→皮下组织→股直肌→股中间肌。浅层布有股外侧静脉、股神经前皮支及股外侧皮神经。深层有旋股外侧动、静脉的降支，股神经的肌支。

【主治】①下肢痿痹、腰痛、膝冷等腰及下肢病证；②疝气；③脚气。

【操作】直刺 1～2寸。

33. 阴市 Yīnshì（ST 33）

【定位】在股前区，髌底上3寸，股直肌肌腱外侧缘（图3-3-8）。

【解剖】皮肤→皮下组织→股直肌腱与股外侧肌之

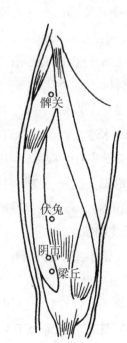

图3-3-8 髀关、伏兔、阴市、梁丘

间→股中间肌。浅层布有股神经前皮支及股外侧皮神经。深层有旋股外侧动、静脉的降支，股神经的肌支。

【主治】①下肢痿痹，膝关节痛，下肢屈伸不利，下肢不遂；②疝气；③腹胀，腹痛，腰痛。

【操作】直刺 1～1.5 寸。

34. 梁丘 Liángqiū（ST 34）郄穴

【定位】在股前区，髌底上 2 寸，股外侧肌与股直肌肌腱之间（图 3-3-8）。

【解剖】皮肤→皮下组织→股直肌腱与股外侧肌之间→股中间肌腱的外侧。浅层布有股神经前皮支及股外侧皮神经。深层有旋股外侧动、静脉的降支，股神经的肌支。

【主治】①急性胃病；②膝肿痛、下肢不遂等下肢病证；③乳痈、乳痛等乳疾。

【操作】直刺 1～1.2 寸。

35. 犊鼻 *Dúbí（ST 35）

【定位】在膝前区，髌韧带外侧凹陷中（图 3-3-9）。

【解剖】皮肤→皮下组织→髌韧带与髌外侧支持带之间→膝关节囊、翼状皱襞。浅层布有腓肠外侧皮神经、股神经前皮支、隐神经的髌下支和膝关节动、静脉网。深层是膝关节腔。

【主治】膝痛、屈伸不利、下肢麻痹等下肢、膝关节疾患；②脚气。

【操作】向后内斜刺 0.5～1 寸。

36. 足三里 *Zúsānlǐ（ST 36）合穴；胃下合穴

【定位】在小腿前外侧，当犊鼻下 3 寸，犊鼻与解溪的连线上（图 3-3-9）。

【解剖】皮肤→皮下组织→胫骨前肌→小腿骨间膜→胫骨后肌。浅层布有腓肠外侧皮神经等结构，深层有胫前动、静脉的分支或属支等。

【主治】①胃痛、呕吐、嗳膈、腹胀、腹泻、痢疾、便秘等胃肠病证；②下肢痿痹；③癫狂等神志病；④乳痈、肠痈等外科疾患；⑤水肿，脚气；⑥虚劳诸证，为强壮保健要穴。

【操作】直刺 1～2 寸。

37. 上巨虚 *Shàngjùxù（ST 37）大肠下合穴

【定位】在小腿前外侧，当犊鼻下 6 寸，犊鼻与解溪的连线上（图 3-3-9）。

【解剖】皮肤→皮下组织→胫骨前肌→小腿骨间

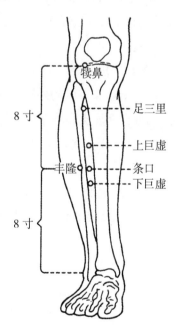

图 3-3-9　犊鼻、足三里、上巨虚、
条口、下巨虚、丰隆

膜→胫骨后肌。浅层布有腓肠外侧皮神经等结构。深层有胫前动、静脉和腓深神经。如深刺可能刺中胫后动、静脉和胫神经。

【主治】①肠鸣、腹痛、腹泻、便秘、肠痈、痢疾等胃肠病证；②下肢痿痹，脚气。

【操作】直刺1～2寸。

38. 条口 *Tiáokǒu（ST 38）

【定位】在小腿前外侧，当犊鼻下8寸，犊鼻与解溪的连线上（图3-3-9）。

【解剖】皮肤→皮下组织→胫骨前肌→小腿骨间膜→胫骨后肌。浅层布有腓肠外侧皮神经等结构。深层有胫前动、静脉和腓深神经。如深刺可能刺中腓动、静脉。

【主治】①下肢痿痹，转筋；②肩臂痛；③脘腹疼痛。

【操作】直刺1～1.5寸。

39. 下巨虚 *Xiàjùxū（ST 39）小肠下合穴

【定位】在小腿前外侧，当犊鼻下9寸，犊鼻与解溪的连线上（图3-3-9）。

【解剖】皮肤→皮下组织→胫骨前肌→小腿骨间膜→胫骨后肌。浅层布有腓肠外侧皮神经等结构。深层有胫前动、静脉和腓深神经。

【主治】①腹泻、痢疾、小腹痛、大便脓血等胃肠病证；②下肢痿痹；③乳痈；④腰脊痛引睾丸。

【操作】直刺1～1.5寸。

40. 丰隆 *Fēnglóng（ST 40）络穴

【定位】在小腿前外侧，当外踝尖上8寸，胫骨前肌的外缘（图3-3-9）。

【解剖】皮肤→皮下组织→趾长伸肌→小腿骨间膜→胫骨后肌。浅层布有腓肠外侧皮神经等结构。深层有胫前动、静脉的分支或属支和腓深神经的分支。

【主治】①头痛，眩晕；②癫狂；③咳嗽痰多等痰饮病证，水肿；④下肢痿痹；⑤腹胀，便秘。

【操作】直刺1～1.5寸。

41. 解溪 *Jiěxī（ST 41）经穴

【定位】在踝区，踝关节前面中央凹陷处，拇长伸肌腱与趾长伸肌腱之间（图3-3-10）。

【解剖】皮肤→皮下组织→趾长伸肌腱与拇长伸肌腱之间→距骨。浅层布有足背内侧皮神经及足背皮下静脉。深层有胫前动、静脉和腓深神经。

【主治】①下肢痿痹、踝关节病、足下垂等下肢、踝关

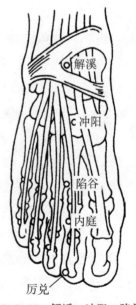

图 3-3-10 解溪、冲阳、陷骨、内庭、厉兑

节疾患；②头痛、眩晕、目赤、颜面浮肿头面五官病证；③癫狂；④腹胀，便秘。

【操作】直刺 0.5 ～ 1 寸。

42. 冲阳 *Chōngyáng（ST 42）原穴

【定位】在足背，第 2 跖骨基底部与中间楔状骨关节处，可触及足背动脉（图 3-3-10）。

【解剖】皮肤→皮下组织→趾长伸肌腱与拇长伸肌腱之间→拇短伸肌→中间楔骨。浅层布有足背内侧皮神经、足背静脉网。深层有足背动、静脉和腓深神经。

【主治】①口眼㖞斜、面肿、齿痛等头面五官病证；②癫、狂、痫等神志病；③胃痛腹胀等胃肠病证；④足痿无力、足背红肿等局部病证。

【操作】避开动脉，直刺 0.3 ～ 0.5 寸。

43. 陷谷 *Xiàngǔ（ST 43）输穴

【定位】在足背，当第 2、3 跖骨间，第 2 跖趾关节近端凹陷中（图 3-3-10）。

【解剖】皮肤→皮下组织→趾长伸肌腱→趾短伸肌腱的内侧→第 2 骨间背侧肌→拇收肌斜头。浅层布有足背内侧皮神经、足背静脉网。深层有第 2 跖背动、静脉等结构。

【主治】①肠鸣、腹痛、腹胀、腹水等肠胃病证；②面肿、目赤肿痛、上眼睑无力等头面五官病证；③足背肿痛、足痿无力等局部病证。

【操作】直刺 0.3 ～ 0.5 寸；可灸。

44. 内庭 *Nèitíng（ST 44）荥穴

【定位】在足背，当第 2、3 趾间，趾蹼缘后方赤白肉际处（图 3-3-10）。

【解剖】皮肤→皮下组织→第 2、3 趾的趾长、短伸肌腱之间→第 2、3 跖骨头之间。浅层布有足背内侧皮神经的趾背神经和足背静脉网。深层有跖背动、静脉。

【主治】①齿痛、咽喉肿痛、鼻衄等五官实热性病证；②热病；③吐酸、腹泻、痢疾、便秘等肠胃病证；④足背肿痛、跖趾关节痛等局部病证。

【操作】直刺或斜刺 0.5 ～ 0.8；可灸。

45. 厉兑 *Lìduì（ST 45）井穴

【定位】在足第 2 趾末节外侧，趾甲根角侧后方 0.1 寸（指寸）（图 3-3-10）。

【解剖】皮肤→皮下组织→甲根。穴下布有足背内侧皮神经的趾背神经和趾背动、静脉网。

【主治】①鼻衄、齿痛、咽喉肿痛、面肿、口㖞等五官病证；②热病；③多梦、癫狂等神志疾患；④胸腹胀满。

【操作】浅刺 0.1 寸；或点刺出血；可灸。

[小结]

1. 胃经重点腧穴主治特点：承泣治目疾；地仓治口㖞；颊车、下关治齿痛、口㖞；梁门治胃痛、呕吐；天枢治腹痛、便秘、泄泻；归来治痛经、月经不调；梁丘治胃痛、乳痛；足三里治各种胃肠疾患，有强壮保健作用；上巨虚肠痛；丰隆祛痰，治咳痰、眩晕、癫痫；内庭治头面五官病证，厉兑治梦魇不宁。

2. 胃经安全事项：承泣穴缓慢进针，禁止提插，出针后及时按压针孔以防出血。人迎穴不可深刺，防止刺伤颈总动脉。胸部气舍至乳根诸穴，不可直刺、深刺，以免伤及内脏。右侧梁门深部当肝下缘，肝肿大者，慎针或禁针，不宜作大幅度提插。面部诸穴，不宜用直接灸法。

考纲摘要

1. 经脉循行。

2. 主治概要。

3. 常用腧穴的定位和主治要点：承泣、四白、巨髎、地仓、颊车、下关、头维、缺盆、梁门、天枢、水道、归来、足三里、上巨虚、下巨虚、丰隆、解溪、内庭、厉兑。

复习思考

【同步训练】

1. 在腹部，距前正中线距离为 2 寸的经脉是（　　　）

    A. 足太阴脾经　　　　　B. 足阳明胃经　　　　　C. 足少阴肾经

    D. 足厥阴肝经　　　　　E. 任脉

2. 治疗痰饮病证的要穴是（　　　）

    A. 天枢　　　　　　　　B. 太渊　　　　　　　　C. 丰隆

    D. 内庭　　　　　　　　E. 鱼际

3. 下列腧穴中，常用于强壮保健的要穴是（　　　）

    A. 列缺　　　　　　　　B. 合谷　　　　　　　　C. 足三里

    D. 曲池　　　　　　　　E. 梁门

4. 在足背，当第 2、3 趾间，趾蹼缘后方赤白肉际处的穴位是（　　　）

    A. 陷谷　　　　　　　　B. 内庭　　　　　　　　C. 厉兑

    D. 解溪　　　　　　　　E. 孔最

5. 针刺应注意避开血管的是（　　　）

    A. 足三里　　　　　　　B. 人迎　　　　　　　　C. 梁门

    D. 天枢　　　　　　　　E. 条口

【思考题】

1. 面瘫与足阳明胃经有关吗？

2. 足阳明胃经的特定穴有哪些？各穴的治疗有何特点？

扫一扫，知答案

项目四　足太阴脾经

【学习目标】

1. 掌握足太阴脾经经脉循行的原文。

2. 掌握足太阴脾经主治概要和经脉病候。

3. 掌握足太阴脾经重点腧穴的定位、主治、操作和属于何种特定穴。

4. 熟悉足太阴脾经非重点腧穴的定位和归经。

5. 了解腧穴的解剖层次。

一、经脉循行

【原文】

脾足太阴之脉。起于大指之端，循指内侧白肉际[1]，过核骨[2]后，上内踝前廉[3]，上踹[4]内，循胫骨后，交出厥阴[5]之前，上膝股内前廉，入腹，属脾，络胃，上膈，挟咽[6]，连舌本[7]，散舌下。

其支者，复从胃，别上膈，注心中。

脾之大络，名曰大包，出渊腋[8]下三寸，布胸胁。（《灵枢·经脉》）（图3-4-1）

【注释】

[1]白肉际：又称赤白肉际，是手足两侧阴阳面的分界处。

[2]核骨：第1跖趾关节内侧的圆形突起。

[3]内踝前廉：内踝前面。

[4]踹：通"腨"（shuàn），指腓肠肌部，俗称小腿肚。

[5]厥阴：指足厥阴肝经。

[6]咽：指食道。

[7]舌本：舌根。

[8]渊腋：腋窝。

【译文】

足太阴脾经经脉，①起始于足大趾末端（隐白），沿大趾内侧赤白肉际（大都）经过核骨（第1跖骨基底粗隆部后）（太白、公孙），②上行于内踝前面（商丘），③再上行小腿内侧，沿着胫骨后面（三阴交、漏谷），交出足厥阴肝经之前（地机、阴陵泉），④再向上行，沿着膝股内侧的前缘（血海、箕门），⑤进入腹内（冲门、府舍、腹结、大横；会中极、关元），⑥属于脾，络于胃（腹哀；会下脘、日月、期门），⑦向上通过膈肌，挟行食道两旁（食窦、天溪、胸乡、周荣；络大包；会中府），⑧连系舌根，散布于舌下。

其支脉，⑨从胃部分出，上行通过横膈，流注于心中，接手少阴心经。

脾之大络，穴位大包，位于渊腋穴下3寸，分布于胸胁。

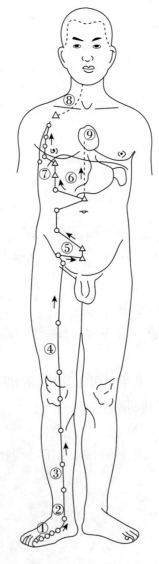

图 3-4-1　足太阴脾经经脉循行示意图

二、主治概要及主要病候

【主治概要】本经腧穴主治脾胃病、妇科病、前阴病，以及经脉循行部位的其他病证。

【主要病候】胃脘痛，食则呕，嗳气，腹胀便溏，黄疸，身重无力，舌根强痛，下肢内侧肿胀，厥冷等。

三、腧穴

本经一侧21穴，11穴分布于下肢内侧面，10穴分布于侧胸腹部。首穴隐白，末穴大包（图3-4-2）。

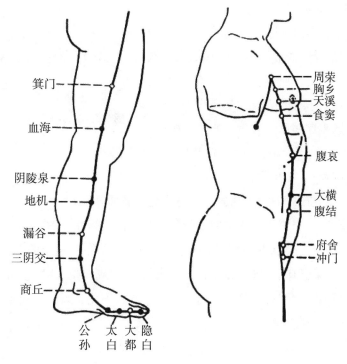

图 3-4-2　足太阴脾经腧穴总图

1. 隐白 *Yǐnbái（SP 1）井穴

【定位】在足大趾末节内侧，趾甲角侧后方0.1寸（图3-4-3）。

【解剖】皮肤→皮下组织→甲根。穴下布有足背内侧皮神经的分支，趾背神经和趾背动、静脉。

【主治】①月经过多、崩漏等妇科病；②便血、尿血等慢性出血证；③癫狂，多梦；④惊风，昏厥；⑤腹满，腹胀，胸痛，呕吐，泄泻。

【操作】正坐垂足或仰卧位取穴。浅刺0.1寸，或点刺出血。

2. 大都 *Dàdū（SP 2） 荥穴

【定位】在足趾，第1跖趾关节远端赤白肉际凹陷中（图3-4-3）。

【解剖】皮肤→皮下组织→第1趾骨基底部。穴下布有足底内侧神经的趾足底固有神经，浅静脉网，足底内侧动、静脉的分支或属支。

【主治】①腹胀、胃痛、消化不良、呕吐、腹泻、便秘等脾胃病证；②热病，无汗；③体重肢肿，心痛，心烦，不得卧。

【操作】直刺0.3～0.5寸。

3. 太白 *Tàibái（SP 3）输穴，原穴

【定位】在跖区，第1跖趾关节近端赤白肉际凹陷中（图3-4-3）。

【解剖】皮肤→皮下组织→踇展肌→踇短屈肌。浅层布有隐神经、浅静脉网等；深层有足底内侧动、静脉的分支或属支，足底内侧神经的分支。

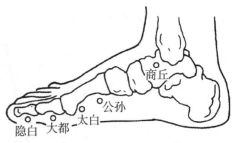

图3-4-3　隐白、大都、太白、公孙、商丘

【主治】①肠鸣、腹胀、腹泻、腹痛、呕吐、胃痛、痢疾、便秘等脾胃病证；②体重节痛，痔疾，脚气。

【操作】直刺0.5～0.8寸。

4. 公孙 *Gōngsūn（SP 4）络穴，八脉交会穴通冲脉

【定位】在跖区，当第1跖骨基底部的前下缘赤白肉际处（图3-4-3）。

【解剖】皮肤→皮下组织→踇展肌→踇短屈肌。浅层布有神经的隐神经足内缘支，足背静脉弓的属支。深层有足底动脉内侧支、静脉的分支或属支，足底内侧神经的分支。

【主治】①胃痛、呕吐、腹痛、腹泻、痢疾、饮食不化、肠鸣、腹胀等脾胃肠腑病证；②心烦失眠、狂证等神志病证。

【操作】直刺0.5～1.0寸。

5. 商丘 *Shāngqiū（SP 5）经穴

【定位】在踝区，内踝前下方，舟骨粗隆与内踝尖连线中点凹陷处（图3-4-3）。

【解剖】皮肤→皮下组织→内侧（三角）韧带→胫骨内踝。浅层布有隐神经、大隐静脉；深层有内踝前动、静脉的分支或属支。

【主治】①腹胀、腹泻、肠鸣、食不化、便秘等脾胃病证；②黄疸；③足踝痛。

【操作】直刺0.5～0.8寸。

6. 三阴交 *Sānyīnjiāo（SP 6）足太阴、少阴、厥阴经交会穴

【定位】在小腿内侧，内踝尖上3寸，胫骨内侧缘后际（图3-4-4）。

【解剖】皮肤→皮下组织→趾长屈肌→胫骨后肌→踇长屈肌。浅层布有隐神经的小腿

内侧皮支、大隐静脉的属支；深层有胫神经和胫后动、静脉。

【主治】①肠鸣腹胀、腹泻、食不化等脾胃虚弱诸证；②月经不调、赤白带下、阴挺、崩漏、经闭、痛经、难产、产后血晕、恶露不尽、不孕、滞产等妇产科病证；③遗精、阳痿、遗尿、早泄、阴茎痛、小便不利等生殖泌尿系统疾患；④心悸、失眠、高血压、疝气、水肿、脚气；⑤下肢痿痹、足痿痹痛；⑥阴虚诸证；⑦湿疹，荨麻疹，神经性皮炎。

【操作】直刺 1～1.5 寸。孕妇禁针。

7. 漏谷 *Lòugǔ（SP 7）

【定位】在小腿内侧，内踝尖上 6 寸，胫骨内侧缘后际（图 3-4-4）。

【解剖】皮肤→皮下组织→小腿三头肌→趾长屈肌→胫骨后肌。浅层布有隐神经的小腿内侧皮支和大隐静脉。深层有胫神经和胫后动、静脉。

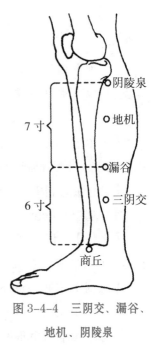

图 3-4-4　三阴交、漏谷、
地机、阴陵泉

【主治】①腹胀，肠鸣；②小便不利，遗精；③下肢痿痹，腰膝厥冷，足踝肿痛。

【操作】直刺 1～1.5 寸。

8. 地机 *Dìjī（SP 8）郄穴

【定位】在小腿内侧，阴陵泉下 3 寸，胫骨内侧缘后际（图 3-4-4）。

【解剖】皮肤→皮下组织→腓肠肌→比目鱼肌。浅层布有隐神经的小腿内侧皮支和大隐静脉。深层次有胫神经和胫后动、静脉。

【主治】①痛经、崩漏、月经不调等妇科病；②腹痛、腹泻、纳呆、痢疾、食欲不振等脾胃病证；③小便不利、水肿等脾不运化水湿病证；④遗精，腰痛不可俯仰。

【操作】直刺 1～1.5 寸。

9. 阴陵泉 *Yīnlíngquán（SP 9）合穴

【定位】在小腿内侧，当胫骨内侧髁下缘与胫骨内侧缘之间的凹陷中（图 3-4-4）。

【解剖】皮肤→皮下组织→半腱肌→腓肠肌内侧头。浅层布有隐神经的小腿内侧皮支、大隐静脉和膝降动脉分支。深层有膝下内侧动、静脉。

【主治】①腹胀、腹泻、水肿、黄疸、小便不利等脾不运化水湿病证；②膝痛，膝肿；③阴茎痛，妇人阴痛，遗精。

【操作】直刺 1～2 寸。

10. 血海 *Xuèhǎi（SP 10）

【定位】屈膝，在髌前区，髌底内侧端上 2 寸，当股内侧肌的隆起处（图 3-4-5）。

简便取法：屈膝成 90°，医者立于患者对面，以左手掌心按于患者右膝髌骨上缘，

2～5指向上伸直，拇指约呈45°斜置，拇指尖下是穴。对侧取法仿此。

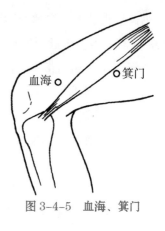

【解剖】皮肤→皮下组织→股内侧肌。浅层布有股神经前皮支、大隐静脉的属支。深层有股动、静脉的肌支和股神经的肌支。

【主治】①月经不调、痛经、经闭、崩漏等月经病；②瘾疹、湿疹、丹毒等血热性皮肤病；③股内侧疼。

【操作】直刺1～1.5寸。

图3-4-5　血海、箕门

11. 箕门 *Jīmén（SP 11）

【定位】在股前区，髌底内侧端与冲门连线上1/3与下2/3交点，长收肌和缝匠肌交角的动脉搏动处（图3-4-5）。

【解剖】皮肤→皮下组织→股内侧肌。浅层布有股神经前皮支、大隐静脉的属支。深层有股动、静脉，隐神经和股神经支。

【主治】①小便不利，遗尿，五淋；②腹股沟肿痛。

【操作】避开动脉，直刺0.5～1寸。

12. 冲门 *Chōngmén（SP 12）足太阴、足厥阴经交会穴

【定位】在腹股沟区，距耻骨联合上缘中点3.5寸，腹股沟斜纹中，髂外动脉搏动处（图3-4-6）。

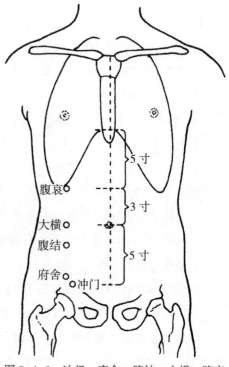

【解剖】皮肤→皮下组织→腹外斜肌腱膜→腹内斜肌→腹横肌→髂腰肌。浅层有旋髂浅动、静脉的分支或属支，第11、12胸神经前支和第1腰神经前支的外侧皮支。深层有股神经，第11、12胸神经前支和第1腰神经前支的肌支，旋髂深动、静脉。

图3-4-6　冲门、府舍、腹结、大横、腹哀

【主治】①腹痛，疝气，痔疾，奔豚气，小便不利；②崩漏、带下、胎气上冲等妇科病证。

【操作】直刺0.5～1寸。

13. 府舍 *Fǔshè（SP 13）足太阴、足厥阴、阴维脉交会穴

【定位】在下腹部，当脐下4.3寸，前正中线旁开4寸（图3-4-6）。

【解剖】皮肤→腹横肌。浅层布有旋髂浅动、静脉的分支或皮支，第11、12胸神经前支和第1腰神经前支的外侧皮支。深层有第11、12胸神经前支和和第1腰神经前支的肌支及伴行的动、静脉。

【主治】腹痛、积聚、疝气等下腹部病证。

【操作】直刺0.5～1寸。

14. 腹结 *Fùjié（SP 14）

【定位】在下腹部，脐中下1.3寸，前正中线旁开4寸（图3-4-6）。

【解剖】皮肤→皮下组织→腹外斜肌→腹内斜肌→腹横肌。浅层布有10、11、12胸神经前支的外侧皮支，胸腹壁静脉的属支。深层有第10、11、12胸神经前支的肌支及伴行的动、静脉。

【主治】①绕脐腹痛，腹泻，食积，大便秘结；②疝气。

【操作】直刺1～1.5寸。

15. 大横 *Dàhéng（SP 15）

【定位】在腹部，脐中旁开4寸（图3-4-6）。

【解剖】皮肤→皮下组织→腹外斜肌→腹内斜肌→腹横肌。浅层布有第9、10、11胸神经前支的外侧皮支和胸腹壁静脉属支。深层有第9、10、11胸神经前支的肌支及伴行的动、静脉。

【主治】腹痛、便秘、泄泻、痢疾等脾胃病证。

【操作】直刺1～1.5寸。

16. 腹哀 *Fùāi（SP 16）

【定位】在上腹部，脐中上3寸，前正中线旁开4寸（图3-4-6）。

【解剖】皮肤→皮下组织→腹外斜肌→腹内斜肌→腹横肌。浅层布有第7、8、9胸神经前支的外侧皮支和胸腹壁静脉的属支。深层有7、8、9胸神经前支的肌支及伴行的动、静脉。

【主治】消化不良、腹痛肠鸣、完谷不化、便秘、痢疾等脾胃肠腑病证。

【操作】直刺0.5～1寸。

17. 食窦 *Shídòu（SP 17）

【定位】在胸部，第5肋间隙，前正中线旁开6寸（图3-4-7）。

【解剖】皮肤→皮下组织→前锯肌→肋间外

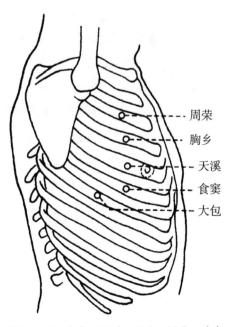

图3-4-7 食窦、天溪、胸乡、周荣、大包

周荣
胸乡
天溪
食窦
大包

肌。浅层布有第 5 肋间神经外侧皮支和胸腹壁静脉。深层有胸长神经的分支、第 5 肋间神经和第 5 肋间后动、静脉。

【主治】①胸胁胀痛，胸胁支满；②噫气、反胃、腹胀肠鸣等胃气失降性病证；③水肿；④乳少。

【操作】斜刺或向外平刺 0.5 ～ 0.8 寸。本经食窦至大包诸穴，深部为肺脏，不可深刺。

18. 天溪 *Tiānxī（SP 18）

【定位】在胸部，第 4 肋间隙，前正中线旁开 6 寸（图 3-4-7）。

【解剖】皮肤→皮下组织→胸大肌→胸小肌。浅层布有 4 肋间神经外侧皮支和胸腹壁静脉的属支。深层有胸内、外侧神经的分支，胸肩峰动、静脉的胸肌支和胸外侧动、静脉的分支或属支。

【主治】①胸胁疼痛，咳嗽；②乳痈，乳汁少。

【操作】斜刺或向外平刺 0.5 ～ 0.8 寸。

19. 胸乡 *Xiōngxiāng （SP 19）

【定位】在胸外侧部，第 3 肋间隙，前正中线旁开 6 寸（图 3-4-7）。

【解剖】皮肤→皮下组织→胸大肌→胸小肌。浅层布有第 3 肋间神经外侧皮支和胸腹壁静脉的属支。深层有胸内、外侧神经的分支，胸肩峰动、静脉的胸肌支和胸外侧动、静脉的分支或属支。

【主治】胸胁胀满，胸引背痛不得卧。

【操作】斜刺或向外平刺 0.5 ～ 0.8 寸。

20. 周荣 *Zhōuróng（SP 20）

【定位】在胸部，第 2 肋间隙，前正中线旁开 6 寸（图 3-4-7）。

【解剖】皮肤→皮下组织→胸大肌→胸小肌。浅层布有第 2 肋间神经的外侧皮支和浅静脉。深层有胸内、外侧神经和胸肩峰动、静脉的胸肌支。

【主治】①咳嗽、气逆、气喘；②胸胁胀满、胁痛。

【操作】斜刺或向外平刺 0.5 ～ 0.8 寸。

21. 大包 *Dàbāo（SP 21）

【定位】侧胸部，腋中线上，当第 6 肋间隙处（图 3-4-7）。

【解剖】皮肤→皮下组织→前锯肌。浅层有第 6 肋间神经外侧皮支、胸腹壁静脉的属支。深层有胸长神经的分支和胸背动、静脉的分支或属支。

【主治】①气喘，咳嗽；②胸胁痛，胸胁胀满；③全身疼痛；④岔气；⑤四肢无力。

【操作】斜刺或向外平刺 0.5 ～ 0.8 寸。

[小结]

1.脾经重点腧穴主治特点：隐白治崩漏、便血；太白治腹胀、泄泻、胃痛；公孙治心烦失眠、胃痛、呕吐，逆气里急；三阴交益气养血活血，治多种妇科疾患、失眠、水肿；地机治痛经；阴陵泉健脾益气、除湿，治水肿、腹胀；血海治月经不调、痛经等月经病及瘾疹、湿疹等血热性皮肤病；大横治便秘、腹泻；大包治全身疼痛。

2.脾经安全事项：本经胸部诸穴不宜深刺，以免伤及内脏。

考纲摘要

1.经脉循行。

2.主治概要。

3.常用腧穴的定位和主治要点：隐白、太白、公孙、三阴交、地机、阴陵泉、血海、大横、大包。

复习思考

【同步训练】

1.以下腧穴中，治疗月经过多、崩漏的首选穴位是（　　　）

    A.三阴交　　　　　　　B.地机　　　　　　　　C.隐白

    D.足三里　　　　　　　E.阴陵泉

2.以下不属于三阴交主治病证的是（　　　）

    A.脾胃虚弱　　　　　　B.妇产科病证　　　　　C.阳虚证

    D.生殖泌尿系统病证　　E.失眠

3.以下腧穴中，善治水湿病证的是（　　　）

    A.三阴交　　　　　　　B.天枢　　　　　　　　C.尺泽

    D.阴陵泉　　　　　　　E.列缺

4.在足内侧缘，当足大趾本节后下方赤白肉际凹陷处的穴位是（　　　）

    A.公孙　　　　　　　　B.太白　　　　　　　　C.隐白

    D.血海　　　　　　　　E.少商

5.常用公孙穴治疗的病证是（　　　）

    A.瘾疹　　　　　　　　B.四肢疼痛　　　　　　C.乳痈

    D.逆气里急　　　　　　E.脾胃虚弱

扫一扫，知答案

项目五 手少阴心经

【学习目标】

1.掌握手少阴心经经脉循行的原文。

2.掌握手少阴心经主治概要和经脉病候。

3.掌握手少阴心经重点腧穴的定位、主治、操作和属于何种特定穴。

4.熟悉手少阴心经非重点腧穴的定位和归经。

5.了解腧穴的解剖层次。

一、经脉循行

【原文】

心手少阴之脉，起于心中，出属心系[1]，下膈，络小肠。

其支者，从心系，上挟咽[2]，系目系[3]。

其直者，复从心系，却上肺，下出腋下，下循臑内后廉，行太阴、心主[4]之后，下肘内，循臂内后廉，抵掌后锐骨[5]之端，入掌内后廉，循小指之内，出其端。（《灵枢·经脉》）（图3-5-1）

【注释】

[1]心系：指与心相连的组织。主要指与心连接的大血管等。

[2]咽：指食管。

[3]目系：指眼后与脑相连的组织。

[4]太阴、心主：指手太阴肺经和手厥阴心包经。

[5]掌后锐骨：指豌豆骨。

【语译】

手少阴心经经脉，①起始于心中，属于与心脏相连的组织，②向下过横膈，联络于小肠。

其上行支脉，③从心脏相连的组织向上，夹食管两旁，连结于眼后与脑相连的组织。

其外行主干，④从心脏相连的组织上行至肺，向下出于腋下（极泉），⑤向下沿上臂内侧后缘，循行于手太阴肺经、手厥阴心包经之后（青灵），⑥下行肘内（少海），沿前臂内侧后缘（灵道、通里、阴郄、神门），⑦到掌后豌豆骨部进入掌内后边（少府），沿小指的桡侧出于末端（少冲），与手太阳小肠经相接。

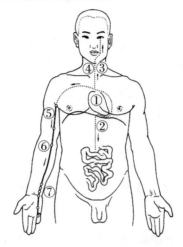

图 3-5-1　手少阴心经循行示意图

二、主治概要及主要病候

【主治概要】本经腧穴主治心、胸、神志病，以及经脉循行部位的其他病证。

【主要病候】心痛，咽干，口渴，目黄，胁痛，上臂内侧痛，手心发热等。

三、腧穴

本经一侧 9 穴，腋部 1 穴，上臂部 1 穴，前臂部 5 穴，指掌部 2 穴，首穴极泉，末穴少冲（图 3-5-2）。

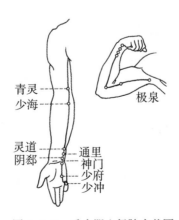

图 3-5-2　手少阴心经腧穴总图

1. 极泉 *Jíquán（HT 1）

【定位】在腋区，在腋窝正中，腋动脉搏动处（图3-5-3）。

【解剖】皮肤→皮下组织→臂丛、腋动脉、腋静脉→背阔肌腱→大圆肌。浅层有肋间臂神经分布。深层有桡神经，尺神经，正中神经，前臂内侧皮神经，臂内侧皮神经，腋动、静脉等结构。

【主治】①心系疾患：心痛，心悸；②局部疾患：腋臭，胁肋疼痛；③心经循行部位疾患：肘臂疼痛，上肢不遂，瘰疬。

【操作】上臂外展，避开腋动脉，直刺或斜刺0.5～0.8寸。

2. 青灵 Qīnglíng（HT 2）

【定位】在臂前区，肘横纹上3寸，肱二头肌的内侧沟中。

注：屈肘举臂，在极泉与少海连线的上2/3与下1/3交点处（图3-5-3）。

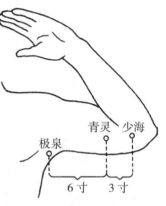

图3-5-3 极泉、青灵、少海

【解剖】皮肤→皮下组织→臂内侧肌间隔与肱肌。浅层布有臂内侧皮神经、前臂内侧皮神经、贵要静脉。深层有肱动、静脉，正中神经，尺神经，尺侧上副动、静脉和肱三头肌。

【主治】①心经循行部位疾患：头痛，胁痛，肩臂疼痛；②目疾：目视不明。

【操作】直刺0.5～1.0寸。

3. 少海 *Shàohǎi（HT 3）合穴

【定位】在肘前区，横平肘横纹，肱骨内上髁前缘。注：屈肘，在肘横纹内侧端与肱骨内上髁连线的中点处（图3-5-3）。

【解剖】皮肤→皮下组织→旋前圆肌→肱肌。浅层布有前臂内侧皮神经、贵要静脉。深层与正中神经，尺侧返动、静脉和尺侧下副动、静脉的吻合支。

【主治】①心经循行部位疾患：腋胁痛，肘臂挛痛麻木；②心系疾患：心痛；③神志病：癫狂，痫证。

【操作】直刺0.5～1.0寸。

4. 灵道 Língdào（HT 4）经穴

【定位】在前臂前区，腕掌侧远端横纹上1.5寸，尺侧腕屈肌腱的桡侧缘。

注：①神门上1.5寸，横平尺骨头上缘（根部）；②豌豆骨上缘桡侧上1.5寸取穴（图3-5-4）。

【解剖】皮肤→皮下组织→尺侧腕屈肌与指浅屈肌之间→指深屈肌→旋前方肌。浅层布有前臂内侧皮神经、贵要静脉属支。深层有尺动、静脉和尺神经等。

【主治】①局部疾患：肘臂挛痛，手指麻木；②心系疾患：心痛，心悸；③暴喑。

【操作】直刺 0.3～0.5 寸。

5. 通里 *Tōnglǐ（HT 5）络穴

【定位】在前臂前区，腕掌侧远端横纹上 1 寸，尺侧腕屈肌腱的桡侧缘（图 3-5-4）。

【解剖】皮肤→皮下组织→尺侧腕屈肌与指浅屈肌之间→指深屈肌→旋前方肌。浅层有前臂内侧皮神经、贵要静脉属支。深层分布有尺动、静脉和尺神经。

【主治】①局部疾患：腕臂疼痛；②心系疾患：心悸，怔忡；③暴喑，舌强不语。

【操作】直刺 0.3～0.5 寸。

6. 阴郄 *Yīnxì（HT 6）郄穴

【定位】在前臂前区，腕掌侧远端横纹上 0.5 寸，尺侧腕屈肌腱的桡侧缘（图 3-5-4）。

【解剖】皮肤→皮下组织→尺侧腕屈肌腱桡侧缘→尺神经。浅层有前臂内侧皮神经、贵要静脉属支等分布。深层有尺动、静脉。

【主治】①心系疾患：心痛，惊悸；②吐血，衄血，骨蒸盗汗；③暴喑。

【操作】直刺 0.3～0.5 寸。

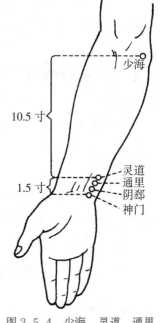

图 3-5-4 少海、灵道、通里、
阴郄、神门

7. 神门 *Shénmén（HT 7）输穴、原穴

【定位】在腕前区，腕掌侧横纹尺侧端，尺侧腕屈肌腱的桡侧凹陷处（图 3-5-4）。

【解剖】皮肤→皮下组织→尺侧腕屈肌腱桡侧缘。浅层有前臂内侧皮神经、贵要静脉属支和尺神经掌支。深层有尺动、静脉和尺神经。

【主治】①神志病：失眠，健忘，痴呆，癫狂；②心系疾患：心痛，心烦，惊悸，怔忡；③心经循行部位疾患：胸胁痛。

【操作】直刺 0.3～0.5 寸。

8. 少府 Shàofǔ（HT 8）荥穴

【定位】在手掌，横平第 5 掌指关节近端，第 4、5 掌骨之间（图 3-5-5）。

【解剖】皮肤→皮下组织→掌腱膜→无名指的浅、深屈肌腱与小指的浅、深屈肌腱之间→第 4 蚓状肌→第 4 骨间背侧肌。浅层有尺神经掌支分布。深层布有掌侧总动、静脉，指掌侧固有神经（尺神经分支）。

【主治】①局部疾患：小指挛痛，掌中热；②心系疾患：心悸，胸痛，烦闷；③小便不利，遗尿，阴痛。

【操作】直刺 0.3 ～ 0.5 寸。

9. 少冲 *Shàochōng（HT 9）井穴

【定位】在手指，小指末节桡侧，指甲根角侧上方 0.1 寸
（图 3-5-5）。

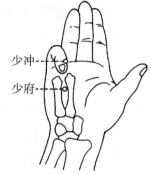

【解剖】皮肤→皮下组织→指甲根。穴下布有尺神经的指掌
侧固有神经指背支和指掌侧固有动、静脉指背支形成的动、静
脉网。

【主治】①心系疾患：心悸，心痛；②热病、神志病：癫狂，
热病，昏迷。

图 3-5-5 少府、少冲

【操作】浅刺 0.1 寸或点刺出血。

[小结]

1. 心经重点腧穴主治特点：极泉治肘臂疼痛；少海治肘臂挛痛；通里治心悸、暴喑；
阴郄治心痛、吐血；神门治失眠、惊悸；少冲治惊风、昏迷。

2. 心经针灸安全事项：针极泉须避开腋动脉；针青灵、少海须避开肱动脉；灵道、通里、
阴郄、神门，其下有尺动脉通过，不宜深刺。少海、神门不宜直接灸，以免影响关节活动。

✎ 考纲摘要

1. 经脉循行。

2. 主治概要。

3. 常用腧穴的定位和主治要点：少海、通里、阴郄、神门、少冲。

复习思考

【同步训练】

1. 位于小指末节桡侧，指甲角旁 0.1 寸处的穴位是（　　　）

　　A. 少海　　　　　　　　B. 小海　　　　　　　　C. 少泽

　　D. 少冲　　　　　　　　E. 中冲

2. 起于本脏的经脉是（　　　）

　　A. 手少阳三焦经　　　　B. 足厥阴肝经　　　　　C. 手少阴心经

　　D. 足少阴肾经　　　　　E. 足太阳膀胱经

3.少海位于（　　　）

    A.屈肘，肘横纹上，肱二头肌腱尺侧的凹陷中

    B.屈肘，肘横纹外侧端与肱骨外上髁连线的中点

    C.屈肘，肘横纹上，肱二头肌腱桡侧的凹陷中

    D.屈肘，肘横纹内侧端与肱骨内上髁连线的中点

    E.屈肘，肘横纹内侧端与尺骨鹰嘴连线的中点

4.腕横纹尺侧，尺侧腕屈肌腱的桡侧凹陷中的穴位是（　　　）

    A.大陵   B.神门   C.太渊

    D.解溪   E.劳宫

5.手少阴心经的荥穴是（　　　）

    A.少冲   B.中冲   C.关冲

    D.少府   E.少泽

【思考题】

1.手少阴心经联系哪些器官？

2.手少阴心经的特定穴有哪些？

扫一扫，知答案

项目六　手太阳小肠经

【学习目标】

    1.掌握手太阳小肠经经脉循行的原文。

    2.掌握手太阳小肠经主治概要和经脉病候。

    3.掌握手太阳小肠经重点腧穴的定位、主治、操作和属于何种特定穴。

    4.熟悉手太阳小肠经非重点腧穴的定位和归经。

    5.了解腧穴的解剖层次。

一、经脉循行

【原文】

    小肠手太阳之脉，起于小指之端，循手外侧上腕，出踝[1]中，直上循臂骨[2]下廉，出肘内侧两骨[3]之间，上循臑外后廉[4]，出肩解[5]，绕肩胛[6]，交肩上[7]，入缺盆，络心，循咽[8]，下膈，抵胃，属小肠。

    其支者：从缺盆循颈上颊，至目锐眦[9]，却入耳中[10]。

其支者：别颊上䪼[11]，抵鼻，至目内眦（斜络于颧[12]）。（《灵枢·经脉》）（图3-6-1）

【注释】

[1] 踝：即锐骨，此处指尺骨茎突。

[2] 臂骨：此指尺骨。

[3] 两骨：此处指肘内侧两尖骨，即尺骨鹰嘴与肱骨内上髁。

[4] 臑外后廉：臑，臂腹也。臑外后廉即指上臂外侧后缘。

[5] 肩解：即肩后骨缝，此处指肩关节部。

[6] 肩胛：肩胛骨。

[7] 肩上：指肩胛冈上方及其内侧。

[8] 咽：指食管。

[9] 目锐眦：指外眼角。

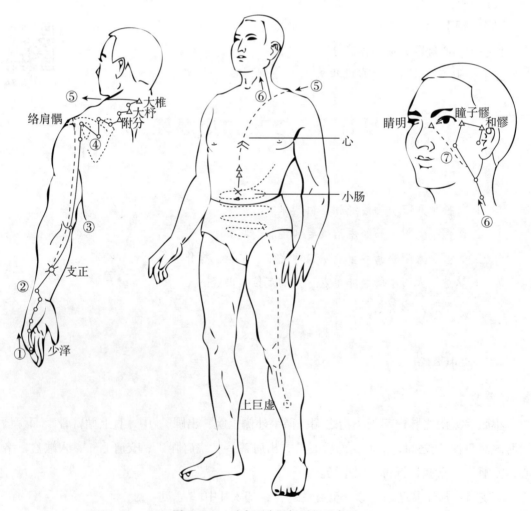

图 3-6-1　手太阳小肠经循行示意图

［10］却入耳中：由外眼角折行入耳中。

［11］顒（zhuō）：眼眶的下方，包括颧骨内连及上牙床部位。

［12］斜络于颧：《黄帝内经太素》《十四经发挥》无此4字。疑此原属注文，故加括号。

【译文】

手太阳小肠经：①自手小指尺侧端（少泽）起始，②沿手掌尺侧（前谷、后溪），上至腕部（腕骨、阳谷），出尺骨小头部（养老），③直上沿前臂尺侧后缘（支正）直上，经尺骨鹰嘴和肱骨内上髁之间（小海），④向上沿上臂外侧后缘，出于肩关节部位（肩贞、臑俞），绕行肩胛（天宗、秉风、曲垣），向上内侧行交会于肩上（肩外俞、肩中俞；会附分、大杼、大椎），⑤向前进入缺盆（锁骨上窝），深入体腔，联络心脏，沿着食道下行，贯穿膈肌，到达胃部（会上脘、中脘），最后归于小肠。

颈部分支，⑥从锁骨上窝（缺盆）沿颈旁（天窗、天容），上达面颊（颧髎），到外眼角（会瞳子髎、和髎），折回来进入耳中（听宫）。

面颊部支脉，⑦从面颊部分出，到达鼻根部的内眼角（会睛明）。脉气由此与足太阳膀胱经相接。

二、主治概要及主要病候

【主治概要】 小肠经腧穴主治头面五官病、热病、神志病及经脉循行部位的其他病证。

【主要病候】 头痛、目翳、口干、耳鸣、咽喉肿痛等头面五官科病证，热病，癫狂痫、精神分裂症，肩臂外侧后缘疼痛等。

三、腧穴

本经一侧19穴，8穴分布于上肢背面尺侧，11穴在肩、颈、面部。首穴少泽，末穴听宫（图3-6-2）。

1. 少泽 *Shàozé（SI 1）井穴

【定位】 在手指，小指末节尺侧，指甲根角旁0.1寸（图3-6-3）。

【解剖】 皮肤→皮下组织→指甲根。穴下有指掌侧固有动、静脉，指背动脉形成的动、静脉网；布有尺神经手背支。

【主治】 ①乳痈、乳少等乳房病证；②昏迷、热病等急症、热证；③头痛、眩晕、咽喉肿痛等头面五官病证。

【操作】 浅刺0.1寸或点刺出血。孕妇慎用。

2. 前谷 Qiángǔ（SI 2）荥穴

【定位】 在手指，第5掌指关节前尺侧远端赤白肉际凹陷中（图3-6-3）。

【解剖】皮肤→皮下组织→小指近节指骨基底部。穴下有指背动、静脉；布有尺神经手背支。

【主治】①热病；②乳痈，乳汁少；③头痛、目痛、耳鸣、咽喉肿痛等头面五官病证。

【操作】直刺 0.2～0.3 寸。

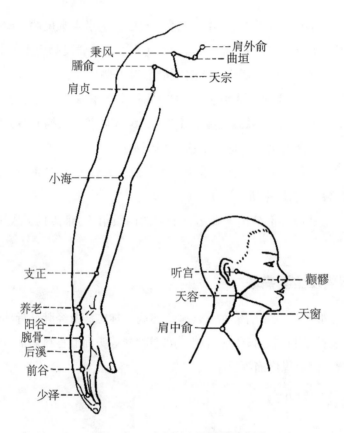

图 3-6-2　手太阳小肠经腧穴总图

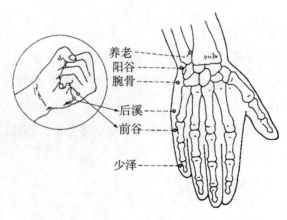

图 3-6-3　少泽→养老

3. 后溪 *Hòuxī（SI 3）输穴，八脉交会穴，通督脉

【定位】在手内侧，第5掌指骨关节尺侧近端赤白肉际凹陷中（图3-6-3）。

【解剖】皮肤→皮下组织→小指展肌→小指短屈肌。在小指尺侧，第5掌骨小头后方，当小指展肌起点外缘；有指背动、静脉，手背静脉网；布有尺神经手背支。

【主治】①头项强痛、腰背痛、手指及肘臂挛痛等痛证；②耳聋、耳鸣、目赤等头面五官病证；③癫狂痫。

【操作】直刺0.5～1寸。治手指挛痛可透刺合谷穴。

4. 腕骨 *Wàngǔ（SI 4）原穴

【定位】在腕区，第5掌骨底与三角骨之间的赤白肉际凹陷处（图3-6-3）。

【解剖】皮肤→皮下组织→小指展肌→豆掌韧带。在手背尺侧，小指展肌起点外缘；有腕背侧动脉（尺动脉分支），手背静脉网；布有尺神经手背支。

【主治】①指挛腕痛，头项强痛；②目翳；③黄疸；④热病，疟疾。

【操作】直刺0.3～0.5寸。

5. 阳谷 Yánggǔ（SI 5）经穴

【定位】在腕后区，当尺骨茎突与三角骨之间的凹陷中（图3-6-3）。

【解剖】皮肤→皮下组织→尺侧腕伸肌腱的前方。当尺侧腕伸肌腱的尺侧缘，穴下有腕背侧动脉，布有尺神经手背支。

【主治】①颈颔肿、臂外侧痛、腕痛等痛证；②头痛、目眩、耳鸣、耳聋等头面五官病证；③热病；④癫狂痫。

【操作】直刺0.3～0.5寸。

6. 养老 *Yǎnglǎo（SI 6）郄穴

【定位】在前臂后区，腕背横纹上1寸，尺骨头桡侧凹陷中（图3-6-3）。

【解剖】皮肤→皮下组织→尺侧腕伸肌腱。在尺骨背面，尺骨茎突上方，尺侧腕伸肌腱和小指固有伸肌腱之间；布有前臂骨间背侧动、静脉的末支，腕静脉网；有前臂背侧皮神经和尺神经。

【主治】①目视不明；②肩、背、肘、臂酸痛。

【操作】以掌心向胸姿势，斜刺0.5～0.8寸。

7. 支正 *Zhīzhèng（SI 7）络穴

【定位】在前臂后区，腕背侧远端横纹上5寸，尺骨尺侧与尺侧腕屈肌之间（图3-6-4）。

【解剖】皮肤→皮下组织→尺侧腕屈肌腱→指深屈肌→前臂骨间膜。在尺骨背面，尺侧腕伸肌的尺侧缘；布有骨间背侧动、静脉；布有前臂内侧皮神经分支。

【主治】①头痛，项强，肘臂酸痛；②热病；③癫狂；④疣症。

【操作】直刺或斜刺 0.5 ～ 0.8 寸。

8. 小海 *Xiǎohǎi（SI 8）合穴

【定位】在肘后区，当尺骨鹰嘴与肱骨内上髁之间凹陷处（图 3-6-4）。

【解剖】皮肤→皮下组织→尺神经沟内。尺神经沟中，为尺侧腕屈肌的起始部；有尺侧上、下副动脉和副静脉以及尺返动、静脉；布有前臂内侧皮神经，尺神经本干。

【主治】①肘臂疼痛、麻木；②癫痫。

【操作】直刺 0.3 ～ 0.5 寸。

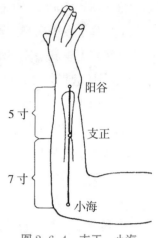

图 3-6-4　支正、小海

9. 肩贞 *Jiānzhēn（SI 9）

【定位】在肩胛区，肩关节后下方，腋后纹头直上 1 寸（图 3-6-5）。

【解剖】皮肤→皮下组织→三角肌后束→肱三头肌长头→大圆肌→背阔肌腱。在肩关节后下方，肩胛骨外侧缘，三角肌后缘，下层是大圆肌；有旋肩胛动、静脉；布有腋神经分支，最深部上方为桡神经。

【主治】①肩臂疼痛，上肢不举；②瘰疬。

【操作】直刺 1 ～ 1.5 寸。不宜向胸侧深刺。

10. 臑俞 Nàoshū（SI 10）

【定位】在肩胛区，腋后纹头直上，肩胛冈下缘凹陷中（图 3-6-5）。

【解剖】皮肤→皮下组织→三角肌→冈下肌。在肩胛骨关节窝后方三角肌中，深层为冈下肌；有旋肱后动、静脉；布有腋神经，深层为肩胛上神经。

【主治】①肩臂疼痛，肩不举；②瘰疬。

【操作】直刺 0.5 ～ 1.5 寸。不宜向胸侧深刺。

11. 天宗 *Tiānzōng（SI 11）

【定位】在肩胛区，肩胛冈中点与肩胛下角连线上 1/3 与下 2/3 交点凹陷中（图 3-6-5）。

【解剖】皮肤→皮下组织→斜方肌→冈下肌。在冈下窝中央冈下肌中；有旋肩胛动、静脉肌支；布有肩胛上神经。

【主治】①肩胛疼痛、肩背损伤等局部病证；②气喘。

【操作】直刺或斜刺 0.5 ～ 1 寸。

12. 秉风 Bǐngfēng（SI 12）

【定位】在肩胛区，肩胛冈中点上方冈上窝中（图 3-6-5）。

【解剖】皮肤→皮下组织→斜方肌→冈上肌。在肩胛冈上缘中央，表层为斜方肌，再下为冈上肌；有肩胛动、静脉；布有锁骨上神经和副神经，深层为肩胛上神经。

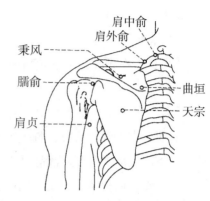

图 3-6-5　肩贞→肩中俞

【主治】①肩胛疼痛、上肢酸痛等肩胛、上肢病证；②咳嗽。

【操作】直刺或斜刺 0.5～1 寸。

13. 曲垣 Qūyuán（SI 13）

【定位】在肩胛区，肩胛冈内侧端上缘凹陷中（图 3-6-5）。

【解剖】皮肤→皮下组织→斜方肌→冈上肌。在肩胛冈上缘，斜方肌和冈上肌中；有颈横动、静脉降支，深层为肩胛上动、静脉肌支；布有第 2 胸神经后支外侧皮支、副神经，深层为肩胛上神经肌支。

【主治】肩胛疼痛。

【操作】直刺或斜刺 0.5～1 寸。不宜向胸部深刺。

14. 肩外俞 Jiānwàishū（SI 14）

【定位】在脊柱区，第 1 胸椎棘突下，后正中线旁开 3 寸（图 3-6-5）。

【解剖】皮肤→皮下组织→斜方肌→菱形肌。在肩胛骨内侧角边缘，表层为斜方肌，深层为肩胛提肌和菱形肌；有颈横动、静脉，布有第 1 神经后支内侧皮支，肩胛背神经和副神经。

【主治】肩背疼痛、颈项强痛等肩背、颈项痹证。

【操作】斜刺 0.5～0.8 寸。不宜深刺。

15. 肩中俞 Jiānzhōngshū（SI 15）

【定位】在脊柱区，第 7 颈椎棘突下，后正中线旁开 2 寸（图 3-6-5）。

【解剖】皮肤→皮下组织→斜方肌→菱形肌。在第 1 胸椎横突端，在肩胛骨内侧角边缘，表层为斜方肌，深层为肩胛提肌和菱形肌；有颈横动、静脉；布有第 1 胸神经后支内侧皮支、肩胛神经和副神经。

【主治】①咳嗽，气喘；②肩背疼痛；③目视不明。

【操作】斜刺 0.5～0.8 寸。不宜深刺。

16. 天窗 Tiānchuāng（SI 16）

【定位】在颈部，横平喉结，胸锁乳突肌的后缘（图 3-6-6）。

【解剖】皮肤→皮下组织→胸锁乳突肌后缘→肩胛提肌→头、颈夹肌。在斜方肌前缘，肩胛提肌后缘，深层为头夹肌；有耳后动、静脉及枕动、静脉分支；布有颈皮神经，正当耳大神经丛的发出部及枕小神经。

【主治】①耳鸣、耳聋、咽喉肿痛、暴瘖等五官病证；②颈项强痛。

【操作】直刺 0.5～1 寸。

17. 天容 Tiānróng（SI 17）

【定位】在颈部，下颌角后方，胸锁乳突肌的前缘凹陷中（图3-6-6）。

【解剖】皮肤→皮下组织→面动脉后方→二腹肌腱及茎突舌骨肌。在下颌角后方，胸锁乳突肌停止部前缘，二腹肌后腹的下缘；前方有颈外浅静脉，颈内动、静脉；布有耳大神经的前支，面神经的颈支、副神经，其深层为交感神经干的颈上神经节。

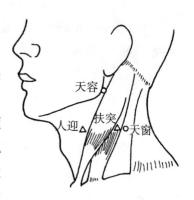

图3-6-6　天容、天窗

【主治】①耳鸣、耳聋、咽喉肿痛等五官病证；②头痛，颈项强痛。

【操作】直刺 0.5～1 寸。注意避开血管。

18. 颧髎 *Quánliáo（SI 18）

【定位】在面部，颧骨下缘，目外眦直下凹陷中（图3-6-7）。

【解剖】皮肤→皮下组织→颧肌→咬肌→颞肌。在颧骨下颌突的后下缘稍后，咬肌的起始部，颧大肌中；有面横动、静分支；布有面神经及眶下神经。

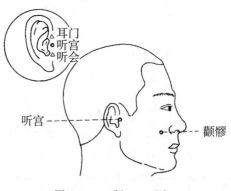

图3-6-7　颧髎、听宫

【主治】口眼㖞斜、眼睑瞤动、齿痛、三叉神经痛等面部病证。

【操作】直刺 0.3～0.5 寸，斜刺或平刺 0.5～1 寸。

19. 听宫 *Tīnggōng（SI 19）

【定位】在面部，耳屏正中与下颌髁状突之间凹陷中（图3-6-7）。

【解剖】皮肤→皮下组织→外耳道软骨。有颞浅动、静脉的耳前支；布有面神经及三叉神经的第3支耳颞神经。

【主治】①耳聋、耳鸣、聤耳等耳疾；②齿痛。

【操作】张口，直刺 0.5～1 寸。

[小结]

本节主要内容是手太阳小肠经的经脉循行和腧穴的定位及主治。

1. 小肠经重点腧穴的主治特点：少泽治乳少、咽痛；后溪治急性腰扭伤、落枕；腕骨治指挛臂痛；养老治目视不明；支正治癫狂、手指挛痛；小海治肘臂挛痛；肩贞治肩胛疼痛；颧髎治口眼㖞斜；听宫治耳聋、耳鸣。

2.小肠经针灸操作安全事项：针刺天容须避开血管，不宜深刺。肩外俞、肩中俞切勿深刺，以免损伤肺脏。

考纲摘要

1.经脉循行。

2.主治概要。

3.常用腧穴的定位和主治要点：少泽、后溪、养老、天宗、听宫。

复习思考

【同步训练】

1.下列哪组是小肠经的起止穴（　　　）

  A.少冲、听宫   B.少泽、前谷   C.少冲、听会

  D.少泽、听会   E.少泽、听宫

2.下列穴位中能治疗乳少的是（　　　）

  A.少冲   B.少泽   C.听会

  D.少府   E.听宫

【思考题】

1.手太阳小肠经联系哪些器官?

2.手太阳小肠经的特定穴有哪些?

扫一扫，知答案

项目七　足太阳膀胱经

【学习目标】

1.掌握足太阳膀胱经经脉循行的原文。

2.掌握足太阳膀胱经主治概要和经脉病候。

3.掌握足太阳膀胱经重点腧穴的定位、主治、操作和属于何种特定穴。

4.熟悉足太阳膀胱经非重点腧穴的定位和归经。

5.了解腧穴的解剖层次。

一、经脉循行

【原文】

膀胱足太阳之脉，起于目内眦，上额，交巅[1]。

其支者，从巅至耳上角。

其直者，从巅入络脑，还出别下项，循肩膊[2]内，挟脊抵腰中，入循膂[3]，络肾，属膀胱。

其支者，从腰中，下挟脊，贯臀，入腘中。

其支者，从膊内左右别下贯胛，挟脊内，过髀枢[4]，循髀外[5]后廉下合腘中。以下贯踹[6]内，出外踝之后，循京骨[7]至小指外侧。（《灵枢·经脉》）（图3-7-1）

【注释】

[1]巅：指头顶最高处。

[2]肩膊：指肩胛部。

[3]膂：夹脊两旁的肌肉。

[4]髀枢：当股骨大转子处。

[5]髀外：大腿外侧。

[6]踹：通"腨"，腓肠肌部。

[7]京骨：第5跖骨粗隆部，其下为京骨穴。

【译文】

足太阳膀胱经经脉，①从内眼角开始（睛明），上行额部（攒竹、眉冲、曲差；会神庭、头临泣），与督脉交会于头顶（五处、承光、通天，会百会）。

头顶部支脉，②从头顶分出到耳上方（会曲鬓、率谷、浮白、头窍阴、完骨）。

直行主干，③从头顶入内络于脑（络却、玉枕，会脑户、风府），再从项部出来（天柱）分开下行：④一支沿肩胛内侧，夹脊旁（会大椎、陶道，经大柱、风门、肺俞、厥阴俞、心俞、督俞、膈俞），到达腰中（肝俞、胆俞、脾俞、胃俞、三焦俞、肾俞），进入脊旁筋肉，⑤络于肾，属于膀胱

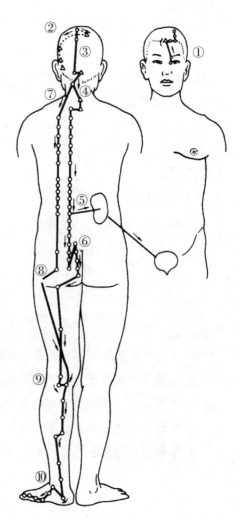

图3-7-1 足太阳膀胱经经脉循行示意图

（气海俞、大肠俞、关元俞、小肠俞、膀胱俞、中膂俞、白环俞）。⑥一支从腰中分出，夹脊旁，通过臀部（上髎、次髎、中髎、下髎、会阳、承扶），进入腘窝中（殷门、委中）。⑦背部另一支脉，从肩胛内侧分别下行，通过肩胛（附分、魄户、膏肓、神堂、谚谑、膈关、魂门、阳纲、意舍、胃仓、肓门、志室、胞肓、秩边），⑧经过股骨大转子处（会环跳），沿大腿外侧后边下行（浮郄、委阳），会合于腘窝中（委中）。⑨由此向下通过腓肠肌部（合阳、承筋、承山），出外踝后方（飞扬、跗阳、昆仑），⑩沿第5跖骨粗隆（仆参、申脉、金门、京骨），到小趾外侧（束骨、足通谷、至阴），下接足少阴肾经。（图3-7-1）

二、主治概要及主要病候

【主治概要】本经腧穴主治头、目、项、腰背、下肢部疾病、神志病，以及经脉循行部位的其他病证；背俞穴及背部第Ⅱ侧线相平的腧穴，主治与其相关脏腑、组织器官的病证。

【主要病候】小便不通，遗尿，癫狂，疟疾，目痛，见风流泪，鼻塞多涕，鼻衄，头痛，项、背、腰、臀部以及下肢后侧本经循行部位疼痛等证。

三、腧穴

本经一侧67穴，10穴分布于头项部，39穴分布于背腰部，18穴分布在下肢后外侧部，首穴睛明，末穴至阴（图3-7-2）。

1. 睛明 *Jīngmíng（BL 1）手、足太阳，足阳明，阴、阳跷脉交会穴

【定位】在面部，目内眦内上方眶内侧壁凹陷处（图3-7-3）。

【解剖】皮肤→皮下组织→眼轮匝肌→上泪小管上方→内直肌与筛骨眶板之间。浅层布有三叉神经眼支的滑车上神经、内眦动静脉的分支或属支。深层有眼动、静脉的分支或属支、眼神经的分支和动眼神经的分支。

【主治】①目疾：近视，目赤肿痛，目视不明，迎风流泪，夜盲，色盲；②急性腰痛。

【操作】嘱患者闭目，医者押手轻轻向颞侧固定眼球，刺手持针，沿眼眶边缘缓慢刺入0.3～0.5寸；不宜深刺、不宜提插捻转；出针后按压针孔片刻；禁灸。

2. 攒竹 *Cuánzhú（BL 2）

【定位】在面部，眉头凹陷中，额切迹处（图3-7-3）。

【解剖】皮肤→皮下组织→眼轮匝肌。浅层布有额神经的滑车上神经，眶上动静脉的分支或属支。深层有面神经的颞支和颧支。

【主治】头面五官疾患：①头痛，眉棱骨痛；②目视不明，目赤肿痛，眼睑瞤动，流泪；③面瘫，面痛。

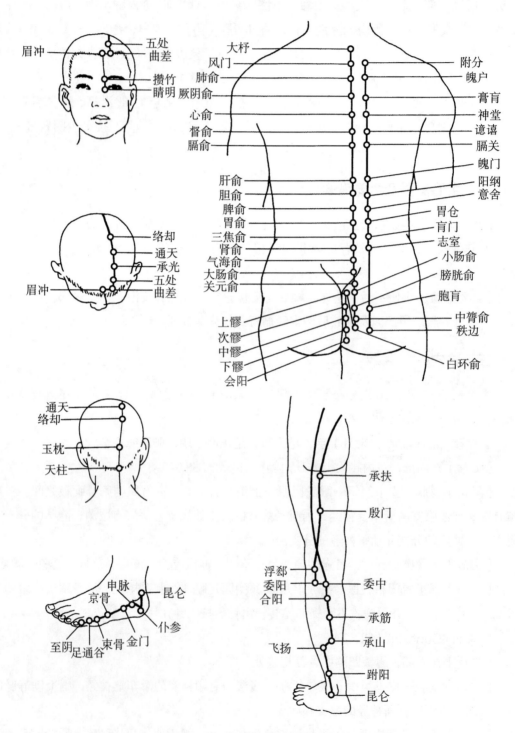

图 3-7-2 足太阳膀胱经腧穴总图

【操作】平刺 0.5 ～ 0.8 寸。

3. 眉冲 Méichōng（BL 3）

【定位】在头部，额切迹直上入发际 0.5 寸。

注：神庭与曲差连线之间（图 3-7-4）。

【解剖】皮肤→皮下组织→枕额肌额腹。浅层布有滑车上神经和滑车上动、静脉。深层有腱膜下疏松组织和颅骨外膜。

【主治】①头面五官疾患：头痛，眩晕，目视不明，鼻塞；②神志病：癫痫。

【操作】向后平刺 0.3 ～ 0.5 寸。

4. 曲差 Qūchā（BL 4）

【定位】在头部，当前发际正中直上 0.5 寸，旁开 1.5 寸。

注：神庭与头维连线的内 1/3 与外 2/3 交点上（图 3-7-4）。

【解剖】皮肤→皮下组织→枕额肌额腹。浅层布有滑车上神经和滑车上动、静脉。深层有腱膜下疏松组织和颅骨外膜。

【主治】头面五官疾患：目视不明，鼻塞，鼻衄；头痛目眩。

【操作】平刺 0.5 ～ 0.8 寸。

5. 五处 Wǔchù（BL 5）

【定位】在头部，当前发际正中直上 1 寸，旁开 1.5 寸。

注：曲差直上 0.5 寸处，横平上星（图 3-7-4）。

【解剖】皮肤→皮下组织→枕额肌额腹。浅层有滑车上神经和滑车上动、静脉。深层有腱膜下疏松组织和颅骨外膜。

【主治】①头面五官疾患：头痛，目眩，目视不明；②神志病：癫痫。

【操作】平刺 0.3 ～ 0.5 寸。

6. 承光 Chéngguāng（BL 6）

【定位】在头部，当前发际正中直上 2.5 寸，旁开 1.5 寸。

注：五处直上 1.5 寸，曲差直上 2 寸处（图 3-7-4）。

【解剖】皮肤→皮下组织→帽状腱膜。浅层布有眶上神经和眶上动、静脉。深层有腱膜下疏松组织和颅骨外膜。

【主治】头面五官疾患：①头痛，眩晕；②目视不明，鼻塞。

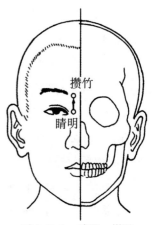

图 3-7-3 睛明、攒竹

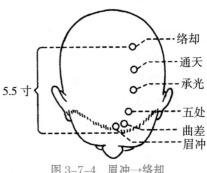

图 3-7-4 眉冲→络却

【操作】平刺 0.3 ～ 0.5 寸。

7. 通天 Tōngtiān（BL 7）

【定位】在头部，当前发际正中直上 4 寸，旁开 1.5 寸。

注：承光与络却中点（图 3-7-4）。

【解剖】皮肤→皮下组织→帽状腱膜。浅层布有眶上神经，眶上动、静脉和枕大神经，枕动、静脉与耳颞神经，颞浅动、静脉的神经间吻合和血管间的吻合网。深层有腱膜下疏松组织和颅骨外膜。

【主治】头面五官疾患：鼻渊，鼻衄；头痛，眩晕。

【操作】平刺 0.3 ～ 0.5 寸。

8. 络却 Luòquè（BL 8）

【定位】在头部，当前发际正中直上 5.5 寸，旁开 1.5 寸。

注：百会后 0.5 寸，旁开 1.5 寸（图 3-7-4）。

【解剖】皮肤→皮下组织→帽状腱膜。浅层布有枕大神经和枕动、静脉。深层有腱膜下疏松组织和颅骨外膜。

【主治】①头晕，耳鸣，鼻塞，目视不明；②癫狂。

【操作】平刺 0.3 ～ 0.5 寸。

9. 玉枕 Yùzhěn（BL 9）

【定位】在头部，横平枕外隆凸上缘，后发际正中旁开 1.3 寸。

注：斜方肌外侧缘直上与枕外隆凸上缘水平线的交点，横平脑户（图 3-7-5）。

【解剖】皮肤→皮下组织→枕额肌枕腹。浅层布有枕大神经和枕动、静脉。深层有腱膜下疏松组织和颅骨外膜。

【主治】头面五官疾患：头项痛；目痛，目视不明，鼻塞。

【操作】平刺 0.3 ～ 0.5 寸。

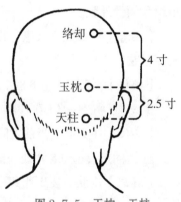

图 3-7-5　玉枕、天柱

10. 天柱 *Tiānzhù（BL 10）

【定位】在颈后区，横平第 2 颈椎棘突上际，斜方肌外缘凹陷中（图 3-7-5）。

【解剖】皮肤→皮下组织→斜方肌→头夹肌的内侧头→半棘肌。浅层有第 3 颈神经后支的内侧支和皮下静脉。深层有枕大神经。

【主治】①局部疾患：项强，肩背痛；②头部疾患：头痛，眩晕；③神志病：癫狂痫。

【操作】直刺或斜刺 0.5 ～ 0.8 寸；不可向内上方深刺。

11. 大杼 Dàzhù（BL 11）骨会，手、足太阳经交会穴

【定位】在脊柱区，第 1 胸椎棘突下，后正中线旁开 1.5 寸（图 3-7-6）。

【解剖】皮肤→皮下组织→斜方肌→菱形肌→上后锯肌→颈夹肌→竖脊肌。浅层布有第 1、2 胸神经后支的内侧皮支和伴行的肋间后动、静脉背侧支的内侧皮支。深层有第 1、2 胸神经后支的肌支和相应的肋间后动、静脉背侧支的分支等结构。

【主治】①肺系疾患：咳嗽，发热；②项背疾患：颈项急，肩背痛。

【操作】斜刺 0.5 ～ 0.8 寸。

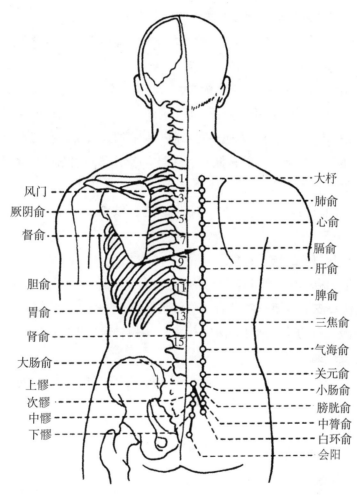

图 3-7-6　足太阳膀胱经第 I 侧线腧穴

12. 风门 *Fēngmén（BL 12）足太阳、督脉交会穴

【定位】在脊柱区，第 2 胸椎棘突下，后正中线旁开 1.5 寸（图 3-7-6）。

【解剖】皮肤→皮下组织→斜方肌→菱形肌→上后锯肌→颈夹肌→竖脊肌浅层布有第

2、3 胸神经后支的内侧皮支和伴行的肋间后动、静脉背侧支的内侧皮支。深层有第 2、3 胸神经后支的肌支和相应的肋间后动、静脉背侧支的分支等。

【主治】①头项背疾患：头痛，项强，胸背痛；②肺系疾患：伤风，咳嗽。

【操作】斜刺 0.5 ～ 0.8 寸。

13. 肺俞 *Fèishū（BL 13）背俞穴

【定位】在脊柱区，第 3 胸椎棘突下，后正中线旁开 1.5 寸（图 3-7-6）。

【解剖】皮肤→皮下组织→斜方肌→菱形肌→上后锯肌→竖脊肌。浅层布有第 3、4 胸神经后支的内侧皮支和伴行的肋间后动、静脉背侧支的内侧皮支。深层有第 3、4 胸神经后支的肌支和相应的肋间后动、静脉背侧支的分支或属支。

【主治】①肺系疾患：咳嗽，气喘，咳血，鼻塞；②阴虚病证：骨蒸潮热，盗汗。

【操作】斜刺 0.5 ～ 0.8 寸。

14. 厥阴俞 Juéyīnshū（BL 14）背俞穴

【定位】在脊柱区，第 4 胸椎棘突下，后正中线旁开 1.5 寸（图 3-7-6）。

【解剖】皮肤→皮下组织→斜方肌→菱形肌→竖脊肌。浅层布有第 4、5 胸神经后支的内侧皮支和伴行的肋间后动、静脉背侧支。深层有第 4、5 胸神经后支的肌支和相应的肋间后动、静脉背侧支的分支或属支。

【主治】①心系疾患：心痛，心悸；②胸肺疾患：咳嗽，胸满；③呕吐。

【操作】斜刺 0.5 ～ 0.8 寸。

15. 心俞 *Xīnshū（BL 15）背俞穴

【定位】在脊柱区，第 5 胸椎棘突下，后正中线旁开 1.5 寸（图 3-7-6）。

【解剖】皮肤→皮下组织→斜方肌→菱形肌下缘→竖脊肌。浅层布有第 5、6 胸神经后支的内侧皮支及伴行的动、静脉。深层有第 5、6 胸神经后支的肌支和相应的肋间后动、静脉背侧支的分支或属支。

【主治】①心与神志疾患：心痛，心悸，心烦，失眠，健忘，癫狂痫；②咳嗽，盗汗，遗精。

【操作】斜刺 0.5 ～ 0.8 寸。

16. 督俞 Dūshū（BL 16）

【定位】在脊柱区，第 6 胸椎棘突下，后正中线旁开 1.5 寸（图 3-7-6）。

【解剖】皮肤→皮下组织→斜方肌→竖脊肌。浅层布有第 6、7 胸神经后支的内侧皮支和伴行的动、静脉。深层有第 6、7 胸神经后支的肌支和相应的肋间后动、静脉背侧支的分支或属支。

【主治】①心胸疾患：心痛，胸闷，气喘；②胃肠疾患：腹痛，腹胀，呃逆。

【操作】斜刺 0.5 ～ 0.8 寸。

17. 膈俞 *Géshū（BL 17）血会

【定位】在脊柱区，第 7 胸椎棘突下，后正中线旁开 1.5 寸（图 3-7-6）。

【解剖】皮肤→皮下组织→斜方肌→背阔肌→竖脊肌，浅层布有第 7、8 胸神经后支的内侧皮支和伴行的动、静脉。深层有第 7、8 胸神经后支的肌支和相应的肋间后动、静脉背侧支的分支或属支。

【主治】①上逆病证：胃痛，呕吐，呃逆，吐血；②咳嗽，气喘，潮热，盗汗；③瘾疹；④血瘀病证。

【操作】斜刺 0.5～0.8 寸。

18. 肝俞 *Gānshū（BL 18）背俞穴

【定位】在脊柱区，第 9 胸椎棘突下，后正中线旁开 1.5 寸（图 3-7-6）。

【解剖】皮肤→皮下组织→斜方肌→背阔肌→下后锯肌→竖脊肌。浅层布有第 9、10 胸神经后支的皮支和伴行的动、静脉。深层有第 9、10 胸神经后支的肌支和相应的肋间后动、静脉的分支或属支。

【主治】①肝胆疾患：黄疸，胁痛；②目疾：目赤，目视不明，夜盲，迎风流泪；③眩晕，癫狂痫；④局部疾患：脊背痛。

【操作】斜刺 0.5～0.8 寸。

19. 胆俞 *Dǎnshū（BL 19）背俞穴

【定位】在脊柱区，第 10 胸椎棘突下，后正中线旁开 1.5 寸（图 3-7-6）。

【解剖】皮肤→皮下组织→斜方肌→背阔肌→下后锯肌→竖脊肌。浅层布有第 10、11 胸神经后支的皮支和伴行的动、静脉。深层有第 10、11 胸神经后支的肌支和相应的肋间后动、静脉的分支或属支。

【主治】①肝胆疾患：黄疸，口苦，呕吐，饮食不化，胁肋痛；②肺痨，潮热。

【操作】斜刺 0.5～0.8 寸。

20. 脾俞 *Píshū（BL 20）背俞穴

【定位】在脊柱区，第 11 胸椎棘突下，后正中线旁开 1.5 寸（图 3-7-6）。

【解剖】皮肤→皮下组织→背阔肌→下后锯肌→竖脊肌。浅层布有第 11、12 胸神经后支的皮支和伴行的动、静脉。深层有第 11、12 胸神经后支的肌支和相应的肋间、肋下动、静脉的分支或属支。

【主治】①脾胃肠腹疾患：腹胀，呕吐，泄泻，便血，纳呆，完谷不化；②局部疾患：背痛；③黄疸，水肿。

【操作】直刺 0.5～1.0 寸。

21. 胃俞 *Wèishū（BL 21）背俞穴

【定位】在脊柱区，第 12 胸椎棘突下，后正中线旁开 1.5 寸（图 3-7-6）。

【解剖】皮肤→皮下组织→胸腰筋膜浅层和背阔肌腱膜→竖脊肌。浅层布有第 12 胸神经和第 1 腰神经后支的皮支和伴行的动、静脉。深层有第 12 胸神经和第 1 腰神经后支的肌支和相应的动、静脉的分支或属支。

【主治】①脾胃肠腹疾患：胃痛，呕吐，腹胀，肠鸣；②胸胁痛。

【操作】直刺 0.5～1.0 寸。

22. 三焦俞 Sānjiāoshū（BL 22）背俞穴

【定位】在脊柱区，第 1 腰椎棘突下，后正中线旁开 1.5 寸（图 3-7-6）。

【解剖】皮肤→皮下组织→背阔肌腱膜和胸腰筋膜浅层→竖脊肌。浅层布有第 1、2 腰神经后支的皮支及伴行的动、静脉。深层有第 1、2 腰神经后支的肌支及相应腰动、静脉背侧支分支或属支。

【主治】①局部疾患：腰背强痛；②水液代谢失调病证：水肿，小便不利；③肠腹疾患：腹胀，肠鸣，泄泻，痢疾。

【操作】直刺 0.5～1.0 寸。

23. 肾俞 *Shènshū（BL 23）背俞穴

【定位】在脊柱区，第 2 腰椎棘突下，后正中线旁开 1.5 寸（图 3-7-6）。

【解剖】皮肤→皮下组织→背阔肌腱膜和胸腰筋膜浅层→竖脊肌。浅层布有第 2、3 腰神经后支的皮支及伴行动、静脉。深层有第 2、3 腰神经后支的肌支和相应腰动、静脉背侧支分支或属支。

【主治】①肾虚诸证：腰痛，耳鸣，耳聋，咳喘少气；②泌尿生殖疾患：遗精，阳痿，月经不调，带下，遗尿，小便不利，水肿。

【操作】直刺 0.5～1.0 寸。

24. 气海俞 Qìhǎishū（BL 24）

【定位】在脊柱区，第 3 腰椎棘突下，后正中线旁开 1.5 寸（图 3-7-6）。

【解剖】皮肤→皮下组织→背阔肌腱膜和胸腰筋膜浅层→竖脊肌。浅层布有第 3、4 腰神经后支的皮支及伴行动、静脉。深层有第 3、4 腰神经后支的肌支和相应腰动、静脉分支或属支。

【主治】①腰痛，痛经；②腹胀，肠鸣，痔疮。

【操作】直刺 0.5～1.0 寸。

25. 大肠俞 *Dàchángshū（BL 25）背俞穴

【定位】在脊柱区，第 4 腰椎棘突下，后正中线旁开 1.5 寸（图 3-7-6）。

【解剖】皮肤→皮下组织→背阔肌腱膜和胸腰筋膜浅层→竖脊肌。浅层有第 4、5 腰神经后支的皮支及伴行动、静脉。深层有第 4、5 腰神经后支的肌支和有关动、静脉的分支或属支。

【主治】①局部疾患：腰痛；②肠腹疾患：腹胀，泄泻，便秘，痢疾。

【操作】直刺 0.5 ～ 1.2 寸。

26. 关元俞 Guānyuánshū（BL 26）

【定位】在脊柱区，第 5 腰椎棘突下，后正中线旁开 1.5 寸（图 3-7-6）。

【解剖】皮肤→皮下组织→胸腰筋膜浅层→竖脊肌。浅层布有第 5 腰神经和第 1 骶神经后支的皮支及伴行的动、静脉。深层有第 5 腰神经后支的肌支。

【主治】①局部疾患：腰痛；②泌尿、肠腹疾患：腹胀，泄泻，小便不利，遗尿；③消渴。

【操作】直刺 0.5 ～ 1.2 寸。

27. 小肠俞 Xiǎochángshū（BL 27）背俞穴

【定位】在骶区，横平第 1 骶后孔，骶正中嵴旁开 1.5 寸。

注：横平上髎（图 3-7-6）。

【解剖】皮肤→皮下组织→臀大肌内侧缘→竖脊肌腱。浅层布有臀中皮神经。深层布有臀下神经的属支和相应脊神经后支的肌支。

【主治】①腰腿痛；②肠腹疾患：小腹胀痛，泄泻，痢疾；③泌尿生殖系疾患：遗精，遗尿，尿血，带下，疝气。

【操作】直刺 0.8 ～ 1.2 寸。

28. 膀胱俞 *Pángguāngshū（BL 28）背俞穴

【定位】在骶区，横平第 2 骶后孔，骶正中嵴旁开 1.5 寸。

注：横平次髎（图 3-7-6）。

【解剖】皮肤→皮下组织→臀大肌→竖脊肌腱。浅层布有臀中皮神经。深层有臀下神经的属支和相应脊神经后支的肌支。

【主治】①局部疾患：腰脊强痛；②泌尿系疾患：小便不利，癃闭，遗尿；③肠腹疾患：泄泻，便秘。

【操作】直刺 0.8 ～ 1.2 寸。

29. 中膂俞 Zhōnglǚshū（BL 29）

【定位】在骶区，横平第 3 骶后孔，骶正中嵴旁开 1.5 寸。

注：横平中髎（图 3-7-6）。

【解剖】皮肤→皮下组织→臀大肌→骶结节韧带。浅层布有臀中皮神经。深层有臀上、下动、静脉的分支或属支及臀下神经的属支。

【主治】①局部疾患：腰脊强痛；②肠腹疾患：泄泻，痢疾；③疝气。

【操作】直刺 0.8 ～ 1.2 寸。

30. 白环俞 Báihuánshū（BL 30）

【定位】在骶区，横平第 4 骶后孔，骶正中嵴旁开 1.5 寸。

注：骶管裂孔旁开 1.5 寸，横平下髎（图 3-7-6）。

【解剖】皮肤→皮下组织→臀大肌→骶结节韧带→梨状肌。浅层布有臀中和臀下皮神经。深层有臀上、下动、静脉的分支或属支，骶神经丛和骶静脉丛。

【主治】①局部疾患：腰骶疼痛；②前后二阴病：带下，月经不调，遗尿，疝气，痔疮。

【操作】直刺 0.8 ～ 1.2 寸。

31. 上髎 Shàngliáo（BL 31）

【定位】在骶区，正对第 1 骶后孔中。

注：从次髎向上触摸到的凹陷即第 1 骶后孔（图 3-7-6）。

【解剖】皮肤→皮下组织→胸腰筋膜浅层→竖脊肌→第 1 骶后孔。浅层布有臀中皮神经。深层有第 1 骶神经和骶外侧动、静脉的后支。

【主治】①局部疾患：腰脊痛；②前后二阴病：月经不调，带下，遗精，阳痿，阴挺，二便不利。

【操作】直刺 0.8 ～ 1.0 寸。

32. 次髎 *Cìliáo（BL 32）

【定位】在骶区，正对第 2 骶后孔中。

注：髂后上嵴与第 2 骶椎棘突连线的中点凹陷处，即第 2 骶后孔（图 3-7-6）。

【解剖】皮肤→皮下组织→竖脊肌→第 2 骶后孔。浅层布有臀中皮神经。深层有第 2 骶神经和骶外侧动、静脉的后支。

【主治】①前后二阴病：月经不调，痛经，带下，二便不利，遗尿，遗精，阳痿；②腰骶痛，下肢痿痹。

【操作】直刺 0.8 ～ 1.0 寸。

33. 中髎 Zhōngliáo（BL 33）

【定位】在骶区，正对第 3 骶后孔中。

注：从次髎向下触摸到的第 1 个凹陷即第 3 骶后孔（图 3-7-6）。

【解剖】皮肤→皮下组织→臀大肌→竖脊肌。浅层布有臀中皮神经。深层有第 3 骶神经和骶外侧动、静脉的后支。

【主治】①局部疾患：腰痛；②前后二阴病：月经不调，带下，二便不利。

【操作】直刺 0.8 ～ 1.0 寸。

34. 下髎 Xiàliáo（BL 34）

【定位】在骶区，正对第 4 骶后孔中。

注：从次髎向上触摸到的第 2 个凹陷即第 4 骶后孔，横平骶管裂孔（图 3-7-6）。

【解剖】皮肤→皮下组织→臀大肌→竖脊肌。浅层布有臀中皮神经。深层有臀上、下动静脉的分支或属支，臀下神经，第 4 骶神经和骶外侧动、静脉的后支。

【主治】①局部疾患：小腹痛，腰骶痛；②前后二阴病：二便不利，带下，痛经。

【操作】直刺 0.8 ～ 1.0 寸。

35. 会阳 Huìyáng（BL 35）

【定位】在骶区，尾骨端旁开 0.5 寸。

注：俯卧或跪伏位，按取尾骨下端旁软陷处取穴（图 3-7-6）。

【解剖】皮肤→皮下组织→臀大肌→提肛肌腱。浅层布有臀中皮神经。深层有臀下动、静脉的分支或属支和臀下神经。

【主治】①肠腹后阴病：泄泻，痢疾，痔疾，便血；②前阴病：阳痿，带下。

【操作】直刺 0.8 ～ 1.0 寸。

36. 承扶 Chéngfú（BL 36）

【定位】在股后区，臀沟的中点（图 3-7-7）。

【解剖】皮肤→皮下组织→臀大肌→股二头肌长头及半腱肌。浅层布有股后皮神经及臀下皮神经的分支。深层有股后皮神经本干，坐骨神经及并行动、静脉。

【主治】①局部疾患：腰腿痛，下肢瘫痪；②痔疾。

【操作】直刺 1.5 ～ 2.5 寸。

37. 殷门 Yīnmén（BL 37）

【定位】在股后区，臀沟下 6 寸，股二头肌与半腱肌之间。

注：①俯卧，膝关节抗阻力屈曲显示出半腱肌和股二头肌，同时大腿作内旋和外旋时，指下感觉更明显。②于承扶与委中连线的中点上 1 寸处取穴（图 3-7-7）。

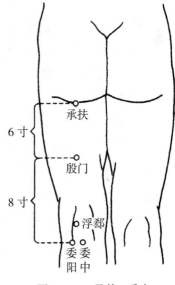
图 3-7-7 承扶→委中

【解剖】皮肤→皮下组织→股二头肌长头及半腱肌。浅层布有股后皮神经。深层有坐骨神经及并行动、静脉，股深动脉穿支等。

【主治】腰腿疾患：腰腿痛，下肢痿痹。

【操作】直刺 1.5 ～ 2.0 寸。

38. 浮郄 Fúxì（BL 38）

【定位】在膝后区，腘横纹上 1 寸，股二头肌腱的内侧缘。

注：稍屈膝，委阳上 1 寸，股二头肌腱内侧缘取穴（图 3-7-7）。

【解剖】皮肤→皮下组织→股二头肌腱内侧→腓肠肌外侧头。浅层布有股后皮神经。

深层有腓总神经、腓肠外侧皮神经和膝上外动、静脉。

【主治】①局部疾患：腘筋挛急，臀股麻木；②便秘。

【操作】直刺 1.0～1.5 寸。

39. 委阳 *Wěiyáng（BL 39）三焦下合穴

【定位】在膝后区，腘横纹上，股二头肌腱的内侧缘。

注：稍屈膝，即可显露明显的股二头肌腱（图 3-7-7）。

【解剖】皮肤→皮下组织→股二头肌→腓肠肌外侧头→腘肌起始腱和腘肌。浅层有股后皮神经。深层有腓总神经和腓肠外侧皮神经。

【主治】①腰背下肢疾患：腰脊强痛，下肢挛痛；②泌尿系疾患：小腹满，小便不利。

【操作】直刺 1.0～1.5 寸。

40. 委中 *Wěizhōng（BL 40）合穴，膀胱下合穴

【定位】在膝后区，腘横纹中点（图 3-7-7）。

【解剖】皮肤→皮下组织→腓肠肌内、外侧头。浅层布有股后皮神经和小隐静脉。深层有胫神经，腘动、静脉和腓肠动脉等。

【主治】①腰背下肢疾患：腰痛，下肢痿痹；②腹痛，吐泻；③泌尿系疾患：小便不利，遗尿；④丹毒，瘾疹，皮肤瘙痒。

【操作】直刺 1.0～1.5 寸；或用三棱针点刺腘静脉出血。

41. 附分 Fùfēn（BL 41）手、足太阳交会穴

【定位】在脊柱区，第 2 胸椎棘突下，后正中线旁开 3 寸（图 3-7-8）。

【解剖】皮肤→皮下组织→斜方肌→菱形肌→上后锯肌→竖脊肌。浅层布有第 2、3 胸神经后支的皮支和伴行的动、静脉。深层有肩胛背神经，肩胛背动、静脉，第 2、3 胸神经后支的肌支和相应的肋间后动、静脉背侧支的分支或属支。

【主治】局部疾患：颈项强痛，肩背拘急，肘臂麻木不仁。

【操作】斜刺 0.5～0.8 寸。

42. 魄户 Pòhù（BL 42）

【定位】在脊柱区，第 3 胸椎棘突下，后正中线旁开 3 寸（图 3-7-8）。

【解剖】皮肤→皮下组织→斜方肌→菱形肌→上后锯肌→竖脊肌。浅层布有第 3、4 胸神经后支的皮支和伴行的动、静脉。深层有肩胛背神经，肩胛背动、静脉，第 3、4 胸神经后支的肌支和相应的肋间后动、静脉背侧支的分支或属支。

【主治】①局部疾患：肩背痛，项强；②肺系疾患：咳嗽，气喘，肺痨。

【操作】斜刺 0.5～0.8 寸。

43. 膏肓 *Gāohuāng（BL 43）

【定位】在脊柱区，第 4 胸椎棘突下，后正中线旁开 3 寸（图 3-7-8）。

【解剖】皮肤→皮下组织→斜方肌→菱形肌→竖脊肌。浅层布有第4、5胸神经后支的皮支和伴行的动、静脉。深层有肩胛背神经，肩胛背动、静脉，第4、5胸神经后支的肌支和相应的肋间后动、静脉背侧支的分支或属支。

【主治】①肺系疾患：咳嗽，气喘，肺痨；②虚劳疾患：健忘，遗精，盗汗，羸瘦，虚劳；③局部疾患：肩胛痛。

【操作】斜刺0.5～0.8寸。

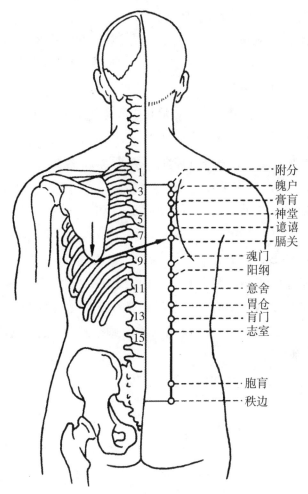

图3-7-8 足太阳膀胱经第Ⅱ侧线腧穴

44. 神堂 Shéntáng（BL 44）

【定位】在脊柱区，第5胸椎棘突下，后正中线旁开3寸（图3-7-8）。

【解剖】皮肤→皮下组织→斜方肌→菱形肌→竖脊肌。浅层布有第5、6胸神经后支的皮支和伴行的动、静脉。深层有肩胛背神经，肩胛背动、静脉，第5、6胸神经后支的肌支和相应的肋间后动、静脉背侧支的分支或属支。

【主治】①局部疾患：肩背痛；②肺系疾患：咳嗽，气喘，胸闷；③心痛。

【操作】斜刺 0.5 ～ 0.8 寸。

45. 谚谆 Yìxǐ（BL 45）

【定位】在脊柱区，第6胸椎棘突下，后正中线旁开3寸（图3-7-8）。

【解剖】皮肤→皮下组织→斜方肌→菱形肌→竖脊肌。浅层布有第6、7胸神经后支的皮支和伴行的动、静脉。深层有肩胛背神经，肩胛背动、静脉，第6胸神经后支的肌支和相应的肋间后动、静脉背侧支的分支或属支。

【主治】①肺系疾患：咳嗽，气喘，鼻衄；②疟疾，热病；③局部疾患：肩背痛。

【操作】斜刺 0.5 ～ 0.8 寸。

46. 膈关 Géguān（BL 46）

【定位】在脊柱区，第7胸椎棘突下，后正中线旁开3寸（图3-7-8）。

【解剖】皮肤→皮下组织→斜方肌→菱形肌→竖脊肌。浅层布有第7、8胸神经后支的皮支和伴行的动、静脉。深层有肩胛背神经，肩胛背动、静脉，第7、8胸神经后支的肌支和相应的肋间后动、静脉背侧支的分支或属支。

【主治】①局部疾患：脊背强痛；②上逆病证：呕吐，嗳气，饮食不下，胸闷。

【操作】斜刺 0.5 ～ 0.8 寸。

47. 魂门 Húnmén（BL 47）

【定位】在脊柱区，第9胸椎棘突下，后正中线旁开3寸（图3-7-8）。

【解剖】皮肤→皮下组织→背阔肌→下后锯肌→竖脊肌。浅层布有第9、10胸神经后支的外侧皮支和伴行的动、静脉。深层有第9、10胸神经后支的肌支和相应的肋间后动、静脉背侧支的分支或属支。

【主治】①胸胁痛，背痛；②饮食不下，呕吐，泄泻。

【操作】斜刺 0.5 ～ 0.8 寸。

48. 阳纲 Yánggāng（BL 48）

【定位】在脊柱区，第10胸椎棘突下，后正中线旁开3寸（图3-7-8）。

【解剖】皮肤→皮下组织→背阔肌→下后锯肌→竖脊肌。浅层布有第10、11胸神经后支的外侧皮支和伴行的动、静脉。深层有第10、11胸神经后支的肌支和相应的肋间后动、静脉背侧支的分支或属支。

【主治】①胃肠疾患：肠鸣，泄泻，腹痛；②黄疸，消渴。

【操作】斜刺 0.5 ～ 0.8 寸。

49. 意舍 Yìshè（BL 49）

【定位】在脊柱区，第11胸椎棘突下，后正中线旁开3寸（图3-7-8）。

【解剖】皮肤→皮下组织→背阔肌→下后锯肌→竖脊肌。浅层布有第 10、11 胸神经后支的外侧皮支和伴行的动、静脉。深层有第 10、11 胸神经后支的肌支和相应的肋间后动、静脉背侧支的分支或属支。

【主治】①胃肠疾患：腹胀，肠鸣，泄泻，呕吐；②局部疾患：背痛。

【操作】斜刺 0.5 ～ 0.8 寸。

50. 胃仓 Wèicāng（BL 50）

【定位】在脊柱区，第 12 胸椎棘突下，后正中线旁开 3 寸（图 3-7-8）。

【解剖】皮肤→皮下组织→背阔肌→下后锯肌→竖脊肌→腰方肌。浅层有第 12 胸神经和第 1 腰神经后支的外侧皮支和伴行的动、静脉。深层有第 12 胸神经和第 1 腰神经后支的肌支和相应的动、静脉背侧支的分支或属支。

【主治】①脾胃疾患：胃脘痛，腹胀，小儿食积；②水肿；③局部疾患：背脊痛。

【操作】斜刺 0.5 ～ 0.8 寸。

51. 肓门 Huāngmén（BL 51）

【定位】在腰区，第 1 腰椎棘突下，旁开 3 寸（图 3-7-8）。

【解剖】皮肤→皮下组织→背阔肌腱膜→竖脊肌→腰方肌。浅层布有第 1、2 腰神经后支的外侧皮支和伴行的动、静脉。深层有第 1、2 腰神经后支的肌支和第 1 腰背动、静脉背侧支的分支或属支。

【主治】①肠腹疾患：腹痛，痞块，便秘；②妇人乳疾。

【操作】斜刺 0.5 ～ 0.8 寸。

52. 志室 *Zhìshì（BL 52）

【定位】在腰区，第 2 腰椎棘突下，旁开 3 寸（图 3-7-8）。

【解剖】皮肤→皮下组织→背阔肌腱膜→竖脊肌→腰方肌。浅层布有第 1、2 腰神经后支的外侧皮支和伴行的动、静脉。深层有第 1、2 腰神经后支的肌支和相应的腰背动、静脉背侧支的分支或属支。

【主治】①局部疾患：腰脊强痛；②泌尿生殖系疾患：遗精，阳痿，小便不利，阴肿，月经不调。

【操作】直刺 0.5 ～ 1.0 寸。

53. 胞肓 Bāohuāng（BL 53）

【定位】在骶区，横平第 2 骶后孔，骶正中嵴旁开 3 寸（图 3-7-8）。

【解剖】皮肤→皮下组织→臀大肌→臀中肌。浅层布有臀上皮神经和臀中皮神经。深层有臀上动、静脉，臀上神经。

【主治】①局部疾患：腰脊痛；②肠腹疾患：肠鸣，腹胀；③前后二阴病：二便不利，阴肿。

【操作】直刺 0.8 ～ 1.0 寸。

54. 秩边 *Zhìbiān（BL 54）

【定位】在骶区，横平第 2 骶后孔，骶正中嵴旁开 3 寸（图 3-7-8）。

【解剖】皮肤→皮下组织→臀大肌→臀中肌→臀小肌。浅层布有臀中皮神经和臀下皮神经。深层有臀上、下动、静脉，臀上、下神经。

【主治】①腰腿疾患：腰腿痛，下肢痿痹；②前后二阴病：痔疾，便秘，小便不利。

【操作】直刺 1.5 ～ 2.0 寸。

55. 合阳 Héyáng（BL 55）

【定位】在小腿后区，腘横纹下 2 寸，腓肠肌内、外侧头之间（图 3-7-9）。

【解剖】皮肤→皮下组织→腓肠肌→腘肌。浅层布有小隐静脉，股后皮神经和腓肠内侧皮神经。深层有胫动、静脉和胫神经。

【主治】①腰脊强痛，下肢痿痹；②疝气，崩漏。

【操作】直刺 1.0 ～ 1.5 寸。

56. 承筋 Chéngjīn（BL 56）

【定位】在小腿后区，腘横纹下 5 寸，腓肠肌两肌腹之间。

注：合阳与承山连线的中点（图 3-7-9）。

【解剖】皮肤→皮下组织→腓肠肌→比目鱼肌。浅层布有小隐静脉，腓肠内侧皮神经。深层有胫后动、静脉，腓动、静脉和胫神经。

【主治】①腰腿疾患：腰腿拘急疼痛；②后阴病：痔疾，便秘。

【操作】直刺 0.5 ～ 1 寸。

57. 承山 *Chéngshān（BL 57）

【定位】在小腿后区，腓肠肌两肌腹与肌腱交角处。

注：伸直小腿或足跟上提时，腓肠肌肌腹下出现尖角凹陷中（图 3-7-9）。

【解剖】皮肤→皮下组织→腓肠肌→比目鱼肌。浅层布有小隐静脉和腓肠内侧皮神经。深层有胫神经和胫后动、静脉。

【主治】①后阴病：痔疾，便秘；②腰腿疾患：腰腿拘急疼痛，脚气。

【操作】直刺 1.0 ～ 1.5 寸。

58. 飞扬 *Fēiyáng（BL 58）络穴

【定位】在小腿后区，昆仑穴直上 7 寸，腓肠肌外下缘与跟腱移行处。

注：承山外侧斜下方 1 寸处，直下为昆仑（图 3-7-9）。

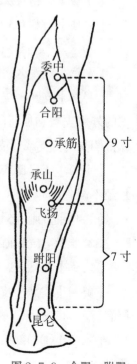

图 3-7-9　合阳→跗阳

【解剖】皮肤→皮下组织→小腿三头肌→长屈肌。浅层布有腓肠外侧皮神经。深层有胫神经和胫后动、静脉。

【主治】①腰腿疾患：腰背痛，腿软无力；②头和五官疾患：头痛，目眩，鼻衄；③后阴病：痔疾。

【操作】直刺 1.0～1.5 寸。

59. 跗阳 Fūyáng（BL 59）阳跷脉郄穴

【定位】在小腿后区，昆仑穴直上 3 寸，腓骨与跟腱之间（图 3-7-9）。

【解剖】皮肤→皮下组织→腓骨短肌→拇长屈肌。浅层布有腓肠神经和小隐静脉。深层有胫神经的分支和胫后动、静脉的肌支。

【主治】①头部病证：头痛，头重；②腰腿疾患：腰腿痛，下肢痿痹，踝部肿痛。

【操作】直刺 0.8～1.2 寸。

60. 昆仑 *Kūnlún（BL 60）经穴

【定位】在踝区，外踝尖与跟腱之间的凹陷中（图 3-7-10）。

【解剖】皮肤→皮下组织→跟腱前方的疏松结缔组织中。浅层布有腓肠神经和小隐静脉。深层有腓动、静脉的分支和属支。

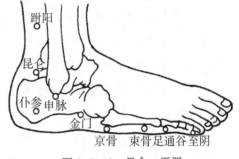

【主治】①腰腿疾患：足跟肿痛，腰腿痛；②头项五官疾患：头痛，项强，目眩，鼻衄；③难产，惊痫。

【操作】直刺 0.5～1.0 寸。

61. 仆参 Púcān（BL 61）

图 3-7-10 昆仑→至阴

【定位】在跟区，昆仑直下，跟骨外侧，赤白肉际处（图 3-7-10）。

【解剖】皮肤→皮下组织→跟骨。穴下布有小隐静脉的属支，腓肠神经跟外侧支，腓动、静脉的跟支。

【主治】①腰腿疾患：足跟痛，下肢痿痹；②头部疾患：癫痫。

【操作】直刺 0.3～0.5 寸。

62. 申脉 *Shēnmài（BL 62）八脉交会穴，通阳跷脉

【定位】在踝区，外踝尖直下，外踝下缘与跟骨之间凹陷中。

注：外踝下方凹陷中，与照海相对（图 3-7-10）。

【解剖】皮肤→皮下组织→腓骨长肌腱→腓骨短肌腱→距跟外侧韧带。穴下布有小隐静脉、腓肠神经的分支和外踝前动、静脉。

【主治】①腰腿疾患：足外翻，腰腿痛；②头项和神志疾患：头痛，项强，眩晕，失眠，癫狂痫；③目赤痛，眼睑下垂。

【操作】直刺 0.3 ～ 0.5 寸。

63. 金门 Jīnmén（BL 63）郄穴

【定位】在足背，外踝前缘直下，第 5 跖骨粗隆后方，骰骨下缘凹陷处（图 3-7-10）。

【解剖】皮肤→皮下组织→腓骨长肌腱及小趾展肌。穴下布有足背外侧皮神经，足外侧缘静脉（小隐静脉）。

【主治】①腰腿疾患：腰痛，下肢痹痛，外踝肿痛；②头病，神志病：头痛，癫痫，小儿惊风。

【操作】直刺 0.3 ～ 0.5 寸。

64. 京骨 Jīnggǔ（BL 64）原穴

【定位】在跖区，第 5 跖骨粗隆前下方，赤白肉际处（图 3-7-10）。

【解剖】皮肤→皮下组织→小趾展肌。穴下布有足背外侧皮神经、足外侧缘静脉。

【主治】①头项五官神志病：头痛，项强，目翳，癫痫；②腰腿疾患：腰腿痛，脚挛。

【操作】直刺 0.3 ～ 0.5 寸。

65. 束骨 *Shùgǔ（BL 65）输穴

【定位】在跖区，第 5 跖趾关节的近端，赤白肉际处（图 3-7-10）。

【解剖】皮肤→皮下组织→小趾展肌→小趾对跖肌腱→小趾短屈肌。浅层布有足背外侧皮神经，足背静脉弓的属支。深层有趾足底固有神经和趾底固有动、静脉。

【主治】①头项、五官、神志病：头痛，项强，目眩，癫狂；②腰腿疾患：腰背痛，下肢后侧痛。

【操作】直刺 0.3 ～ 0.5 寸。

66. 足通谷 Zútōnggǔ（BL 66）荥穴

【定位】在足趾，第 5 跖趾关节的远端，赤白肉际处（图 3-7-10）。

【解剖】皮肤→皮下组织→小趾近节趾骨底的跖侧面。穴下布有足背外侧皮神经，足背静脉弓的属支，趾足底固有动、静脉。

【主治】①头项神志病：头痛，项强，癫狂；②五官疾患：目眩，鼻衄。

【操作】直刺 0.2 ～ 0.3 寸。

67. 至阴 *Zhìyīn（BL 67）井穴

【定位】在足趾，小趾末节外侧，趾甲根角侧后方 0.1 寸（图 3-7-10）。

【解剖】皮肤→皮下组织→趾甲根。穴下布有足背外侧皮神经的趾背神经和趾背动、静脉网。

【主治】①胎位不正，难产；②头和五官疾患：头痛，目痛，鼻塞，鼻衄。

【操作】浅刺 0.1 ～ 0.5 寸或点刺出血；胎位不正用灸法。

[小结]

1. 膀胱经腧穴主治特点：睛明治目视不明；攒竹治眉棱骨痛、面瘫；天柱治眩晕；风门治伤风、咳嗽；肺俞治咳嗽气喘；心俞治心痛心悸、癫狂痫；膈俞治吐血、瘾疹；肝俞治黄疸、胁痛；胆俞治黄疸、口苦；脾俞治腹胀、纳呆、泄泻；胃俞治胃痛、呕吐；肾俞治腰痛、肾虚证；大肠俞治泄泻、痢疾；膀胱俞治小便不利、遗尿；次髎治月经不调、阳痿；委中治腰痛、丹毒；秩边治痔疾；承山治腰腿转筋；飞扬治腰腿痛；昆仑治足跟痛；申脉治失眠、目痛；至阴治难产、胎位不正。

2. 膀胱经安全事项：睛明针刺不宜捻转、提插，禁灸；背部腧穴不宜刺入过深，以免损伤重要脏器。

考纲摘要

1. 经脉循行。

2. 主治概要。

3. 常用腧穴的定位和主治要点：睛明、攒竹、天柱、肺俞、心俞、膈俞、肝俞、脾俞、肾俞、大肠俞、次髎、委中、承山、昆仑、申脉、至阴。

复习思考

【同步训练】

1. 循行"循肩膊内，挟脊，抵腰中"的经脉是（　　　）

　　A. 足少阴肾经　　　　　　B. 足太阳膀胱经　　　　　C. 足厥阴肝经

　　D. 足阳明胃经　　　　　　E. 督脉

2. 腧穴主治头、项、目、背、腰、下肢部病证、神志病以及脏腑病证的经脉是（　　　）

　　A. 足少阴肾经　　　　　　B. 足太阳膀胱经　　　　　C. 足厥阴肝经

　　D. 足阳明胃经　　　　　　E. 督脉

3. 位于后发际正中直上 0.5 寸，旁开 1.3 寸，当斜方肌外缘凹陷中的腧穴是（　　　）

　　A. 通天　　　　　　　　　B. 攒竹　　　　　　　　　C. 玉枕

　　D. 球后　　　　　　　　　E. 天柱

4. 委中位于（　　　）

　　A. 胫骨内侧髁下方凹陷中

　　B. 腓骨小头前下方凹陷中

　　C. 腘横纹中点，当股二头肌腱与半腱肌腱的中间

D. 以上皆不是

5. 位于眉头凹陷中的穴位是（　　　）

    A. 攒竹　　　　　　　　　B. 四白

    C. 承泣　　　　　　　　　D. 丝竹空

6. 昆仑位于（　　　）

    A. 内踝尖与跟腱之间凹陷中　　　　　B. 外踝尖与跟腱之间凹陷中

    C. 足底凹陷中　　　　　　　　　　　D. 以上皆不是

7. 常用于治疗胎位不正的腧穴是（　　　）

    A. 至阴　　　　　　　B. 申脉　　　　　　C. 昆仑

    D. 束骨　　　　　　　E. 飞扬

8. 位于腘横纹外侧端，股二头肌腱内缘的腧穴是（　　　）

    A. 秩边　　　　　　　B. 委中　　　　　　C. 承山

    D. 委阳　　　　　　　E. 飞扬

【思考题】

1. 足太阳膀胱经联系哪些器官？

2. 足太阳膀胱经的特定穴有哪些？

扫一扫，知答案

项目八　足少阴肾经

【学习目标】

    1. 掌握足少阴肾经经脉循行的原文。

    2. 掌握足少阴肾经主治概要和经脉病候。

    3. 掌握足少阴肾经重点腧穴的定位、主治、操作和属于何种特定穴。

    4. 熟悉足少阴肾经非重点腧穴的定位和归经。

    5. 了解腧穴的解剖层次。

一、经脉循行

【原文】

肾足少阴之脉，起于小指之下，邪走[1]足心，出于然骨[2]之下，循内踝之后，别入跟中[3]，以上腨内，出腘内廉，上股内后廉，贯脊[4]属肾，络膀胱。

其直者，从肾上贯肝膈，入肺中，循喉咙，挟舌本。

其支者，从肺出，络心，注胸中。(《灵枢·经脉》)(图 3-8-1)

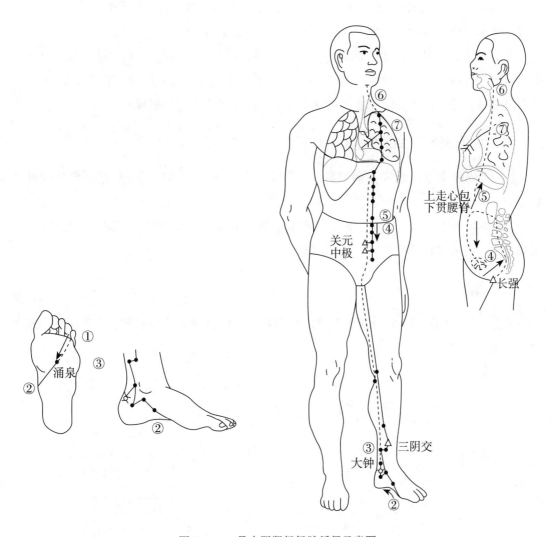

图 3-8-1 足少阴肾经经脉循行示意图

【注释】

[1] 邪走："邪"通"斜"。从小趾下斜行走向足心涌泉穴。

[2] 然骨：指内踝前突起的舟骨粗隆。

[3] 别入跟中：意指分出一支进入脚跟中。

[4] 贯脊：贯穿脊柱，指由长强穴沿脊上行，先属肾，再下络膀胱，其穴位即当肓俞向下至横骨。

【译文】

足少阴肾经，①起始于足小趾之下，②斜向足心(涌泉)，出于舟骨粗隆下(然谷、照海、水泉），沿内踝之后（太溪），分支进入足跟中（大钟），③上行小腿内（复溜、交信；会三阴交），出腘窝内侧（筑宾、阴谷），上大腿内后侧，④通过脊柱（会长强），属于肾，络于膀胱（肓俞、中注、四满、气穴、大赫、横骨；会关元、中极）。

上行主干，⑤从肾向上（商曲、石关、阴都、腹通关、幽门），通过肝、膈，进入肺中（步廊、神封、灵墟、神藏；或中、俞府），⑥沿着喉咙，夹舌根旁（通廉泉）。

其支脉，⑦肺出来，络于心，流注于胸中，与手厥阴心包经相接。

二、主治概要及主要病候

【主治概要】本经腧穴主治妇科、前阴病、肾、肺、咽喉病及经脉循行部位的其他病证。

【主要病候】咳血、气喘、舌干、咽喉肿痛、水肿、大便秘结、腰痛、下肢内侧痛、痿软无力、足心等症。

三、腧穴

本经一侧27穴，10穴分布于下肢内侧面后缘，17穴分布于胸腹部，首穴涌泉，末穴俞府（图3-8-2）。

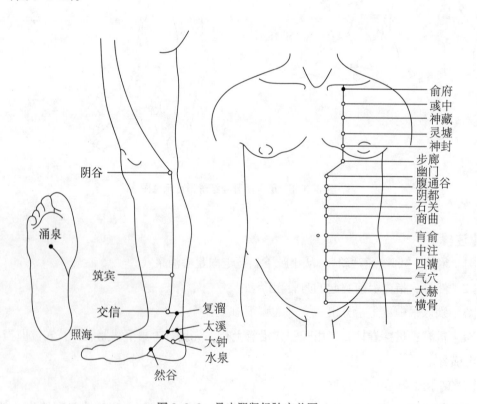

图3-8-2　足少阴肾经腧穴总图

1. 涌泉 *Yǒngquán（KI 1）井穴

【定位】在足底屈足时，足心最凹陷处（图 3-8-2，图 3-8-3）。

【解剖】皮肤→皮下组织→足底腱膜（跖腱膜）→第 2 趾足底总神经→第 2 蚓状肌。浅层布有足底内侧神经的分支。深层有第 2 趾足底总神经和第 2 趾足底总动、静脉。

【主治】①头顶痛；②眩晕，昏厥，中暑，癫狂，小儿惊风；③咽喉肿痛，舌謇，失音。

【操作】直刺 0.5～1.0 寸。

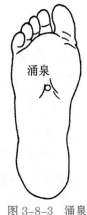

图 3-8-3 涌泉

2. 然谷 *Rángǔ（KI 2）荥穴

【定位】在足内侧缘，足舟骨粗隆下方，赤白肉际（图 3-8-2）。

【解剖】皮肤→皮下组织→蹈展肌→趾长屈肌腱。浅层布有隐神经的小腿内侧皮支。足底内侧神经皮支和足背静脉网的属支。深层有足底内侧神经和足底内侧动、静脉。

【主治】①月经不调，阴挺，阴痒遗精，带下，小便不利；②消渴，泄泻，小儿脐风；③咽喉肿痛，咳血，口噤。

【操作】直刺 0.5～1.0 寸。

3. 太溪 *Tàixī（KI 3）原穴，输穴

【定位】在踝区，内踝尖与跟腱之间的凹陷处（图 3-8-2）。

【解剖】皮肤→皮下组织→胫骨后肌腱、趾长屈肌腱与跟腱、跖肌腱之间→蹈长屈肌。浅层布有隐神经的小腿内侧皮支、大隐静脉的属支。深层有胫神经和胫后动、静脉。

【主治】①月经不调，遗精，阳痿，小便频数，消渴，泄泻；②头痛，目眩，耳聋，耳鸣，咽喉肿痛，齿痛，失眠；③内踝肿痛，足跟痛，腰痛。

【操作】直刺 0.5～1.0 寸。

4. 大钟 *Dàzhōng（KI 4）络穴

【定位】在跟区，内踝后下方跟骨上缘，跟腱附着部的内侧前方凹陷处（图 3-8-4）。

【解剖】皮肤→皮下组织→跖肌腱和跟腱的前方→跟骨。浅层布有隐神经的小腿内侧皮支、大隐静脉的属支。深层有胫后动脉的内踝支和跟支构成的动脉网。

【主治】①癃闭，遗尿，便秘；②咳血，气喘；③痴呆，嗜卧；④足跟痛，腰痛。

【操作】直刺 0.3～0.5 寸。

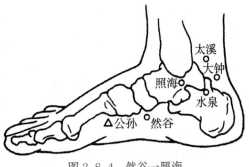

图 3-8-4 然谷→照海

5. 水泉 Shuǐquán（KI 5）郄穴

【定位】在跟区，当太溪穴直下1寸（指寸），跟骨结节的内侧凹陷处（图3-8-4）。

【解剖】皮肤→皮下组织→跟骨内侧面。浅层布有隐神经的小腿内侧皮支和大隐静脉的属支。深层有胫后动脉、静脉，足底内、外侧神经和跟内侧支。

【主治】①月经不调，痛经，阴挺；②小便不利，腹痛。

【操作】直刺0.3～0.5寸。

6. 照海 *Zhàohǎi（KI 5）八脉交会穴，通阴跷脉

【定位】在踝区，内踝尖下1寸，内踝下缘边际凹陷处（图3-8-4）。

【解剖】皮肤→皮下组织→胫骨后肌腱。浅层布有隐神经的小腿内侧皮支、大隐静脉的属支。深层有跗内侧动、静脉的分支和属支。

【主治】①月经不调，痛经，带下，小便频数，癃闭；②咽喉干痛，痫证，失眠。

【操作】直刺0.5～0.8。

7. 复溜 *Fùliū（KI 7）经穴

【定位】在小腿内侧，内踝尖直上2寸，跟腱的前缘（图3-8-5）。

【解剖】皮肤→皮下组织→跖肌腱和跟腱前方→拇长屈肌。浅层布有隐神经的小腿内侧皮支、大隐静脉的属支。深层有胫神经和胫后动脉、静脉，。

【主治】①下肢痿痹，腰痛；②盗汗，热病无汗或汗出不止；③水肿，腹胀，肠鸣，泄泻。

【操作】直刺0.5～1.0寸。

8. 交信 Jiāoxìn（KI 8）阴跷脉郄穴

【定位】在小腿内侧，内踝尖直上2寸，胫骨内侧缘的后际凹陷中（图3-8-5）。

【解剖】皮肤→皮下组织→趾长屈肌→胫骨后肌后方→拇长屈肌。浅层布有隐神经的小腿内侧皮支、大隐静脉的属支。深层有胫神经和胫后动脉、静脉。

【主治】①月经不调，崩漏，阴挺；②泄泻，便秘，疝气。

【操作】直刺1.0～1.5寸。

9. 筑宾 Zhùbīn（KI 9）阴维脉郄穴

【定位】在小腿内侧，太溪直上5寸，比目鱼肌与跟腱之间（图3-8-5）。

【解剖】皮肤→皮下组织→小腿三头肌。浅层布有隐神经的小腿内侧皮支和浅静脉。深层有胫神经和胫后动、

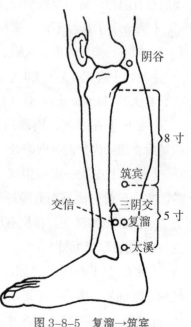

图3-8-5　复溜→筑宾

静脉。

【主治】①小腿内侧疼痛；②疝痛；③癫狂，呕吐。

【操作】直刺 1.0～1.5 寸。

10. 阴谷 Yīngǔ（KI 10）合穴

【定位】在膝后区，腘横纹上，半腱肌肌腱外侧缘（图 3-8-6）。

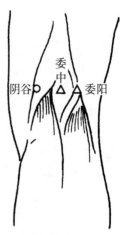

【解剖】皮肤→皮下组织→半膜肌腱与半腱肌腱→腓肠肌内侧头。浅层布有股后皮神经和皮下静脉。深层有膝上内侧动、静脉的分支或属支。

【主治】①膝股内侧痛；②阳痿，疝气，崩漏，月经不调。

【操作】直刺 1.0～1.5 寸。

图 3-8-6 阴谷

11. 横骨 Hénggǔ（KI 11）足少阴、冲脉交会穴

【定位】在下腹部，脐中下 5 寸，前正中线旁开 0.5 寸（图 3-8-7）。

【解剖】皮肤→皮下组织→腹直肌鞘前壁→锥状肌→腹直肌。浅层布有髂腹下神经前皮支，腹壁浅静脉的属支。深层有腹壁下动、静脉的分支或属支和第 11、12 胸神经前支的分支。

【主治】①少腹胀痛，小便不通，遗尿；②遗精，阳痿，疝气，阴部痛。

【操作】直刺 1.0～1.5 寸。

12. 大赫 Dàhè（KI 12）足少阴、冲脉交会穴

【定位】在下腹部，脐中下 4 寸，前正中线旁开 0.5 寸（图 3-8-7）。

【解剖】皮肤→皮下组织→腹直肌鞘前壁→锥状肌上外侧缘→腹直肌。浅层布有腹壁浅动、静脉的分支或属支，第 11、12 胸神经和第 1 腰神经前支的前皮支及伴行的动、静脉。深层有腹壁下动、静脉的分支或属支，第 11、12 胸神经前支的肌支和相应的肋间动、静脉。

【主治】遗精，阳痿，阴挺，带下，月经不调。

【操作】直刺 1.0～1.5 寸。

13. 气穴 Qìxué（KI 13）足少阴、冲脉交会穴

【定位】在下腹部，脐中下 3 寸，前正中线旁开 0.5 寸（图 3-8-7）。

【解剖】皮肤→皮下组织→腹直肌鞘前壁→腹直肌。浅层布有腹壁浅动、静脉的分支或属支，第 11、12 胸神经前支和第 1 腰神经前支的前皮支及伴行的动、静脉。深层有腹壁下动、静脉的分支或属支，第 11、12 胸神经前支的肌支和相应的肋间动、静脉。

【主治】①月经不调，带下，经闭，崩漏，小便不通；②泄泻，痢疾。

【操作】直刺 1.0～1.5 寸。

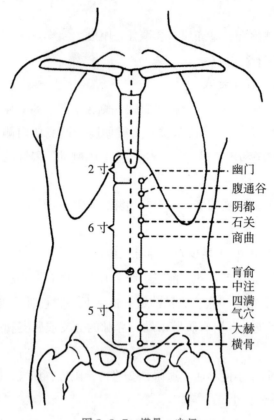

图 3-8-7 横骨→幽门

15. 中注 Zhōngzhù（KI 15）足少阴、冲脉交会穴

【定位】在下腹部，脐中下 1 寸，前正中线旁开 0.5 寸（图 3-8-7）。

【解剖】皮肤→皮下组织→腹直肌鞘前壁→腹直肌。浅层布有脐周皮下静脉网和第 10、11、12 胸神经前支的前皮支及伴行的动、静脉。深层有腹壁下动、静脉的分支或属支，第 10、11、12 胸神经前支的肌支和相应的肋间动、静脉。

【主治】①腰腹痛，便秘，泄泻；②月经不调，痛经。

【操作】直刺 1.0～1.5 寸。

16. 肓俞 Huāngshū（KI 16）足少阴、冲脉交会穴

【定位】在腹部，脐中旁开 0.5 寸（图 3-8-7）。

【解剖】皮肤→皮下组织→腹直肌鞘前壁→腹直肌。浅层布有脐周皮下静脉网，第 9、10、11 胸神经前支的前皮支及伴行的动、静脉。深层有腹壁上、下动、静脉吻合成的动、静脉网，第 9、10、11 胸神经前支的肌支和相应的肋间动、静脉。

【主治】①腹痛、腹胀、呕吐、泄泻、便秘；②疝气；③腰脊痛。

【操作】直刺 1.0～1.5 寸。

17. 商曲 Shāngqū（KI 13）足少阴、冲脉交会穴

【定位】在上腹部，脐上 2 寸，前正中线旁开 0.5 寸（图 3-8-7）。

【解剖】皮肤→皮下组织→腹直肌鞘前壁→腹直肌。浅层布有腹壁浅静脉，第 7、8、9 胸神经前支及伴行的动、静脉。深层有腹壁上动、静脉的分支或属支，第 8、9、10 胸神经前支的肌支和相应的肋间动、静脉。

【主治】腹痛，胃痛，泄泻，便秘。

【操作】直刺 1.0～1.5 寸。

18. 石关 Shíguān（KI 18）足少阴、冲脉交会穴

【定位】在上腹部，脐中上 3 寸，前正中线旁开 0.5 寸（图 3-8-7）。

【解剖】皮肤→皮下组织→腹直肌鞘前壁→腹直肌。浅层布有腹壁浅静脉，第 8、9、10 胸神经前支的前皮支及伴行的动、静脉。深层有腹壁上动、静脉的分支或属支，第 7、8、9 胸神经前支的肌支和相应的肋间动、静脉。

【主治】①呕吐，胃痛，腹痛，便秘；②妇人不孕。

【操作】直刺 1.0～1.5 寸。

19. 阴都 Yīndū（KI 19）足少阴、冲脉交会穴

【定位】在上腹部，脐中上 4 寸，前正中线旁开 0.5 寸（图 3-8-7）。

【解剖】皮肤→皮下组织→腹直肌鞘前壁→腹直肌。浅层布有腹壁浅静脉，第 7、8、9 胸神经前支的前皮支及伴行的动、静脉。深层有腹壁上动、静脉的分支或属支，第 7、8、9 胸神经前支的肌支和相应的肋间动、静脉。

【主治】①腹痛，胃痛，腹胀，便秘；②不孕。

【操作】直刺 1.0～1.5 寸。

20. 腹通谷 Fùtōnggǔ（KI 20）足少阴、冲脉交会穴

【定位】在上腹部，脐中上 5 寸，前正中线旁开 0.5 寸（图 3-8-7）。

【解剖】皮肤→皮下组织→腹直肌鞘前壁→腹直肌。浅层布有腹壁浅静脉和第 6、7、8 胸神经前支的前皮支及伴行的动、静脉。深层有腹壁上动、静脉的分支或属支，第 6、7、8 胸神经前支的肌支和相应的肋间动、静脉。

【主治】①腹痛，腹胀，呕吐；②心悸，心痛，胸痛。

【操作】直刺 0.5～1.0 寸。

21. 幽门 Yōumén（KI 21）足少阴、冲脉交会穴

【定位】在上腹部，脐中上 6 寸，前正中线旁开 0.5 寸（图 3-8-7）。

【解剖】皮肤→皮下组织→腹直肌鞘前壁→腹直肌。浅层布有第 6、7、8 胸神经前支的前皮支及伴行的动、静脉。深层有腹壁上动、静脉的分支或属支，第 6、7、8 胸神经前支的肌支和相应的肋间动、静脉。

【主治】胃痛，腹痛，腹胀，呕吐，泄泻。

【操作】直刺 0.5 ～ 1.0 寸，不可深刺，以防刺伤肝、胃。

22. 步廊 Bùláng（KI 22）

【定位】在胸部，第 5 肋间隙，前正中线旁开 2 寸（图 3-8-8）。

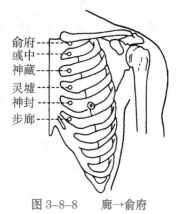

【解剖】皮肤→皮下组织→胸大肌。浅层布有第 5 肋间神经的前皮支，胸廓内动、静脉的穿支。深层有胸内、外侧神经的分支。

【主治】①咳嗽，气喘，胸胁胀满；②呕吐不食。

【操作】斜刺或平刺 0.5 ～ 0.8 寸，不可深刺、直刺，以防刺伤心、肺。

图 3-8-8　廊→俞府

23. 神封 Shénfēng（KI 23）

【定位】在胸部，第 4 肋间隙，前正中线旁开 2 寸（图 3-8-8）。

【解剖】皮肤→皮下组织→胸大肌。浅层布有第 4 肋间神经的前皮支，胸廓内动、静脉的穿支。深层有胸内、外侧神经的分支。

【主治】①咳嗽，气喘；②胸胁胀满，乳痈，呕吐，

【操作】斜刺或平刺 0.5 ～ 0.8 寸，不可深刺、直刺，以防刺伤心、肺。

24. 灵墟 Língxū（KI 24）

【定位】在胸部，第 3 肋间隙，前正中线旁开 2 寸（图 3-8-8）。

【解剖】皮肤→皮下组织→胸大肌。浅层布有第 3 肋间神经的前皮支，胸廓内动、静脉的穿支。深层有胸内、外侧神经的分支。

【主治】①咳嗽，气喘，胸胁胀满；②呕吐；③乳痈。

【操作】斜刺或平刺 0.5 ～ 1.0 寸，不可深刺、直刺，以防刺伤心、肺。

25. 神藏 Shéncáng（KI 25）

【定位】在胸部，第 2 肋间隙，前正中线旁开 2 寸（图 3-8-8）。

【解剖】皮肤→皮下组织→胸大肌。浅层布有第 2 肋间神经的前皮支，胸廓内动、静脉的穿支。深层有胸内、外侧神经的分支。

【主治】①胸痛；②咳嗽，气喘；③呕吐。

【操作】斜刺或平刺 0.5 ～ 0.8 寸，不可深刺、直刺，以防刺伤心、肺。

26. 彧中 Yùzhōng（KI 26）

【定位】在胸部，第 1 肋间隙，前正中线旁开 2 寸（图 3-8-8）。

【解剖】皮肤→皮下组织→胸大肌。浅层布有第 1 肋间神经的前皮支，锁骨上内侧神经胸廓内动、静脉的穿支。深层有胸内、外侧神经的分支。

【主治】咳嗽，气喘，胸胁胀满，不可深刺、直刺，以防刺伤心、肺。

【操作】斜刺或平刺 0.5 ～ 0.8 寸。

27. 俞府 *Shūfǔ（KI 27）

【定位】在胸部，当锁骨下缘，前正中线旁开 2 寸（图 3-8-8）。

【解剖】皮肤→皮下组织→胸大肌。浅层布锁骨上内侧神经，深层有胸内、外侧神经的分支。

【主治】①胸痛；②咳嗽，气喘；③呕吐。

【操作】斜刺或平刺 0.5 ～ 0.8 寸。

[小结]

1. 肾经重点腧穴主治特点：涌泉治昏厥、中暑、癫狂等急证；太溪治肾阴虚引起的头痛目眩、耳鸣耳聋、咽喉肿痛、齿痛、腰痛等；照海治癫痫、失眠、咽喉干痛、月经不调；复溜治水肿、盗汗、热病无汗或汗出不止；交信治月经不调、崩漏、阴挺。

2. 肾经安全事项：胸部各穴不宜深刺，以免损伤内脏；尤其是神封穴，位置近心，只能斜刺或平刺 0.5 ～ 0.8 寸，不可深刺。

考纲摘要

1. 经脉循行。

2. 主治概要。

3. 常用腧穴的定位和主治要点：涌泉、太溪、照海、复溜、交信。

复习思考

【同步训练】

1. 以下除何处外，均为足少阴肾经循行部位（   ）

    A. 胸前   B. 上臂外侧   C. 前臂内侧   D. 肘部外侧   E. 拇指桡侧

2. 足少阴肾经起于哪个穴位（   ）

    A. 孔最   B. 列缺   C. 涌泉   D. 太渊   E. 鱼际

3. 太溪主治下列何种病证（   ）

    A. 癫狂   B. 咽喉肿痛   C. 无脉症   D. 瘿气   E. 尿血

4. 照海穴除治疗妇科疾病外，还主要用于（   ）

    A. 头项疾病   B. 腰背疾病   C. 痫证   D. 半身不遂   E. 眼病

5.针刺应注意避开的血管是（　　　）

　　A.天府　　　　　B.尺泽　　　　　C.太渊　　　　　D.神封　　　　　E.鱼际

【思考题】

扫一扫，知答案

1.足少阴肾经联系哪些器官？

2.足少阴肾经的特定穴有哪些？

项目九　手厥阴心包经

【学习目标】

　　1.掌握手厥阴心包经经脉循行的原文。

　　2.掌握手厥阴心包经主治概要和经脉病候。

　　3.掌握手厥阴心包经重点腧穴的定位、主治、操作和属于何种特定穴。

　　4.熟悉手厥阴心包经非重点腧穴的定位和归经。

　　5.了解腧穴的解剖层次。

一、经脉循行

【原文】

心主手厥阴心包络之脉，起于胸中，出属心包络，下膈，历络三焦[1]。

其支者，循胸出胁[2]，下腋三寸[3]，上抵腋下，循臑内，行太阴、少阴之间，入肘中，下臂，行两筋之间，入掌中，循中指，出其端。

其支者，别掌中，循小指次指[4]出其端。（《灵枢·经脉》）（图3-9-1）

【注释】

　　[1]历络三焦：历，经历之意。指自胸至腹依次联络上、中、下三焦。

　　[2]胁：在侧胸腹部，腋下至第12肋骨部的统称。

　　[3]下腋三寸：距腋下3寸，与乳头相平处，为天池穴。

　　[4]小指次指：无名指，即第4指。

【译文】

手厥阴心包，①自胸中起始，浅出属于心包，向下贯穿膈肌，经历胸部、上腹和下腹，联络上、中、下三焦。

胸中支脉，②从胸中出走胁部，③在腋下3寸的部位（天池）又向上行至腋窝下面。④沿上臂内侧（天泉），行走在手太阴肺经和手少阴心经之间，⑤进入肘中（曲泽），下行前臂两筋（桡侧腕屈肌腱与掌长肌腱）的中间（郄门、间使、内关、大陵），⑥进入掌中（劳宫），沿中指桡侧出于末端（中冲）。

　　掌中支脉，⑦从掌中分出，沿无名指出于末端（关冲）。脉气由此与手少阳三焦经相接。（图 3-9-1）

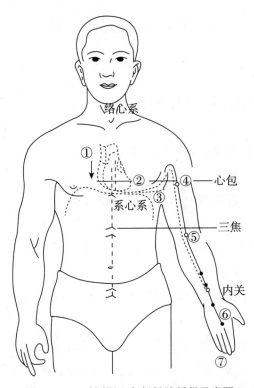

图 3-9-1　手厥阴心包经经脉循行示意图

二、主治概要及主要病候

　　【主治概要】本经腧穴主治心、心包、胸、胃、神志病，以及经脉循行经过部位的其他病证。

　　【主要病候】心悸、心痛、胸痹、胃痛、癫狂痫、上肢内侧中间痛等。

三、腧穴

　　本经一侧 9 穴，1 穴分布于胸前，8 穴分布于上肢内侧。首穴天池，末穴中冲（图 3-9-2）。

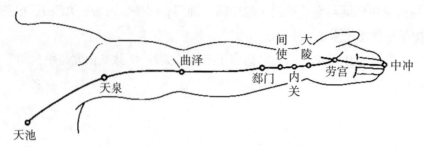

图 3-9-2　手厥阴心包经腧穴总图

1. 天池 Tiānchí（PC 1）

【定位】在胸部，第4四肋间隙，前正中线旁开5寸（见图3-9-3）。

【解剖】皮肤→皮下组织→胸大肌→胸小肌。在胸大肌外下部，胸小肌下部起端，深部为第4肋间内、外肌；有胸腹壁静脉，胸外侧动、静脉分支；布有胸前神经肌支及第4肋间神经。

【主治】①咳嗽，痰多，胸闷，气喘，胸痛；②乳痈；③瘰疬。

【操作】斜刺或平刺0.3～0.5寸，不可深刺，以免伤及心、肺。

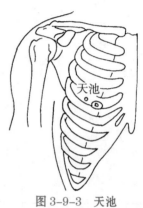

图 3-9-3　天池

2. 天泉 Tiānquán（PC 2）

【定位】在臂前区，腋前纹头下2寸，肱二头肌长、短头之间（见图3-9-4）。

【解剖】皮肤→皮下组织→肱二头肌→肱肌→喙肱肌腱。在肱二头肌的长短头之间；有肱动、静脉肌支；布有臂内侧皮神经及肌皮神经。

【主治】①心痛，咳嗽，胸胁胀满；②胸背及上臂内侧痛。

【操作】直刺1～1.5寸。

3. 曲泽 *Qūzé（PC 3）合穴

【定位】在肘前区，肘横纹上，肱二头肌腱尺侧缘凹陷中（见图3-9-4）。

【解剖】皮肤→皮下组织→正中神经→肱肌。在肱二头肌腱的尺侧；当肱动、静脉处；布有正中神经的主干。

【主治】①心痛，心悸，善惊；②胃痛，呕血，呕吐；③暑热病；④肘臂挛痛。

【操作】直刺1～1.5寸，或点刺出血。

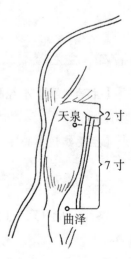

图 3-9-4　天池、曲泽

4. 郄门 *Xìmén（PC 4）郄穴

【定位】在前臂前区，腕掌侧远端横纹上 5 寸，掌长肌腱与桡侧腕屈肌腱之间（图 3-9-5）。

【解剖】皮肤→皮下组织→桡侧腕屈肌腱与掌长肌腱之间→指浅屈肌→指深屈肌→前臂骨间膜。在桡侧腕屈肌腱与掌长肌腱之间，有指浅屈肌，深部为指深屈肌；有前臂正中动、静脉，深部为前臂掌侧骨间动、静脉；布有前臂内侧皮神经，其下为正中神经，深层有前臂掌侧骨间神经。

【主治】①心痛，心悸，心烦胸痛；②咳血，呕血，衄血；③疔疮；④癫痫。

【操作】直刺 0.5 ～ 1 寸。

5. 间使 Jiānshǐ（PC 5）经穴

【定位】在前臂前区，腕掌侧远端横纹上 3 寸，掌长肌腱与桡侧腕屈肌腱之间（图 3-9-5）。

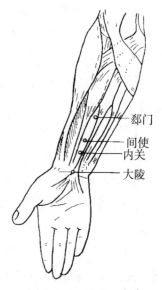

图 3-9-5 郄门→大陵

【解剖】皮肤→皮下组织→桡侧腕屈肌腱与掌长肌腱之间→指浅屈肌→指深屈肌→旋前方肌→前臂骨间膜。在桡侧腕屈肌腱与掌长肌腱之间，有指浅屈肌，深部为指深屈肌；有前臂正中动、静脉，深部为前臂掌侧骨间动、静脉；布有前臂内侧皮神经，其下为正中神经，深层有前臂掌侧骨间神经。

【主治】①心痛，心悸；②胃痛，呕吐；③热病，疟疾；④癫狂痫。

【操作】直刺 0.5 ～ 1 寸。

6. 内关 *Nèiguān（PC 6）络穴、八脉交会穴（通于阴维脉）

【定位】在前臂前区，腕掌侧远端横纹上 2 寸，掌长肌腱与桡侧腕屈肌腱之间（图 3-9-5）。

【解剖】皮肤→皮下组织→桡侧腕屈肌腱与掌长肌腱之间→指浅屈肌→指深屈肌→旋前方肌。在桡侧腕屈肌腱与掌长肌腱之间，有指浅屈肌，深部为指深屈肌；有前臂正中动、静脉，深部为前臂掌侧骨间动、静脉；布有前臂内侧皮神经，其下为正中神经，深层有前臂掌侧骨间神经。

【主治】①心痛，心悸；②胃痛，呕吐，呃逆；③中风，失眠，眩晕，郁证，癫狂痫，偏头痛；④热病；⑤肘臂挛痛。

【操作】直刺 0.5 ～ 1 寸。

7. 大陵 Dàlíng（PC 7）输穴、原穴

【定位】在腕前区，腕掌侧远端横纹中，掌长肌腱与桡侧腕屈肌腱之间（图 3-9-5）。

【解剖】皮肤→皮下组织→桡侧腕屈肌腱与掌长肌腱之间→拇长屈肌腱与指浅屈肌

腱→指深屈肌腱之间→桡腕关节前方。在掌长肌腱与桡侧腕屈肌腱之间，有拇长屈肌和指深屈肌腱；有腕掌侧动、静脉网；布有前臂内侧皮神经、正中神经掌皮支，深层为正中神经本干。

【主治】①心痛，心悸；②胃痛，呕吐，口臭；③胸胁满痛：④喜笑悲恐，癫狂痫；⑤臂、手挛痛。

【操作】直刺 0.3 ～ 0.5 寸。

8. 劳宫 *Láogōng（PC 8）荥穴

【定位】在掌区，横平第 3 掌指关节近端，第 2、3 掌骨中间偏于第 3 掌骨（图 3-9-6）。简便取穴法：握拳，中指尖下是穴。

【解剖】皮肤→皮下组织→掌腱膜→桡侧两指指浅、深肌腱之间→第 2 蚓状肌桡侧→第 1 骨间掌侧肌和第 2 骨间背侧肌。指深屈肌腱之间，在第 2 掌骨间，下为掌腱膜及第 2 蚓状肌及指浅、深屈肌腱，深层为拇指内收肌横头的起点，有骨间肌；有指掌侧总动脉；布有正中神经的第 2 指掌侧总神经。

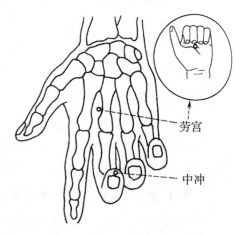

图 3-9-6　劳宫、中冲

【主治】①中风昏迷，中暑；②心痛，烦闷，癫狂痫；③口疮，口臭；④鹅掌风。

【操作】直刺 0.3 ～ 0.5 寸。为急救要穴之一。

9. 中冲 *Zhōngchōng（PC 9）井穴

【定位】在手指，中指末端最高点（图 3-9-6）。

【解剖】皮肤→皮下组织。穴下有指掌侧固有动静脉所形成的动、静脉网；为正中神经的指掌侧固有神经分布处。

【主治】①中风昏迷，舌强不语，中暑，昏厥，小儿惊风；②热病。

【操作】浅刺 0.1 寸；或点刺出血。为急救要穴之一。

[小结]

1. 心包经重点腧穴的主治特点：曲泽治呕吐、热病荨麻疹；郄门治吐血；间使治疟疾；内关治胃痛、呕吐、郁证；大陵治呕吐、疮疡；劳宫治暑热。

2. 心包经安全事项：天池不可深刺，以免刺伤肺脏。针刺间使、内关，如出现触电样麻感向中指端放射，医者应立即将针轻轻提出，转变针刺角度，避开正中神经，以免针刺后遗症。

✎ **考纲摘要**

1. 经脉循行。

2. 主治概要。

3. 常用腧穴的定位和主治要点：曲泽、郄门、内关、劳宫。

复习思考

【同步训练】

1. 下列哪组是心包经的起止穴（　　）

　　A. 极泉、中冲　　　　　B. 极泉、少冲　　　　　C. 天池、少冲

　　D. 少泽、听会　　　　　E. 天池、中冲

2. 在肘横纹中、肱二头肌肌腱尺侧凹陷处的腧穴是（　　）

　　A. 极泉　　　　　　　　B. 尺泽　　　　　　　　C. 天池

　　D. 曲池　　　　　　　　E. 曲泽

【思考题】

1. 手厥阴心包经联系哪些器官？

2. 手厥阴心包经的特定穴有哪些？

扫一扫，知答案

项目十　手少阳三焦经

【学习目标】

1. 掌握手少阳三焦经经脉循行的原文。

2. 掌握手少阳三焦经主治概要和经脉病候。

3. 掌握手少阳三焦经重点腧穴的定位、主治、操作和属于何种特定穴。

4. 熟悉手少阳三焦经非重点腧穴的定位和归经。

5. 了解腧穴的解剖层次。

一、经脉循行

【原文】

三焦手少阳之脉，起于小指次指之端，上出两指之间[1]，循手表腕[2]，出臂外两骨[3]

之间，上贯肘，循臑[4]外上肩，而交出足少阳之后，入缺盆，布膻中[5]，散络心包，下膈，遍[6]属三焦。

其支者，从膻中，上出缺盆，上项，系耳后，直上出耳角，以屈下颊至䪼[7]。

其支者，从耳后入耳中，出走耳前，过客主人[8]，前交颊，至目锐眦。(《灵枢·经脉》)(图 3-10-1)

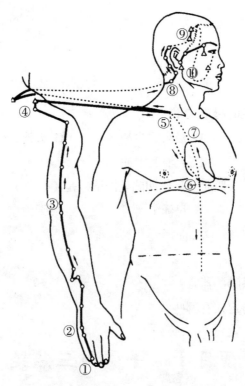

图 3-10-1　手少阳三焦经经脉循行示意图

【注释】

[1] 两指之间：指第 4、5 掌骨间。

[2] 手表腕：指手背腕关节部。

[3] 臂外两骨：指前臂背（伸）侧，尺骨与桡骨间。

[4] 臑外：上臂后（伸）侧。

[5] 膻中：此指胸中，不指穴名。

[6] 遍：原作"编"。

[7] 䪼：指目下颧部。

[8] 客主人：即上关穴。

【译文】

手少阳三焦经：①起于无名指末端（关冲），上行小指与无名指之间（液门），②沿着手背（中渚、阳池），出于前臂伸侧两骨（尺骨、桡骨）之间（外关、支沟、会宗、三阳络、四渎），③向上通过肘尖（天井），沿上臂外侧（清冷渊、消泺），向上通过肩部（臑会、肩髎），④交出足少阳经的后面（天髎；会秉风、肩井、大椎），⑤进入缺盆（锁骨上窝），分布于膻中（纵隔中），散络于心包，⑥通过膈肌，广泛遍属于上、中、下三焦。

胸中的支脉：⑦从膻中上行，出锁骨上窝，⑧循项上行，联系耳后（天牖、翳风、瘈脉、颅息），⑨直上出耳上方（角孙；会颔厌、悬厘、上关），弯下向面颊，再上行至眼下（颧髎）。

耳部支脉：⑩从耳后进入耳中，出走耳前（耳和髎、耳门；会听会），经过上关前，交面颊，到外眼角（丝竹空；会瞳子髎）接足少阳胆经。

二、主治概要及主要病候

【主治概要】本经腧穴主治头、目、耳、颊、咽喉、胸胁病和热病，以及经脉循行部位的其他病证。

【主要病候】偏头痛、耳鸣、耳聋、目痛、目眩、牙痛等头面五官疾病，胁肋痛，发热，肩臂外侧疼痛等。

三、腧穴

本经一侧23穴，13穴分布于上肢外侧，10穴分布于侧头、颈、肩部。首穴关冲，末穴丝竹空（图3-10-2）。

1. 关冲 Guānchōng（TE 1）井穴

【定位】在手指，第4指末节尺侧，指甲根角侧上方0.1寸（指寸）（图3-10-3）。

【解剖】皮肤→皮下组织→指甲根。皮下组织内有尺神经、指掌侧固有神经指背支的分支。指掌侧固有动、静脉，指背支的动、静脉网。

【主治】①热病，中暑，昏厥。②头痛，目赤，耳聋，耳鸣，咽喉肿痛。

【操作】斜刺0.1～0.2寸，或点刺出血。

2. 液门 Yèmén（TE 2）荥穴

【定位】在手背部，当第4、5指间，指蹼缘后方赤白肉际凹陷中（图3-10-3）。

【解剖】皮肤→皮下组织→在第4与第5指近节指骨基底部之间→第4骨间背侧肌和第4蚓状肌。浅层分布有尺神经的指背神经、手背静脉网。深层有指背动、静脉等结构。

【主治】①头痛，目赤，耳痛，耳鸣，耳聋，喉痹；②手臂痛；③疟疾。

【操作】直刺0.3～0.5寸；可灸。

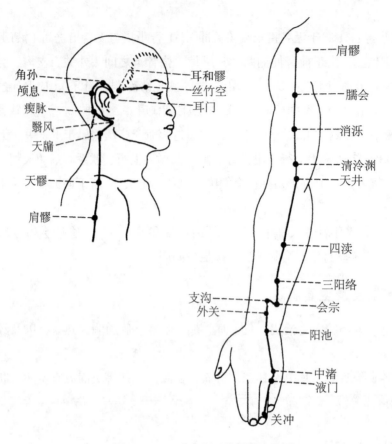

角孙 ——
颅息 ——
瘈脉 ——
翳风 ——
天牖 ——
天髎 ——
肩髎 ——

耳和髎
丝竹空
耳门

肩髎
臑会
消泺
清泠渊
天井
四渎
三阳络
会宗
阳池
中渚
液门

支沟
外关

关冲

图 3-10-2　手少阳三焦经腧穴总图

3. 中渚 *Zhōngzhǔ（TE 3）输穴

【定位】手背部，第 4、5 掌骨间，第 4 掌指关节近端凹陷中（图 3-10-3）。

【解剖】皮肤→皮下组织→第 4 骨间肌背侧肌。浅层布有来自尺神经的指背神经、手背静脉网的尺侧部。深层有第 4 掌背动脉等结构。

【主治】①头痛、目赤、耳鸣、耳聋、咽喉肿痛等头面五官病证；②手指屈伸不利，肩背肘臂酸痛；③热病。

【操作】直刺 0.3～0.5 寸；可灸。

4. 阳池 *Yángchí（TE 4）原穴

【定位】在腕后区，腕背侧远端横纹上，指伸肌腱的尺侧缘凹陷中（图 3-10-3）。

【解剖】皮肤→皮下组织→腕背侧韧带→指伸肌腱

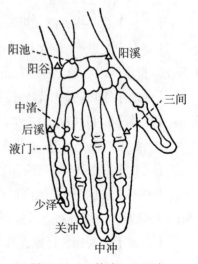

阳池
阳谷
中渚
后溪
液门
少泽
关冲
中冲
阳溪
三间

图 3-10-3　关冲——阳池

（桡侧）与小指伸肌腱→桡腕关节。浅层分布着尺神经手背支，腕背静脉网，前臂后皮神经的末支。深层有尺动脉腕背支的分支。

【主治】①耳聋，目赤肿痛，咽喉肿痛；②腕痛，肩臂痛；③疟疾，消渴。

【操作】直刺 0.3～0.5 寸；可灸。

5. 外关 *Wàiguān（TE 5）络穴，八脉交会穴之一（通阳维脉）

【定位】在前臂后区，腕背侧远端横纹上 2 寸，尺骨与桡骨间隙中点（图 3-10-4）。

【解剖】皮肤→皮下组织→小指伸肌和指伸肌→拇长伸肌和食指伸肌。浅层布有前臂后皮神经、头静脉和贵要静脉的属支。深层有骨间后动、静脉和骨间后神经。

【主治】①上肢痿痹不遂，肘臂屈伸不利，肩背痛，腕关节疼痛，手指疼痛，手颤；②热病，头痛、目赤肿痛、耳鸣、耳聋等头面五官病证；③颈项强痛，落枕，胁肋痛。

【操作】直刺 0.5～1 寸；可灸。

6. 支沟 *Zhīgōu（TE 6）经穴

【定位】在前臂后区，腕背侧远端横纹上 3 寸，尺骨与桡骨间隙中点（图 3-10-4）。

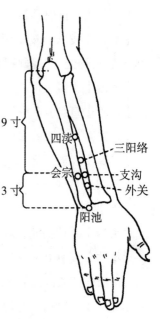

图 3-10-4　外关→四渎

【解剖】皮肤→皮下组织→小指伸肌→拇长伸肌→前臂骨间膜。浅层布有前臂后皮神经、头静脉和贵要静脉的属支。深层有骨间后动、静脉和骨间后神经。

【主治】①肩背酸痛，胁肋痛；②耳鸣，耳聋，暴喑；③便秘，热病。

【操作】直刺 0.5～1 寸；可灸。

7. 会宗 Huìzōng（TE 7）郄穴

【定位】在前臂后区，腕背侧远端横纹上 3 寸，尺骨的桡侧缘（图 3-10-4）。

【解剖】皮肤→皮下组织→尺侧腕伸肌→食指伸肌→前臂骨间膜。浅层布有前臂后皮神经、贵要静脉的属支。深层有前臂骨间后动、静脉的分支和属支，前臂骨间后神经的分支。

【主治】①耳鸣，耳聋；②上肢痹痛；③痫证。

【操作】直刺 0.5～1 寸；可灸。

8. 三阳络 Sānyángluò（TE 8）

【定位】在前臂后区，腕背侧远端横纹上 4 寸，尺骨与桡骨间隙中点（图 3-10-4）。

【解剖】皮肤→皮下组织→指伸肌→拇长展肌→拇短伸肌→前臂骨间膜。浅层布有前臂后皮神经、头静脉和贵要静脉的属支。深层有前臂骨间后动、静脉的分支及属支，前臂

135

骨间后神经的分支。

【主治】①上肢痹痛；②暴喑，耳聋，龋齿痛。

【操作】直刺 0.5～1 寸；可灸。

9. 四渎 Sìdú（TE 9）

【定位】在前臂后区，肘尖下 5 寸，尺骨与桡骨间隙中点（图 3-10-4）。

【解剖】皮肤→皮下组织→小指伸肌与尺侧腕伸肌、拇长展肌和拇长伸肌。浅层分布着前臂后皮神经、头静脉和贵要静脉的属支。深层有骨间后动、静脉和骨间后神经。

【主治】①偏头痛，暴喑，暴聋，齿痛，咽喉肿痛；②前臂痛。

【操作】直刺 0.5～1 寸；可灸。

10. 天井 Tiānjǐng（TE 10）合穴

【定位】在肘后区，肘尖上 1 寸凹陷中（图 3-10-5）。

【解剖】皮肤→皮下组织→肱三头肌。浅层有前臂背侧皮神经等结构。深层有肘关节动、静脉网，桡神经肌支。

【主治】①偏头痛，耳鸣，耳聋；②肘臂痛；③瘿气，瘰疬；④癫痫。

【操作】直刺 0.5～1 寸；可灸。

11. 清冷渊 Qīnglíngyuān（TE 11）

【定位】在臂后区，肘尖与肩峰角连线上，肘尖上 2 寸（图 3-10-5）。

【解剖】皮肤→皮下组织→肱三头肌。浅层分布有臂后皮神经。深层有中副动、静脉，桡神经肌支。

【主治】①肩臂痛，胁痛；②头痛，目痛。

【操作】直刺 0.5～1 寸；可灸。

12. 消泺 Xiāoluò（TE 12）

【定位】在臂后区，肘尖与肩峰角连线上，肘尖上 5 寸（图 3-10-5）。

【解剖】皮肤→皮下组织→肱三头肌长头→肱三头肌内侧头。浅层分布着臂后皮神经。深层有中副动、静脉和桡神经的肌支。

【主治】①头痛，颈项强痛，齿痛；②肩臂痛。

【操作】直刺 0.8～1 寸；可灸。

13. 臑会 Nàohuì（TE 13）

【定位】在臂后区，肩峰角下 3 寸，三角肌的后下缘（图 3-10-5）。

【解剖】皮肤→皮下组织→肱三头肌长头与外侧头之间。浅层有臂后皮神经。深层有桡神经，肱深动、静脉。

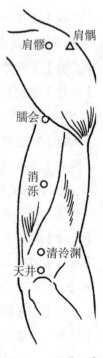

图 3-10-5　天井→肩

【主治】①肩臂痛，肩胛肿痛；②瘿气，瘰疬，目疾。

【操作】直刺 1～1.5 寸；可灸。

14. 肩髎 *Jiānliáo（TE 14）

【定位】在三角肌区，肩峰角与肱骨大结节两骨间凹陷中（图 3-10-5）。

【解剖】皮肤→皮下组织→肱三头肌→三角肌。浅层分布着锁骨上外侧神经。深层腋神经和旋肱后动、静脉。

【主治】肩臂挛痛不遂。

【操作】直刺 1～1.5 寸；可灸。

15. 天髎 Tiānliáo（TE 15）

【定位】在肩胛区，肩胛骨上角骨际凹陷中（图 3-10-6）。

【解剖】皮肤→皮下组织→斜方肌、冈上肌。浅层分布有锁骨上神经和第 1 胸神经后支外侧皮支。深层有肩胛背动、静脉的分支或属支，肩胛上动、静脉的分支和属支，以及肩胛上神经等结构。

【主治】肩臂痛，颈项强痛。

【操作】直刺 0.5～0.8 寸；可灸。

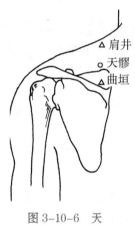

图 3-10-6 天

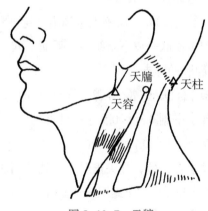

图 3-10-7 天牖

16. 天牖 Tiānyǒu（TE 16）

【定位】在颈部，横平下颌角，胸锁乳突肌的后缘凹陷中（图 3-10-7）。

【解剖】皮肤→皮下组织→胸锁乳突肌止部后缘。浅层分布有颈外静脉属支、耳大神经和枕小神经。深层有枕动、静脉的分支和属支，颈深动、静脉升支。

【主治】①头痛、头眩、项强、目不明、暴聋、鼻衄、喉痹等头面五官病证；②瘰疬；③肩背痛。

【操作】直刺 0.8～1 寸；可灸。

17. 翳风 *yìfēng（TE 17）

【定位】在颈部，耳垂后方，当乳突下端前方凹陷中（图3-10-8）。

【解剖】皮肤→皮下组织→腮腺。浅层分布有耳大神经和颈外静脉的属支。深层有颈外动脉的分支、耳后动脉、面神经等。

【主治】①耳鸣，耳聋等耳疾；②口眼㖞斜，牙关紧闭，颊肿，齿痛；③瘰疬。

【操作】直刺0.5～1寸。

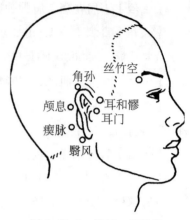

图3-10-8 翳风→丝竹空

18. 瘈脉 Chìmài（TE 18）

【定位】在头部，乳突中央，当角孙与翳风沿耳轮弧形连线的上2/3与下1/3的交点处（图3-10-8）。

【解剖】皮肤→皮下组织→耳后肌。穴下分布有耳大神经和面神经耳后支及耳后动、静脉。

【主治】①头痛；②耳聋，耳鸣；③小儿惊风。

【操作】平刺0.3～0.5寸，或点刺出血。

19. 颅息 Lúxī（TE 19）

【定位】在头部，当角孙与翳风沿耳轮弧形连线的上1/3与下2/3的交点处（图3-10-8）。

【解剖】皮肤→皮下组织→耳后肌。穴下分布有耳大神经，枕小神经，面神经耳后支，耳后动、静脉的耳支。

【主治】①头痛；②耳聋，耳鸣；③小儿惊风。

【操作】平刺0.3～0.5寸；可灸。

20. 角孙 Jiǎosūn（TE 20）

【定位】在头部，耳尖正对发际处（图3-10-8）。

【解剖】皮肤→皮下组织→耳上肌。穴下分布有耳颞神经的分支，颞浅动、静脉耳前支。

【主治】①头痛，项强；②目赤肿痛，目翳；③齿痛，颊肿。

【操作】平刺0.3～0.5寸；可灸。

21. 耳门 *ěrmén（TE 21）

【定位】在耳区，耳屏上切迹与下颌骨髁状突之间的凹陷中（图3-10-8）。

【解剖】皮肤→皮下组织→腮腺。穴下分布有耳颞神经，颞浅动、静脉耳前支，面神经分支。

【主治】①耳聋、耳鸣、聤耳等耳疾；②齿痛，颈颌痛。

【操作】直刺0.5～1寸。

22. 耳和髎 ěrhéliáo（TE 22）

【定位】在头部，鬓发后缘，耳郭根的前方，颞浅动脉的后缘（图 3-10-8）。

【解剖】皮肤→皮下组织→颞肌。浅层分布有耳颞神经，面神经颞支，颞浅动、静脉的分支和属支。深层颞深前、后神经，均是三叉神经下颌神经的分支。

【主治】①头痛，耳鸣；②牙关紧闭，口喎。

【操作】避开动脉，斜刺 0.3 ～ 0.5 寸。

23. 丝竹空 Sīzhúkōng（TE 23）

【定位】在面部，当眉梢凹陷处（图 3-10-8）。

【解剖】皮肤→皮下组织→眼轮匝肌。分布有眶上神经，颧面神经，面神经颞支和颧支，颞浅动、静脉的额支。

【主治】①目赤肿痛，眼睑眴动，目眩，齿痛，头痛；②癫，狂，痫。

【操作】平刺 0.5 ～ 1 寸。不宜灸。

[小结]

1. 手少阳三焦经重点腧穴主治特点：本经腧穴主要治疗侧头、耳、目、咽喉、胸胁病，热病及本经循行部位的其他病证。关冲、中渚共同治头痛、目赤、耳鸣、耳聋、咽喉肿痛、热病。阳池、外关、支沟共同治耳鸣、耳聋、热病。其中阳池又治腕痛、疟疾、消渴；外关又治头痛、表证、上肢痿痹、胸胁痛；支沟又治便秘、胁肋痛、暴暗。天井治偏头痛、癫痫、瘰疬、瘿气。肩髎治上肢痿痹、肩臂不举。翳风、耳门共同治耳鸣、耳聋、牙痛。其中翳风又治面瘫、牙关紧闭、颊肿、瘰疬、呃逆，有疏风的功效。丝竹空治眼部疾患、牙痛、癫狂痫。

2. 手少阳三焦经安全事项：肩背部的穴位均不宜向胸部、胸侧深刺，以免刺伤肺脏造成气胸。面、手及关节部均不宜直接灸，以免形成灸疮，影响美观和关节活动。关冲治热病宜三棱针点刺放血，天牖、翳风针刺手法不宜过强，耳门要张口进针，避开耳前动脉。

📝 考纲摘要

1. 经脉循行。

2. 主治概要。

3. 常用腧穴的定位和主治要点：中渚、阳池、外关、支沟、肩髎、翳风、耳门。

复习思考

【同步训练】

1. 下列各穴中，属于三焦经的穴位是（　　　）
　　A. 率谷　　　　　　　B. 听宫　　　　　　　C. 听会
　　D. 完骨　　　　　　　E. 翳风

2. 下列各穴主治便秘较好的是（　　　）
　　A. 公孙　丰隆　　　　B. 中脘　下巨虚　　　C. 水分　上巨虚
　　D. 支沟　天枢　　　　E. 下脘　陷谷

3. 下列各穴中，属于三焦经的穴位是（　　　）
　　A. 天窗　　　　　　　B. 天容　　　　　　　C. 天髎
　　D. 天宗　　　　　　　E. 颧髎

4. 下列哪穴为三焦经的穴位（　　　）
　　A. 听会　　　　　　　B. 听宫　　　　　　　C. 耳门
　　D. 上关　　　　　　　E. 下关

5. 手少阳三焦经的终末穴是（　　　）
　　A. 关冲　　　　　　　B. 极泉　　　　　　　C. 少冲
　　D. 瞳子髎　　　　　　E. 丝竹空

【思考题】

1. 外关穴为何能治疗热病?

2. 简述下列腧穴的定位：阳池、肩髎、翳风、耳门。

扫一扫，知答案

项目十一　足少阳胆经

【学习目标】

1. 掌握足少阳胆经经脉循行的原文。

2. 掌握足少阳胆经主治概要和经脉病候。

3. 掌握足少阳胆经重点腧穴的定位、主治、操作和属于何种特定穴。

4. 熟悉足少阳胆经非重点腧穴的定位和归经。

5. 了解腧穴的解剖层次。

一、经脉循行

【原文】

胆足少阳之脉，起于目锐眦，上抵头角[1]，下耳后，循颈，行手少阳之前，至肩上，却交出手少阳之后，入缺盆。

其支者，从耳后入耳中，出走耳前，至目锐眦后。

其支者，别锐眦，下大迎，合于手少阳，抵于颇，下加颊车[2]，下颈，合缺盆。以下胸中，贯膈，络肝、属胆，循胁里，出气街，绕毛际[3]，横入髀厌中[4]。

其直者，从缺盆下腋，循胸，过季胁[5]，下合髀厌中。以下循髀阳[6]，出膝外廉，下外辅骨[7]之前，直下抵绝骨[8]之端，下出外踝之前，循足跗上，入小指次指[9]之间。

其支者，别跗上，入大指之间，循大指歧骨[10]内，出其端；还贯爪甲，出三毛[11]。（《灵枢·经脉》）（图 3-11-1）

【注释】

[1] 头角：指额结节部，一般称额角。

[2] 颊车：指经脉向下覆盖于颊车穴部。

[3] 毛际：指耻骨的阴毛处。

[4] 髀厌：即髀区，指股骨大转子部，环跳穴在其旁。

[5] 季胁：腋下为胁，胁下第 11 肋骨处为季胁。

[6] 髀阳：大腿外侧。

[7] 外辅骨：指腓骨。注："辅骨，谓辅佐骨之骨，在骱之外。"（《铜人针灸腧穴图经》）腓骨在胫骨之外，故称外辅骨。

[8] 绝骨：指腓骨下端的低凹处。

[9] 小指次指：即第 4 足趾。

[10] 大指歧骨：指第 1 跖骨而言。

[11] 三毛：指足大趾爪甲后处丛毛。滑伯仁注："大指爪甲后为三毛。"

【译文】

足少阳胆经，①从外眼角开始（瞳子髎），上行到额角（颔厌、悬颅、悬厘、曲鬓，会头维、和髎、角孙），下耳后（率谷、天冲、浮白、头窍阴、完骨、本神、阳白、头临泣、目窗、正营、承灵、脑空、风池），沿颈旁，行手少阳三焦经之前（经天容），②至肩上退后，交出手少阳三焦经之后（会大椎，经肩井，会秉风），③进入缺盆（锁骨上窝）。

耳部支脉，④从耳后进入耳中（会翳风），走耳前（听会、上关，会听宫、下关），至外眼角后。

目部支脉，⑤从外眼角分出，下向大迎，会合手少阳三焦经至眼下，⑥下边经过颊车

（下颌角），下行颈部，⑦会合于缺盆（锁骨上窝）。由此下入胸中，通过膈肌，络于肝，属于胆，沿胁里，出于气街（腹股沟动脉处），绕阴部毛际，⑧横向进入髋关节部。

躯体部主干，⑨从缺盆（锁骨上窝），下向腋下（渊腋、辄筋，会天池），⑩沿胸侧，过季胁（日月、京门，会章门），向下会合于髋关节部（带脉、五枢、维道、居髎、环跳）。⑪由此向下，沿大腿外侧（风市、中渎），出膝外侧（膝阳关），下向腓骨头前（阳陵泉），直下到腓骨下段（阳交、外丘、光明、阳辅、悬钟），下出外踝之前（丘墟），⑫沿足背进入第4趾外侧（足临泣、地五会、侠溪、足窍阴）。

足背部支脉，⑬从足背分出，进入大趾趾缝间，沿第1、2跖骨间，出大趾端，回转通过爪甲，出于趾背毫毛部，接足厥阴肝经。

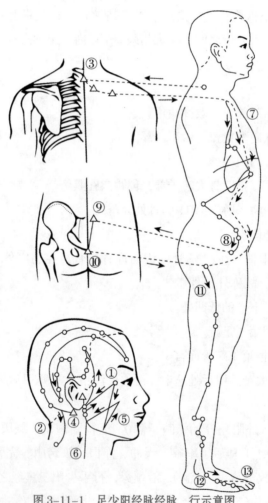

图 3-11-1　足少阳经脉经脉　行示意图

二、主治概要和经脉病候

【主治概要】本经腧穴主治头面五官疾病、肝胆病及经脉循行部位的其他病证。

【**主要病候**】口苦，目眩，疟疾，头痛，颔痛，目外眦痛，缺盆部肿痛，腋下肿，胸、胁、股及下肢外侧痛，足外侧痛，足外侧发热等症。

三、腧穴

本经一侧44穴，15穴分布于外侧面，8穴在髋、侧胸腹部，21穴在头面、项、肩部。首穴是瞳子髎，末穴是足窍阴（图3-11-2）。

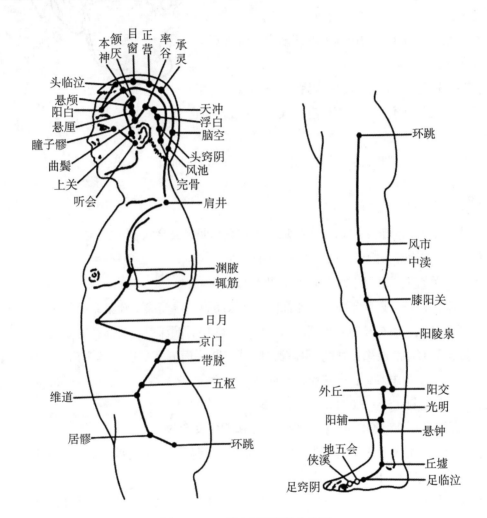

图 3-11-2　足少阳胆经腧穴总图

1. **瞳子髎** *Tóngzǐliáo（GB 1）手太阳、手足少阳经交会穴

【**定位**】在面部，目外眦外侧0.5寸凹陷中（图3-11-3）。

【**解剖**】皮肤→皮下组织→眼轮匝肌→颞筋膜→颞肌。浅层布有颧神经的颧面支和颧颞支。深层有颞深前、后神经和颞深前、后动脉的分支。

【主治】①面部五官疾患：目痛，目赤，目翳，青盲，口眼㖞斜；②头部疾患：头痛。

【操作】直刺或平刺0.3～0.5寸；或用三棱针点刺出血。

2. 听会 *Tīnghuì（GB 2）

【定位】在面部，耳屏间切迹与下颌骨髁突之间的凹陷中。

注：张口，耳屏间切迹前方的凹陷中。听宫直下（图3-11-3）。

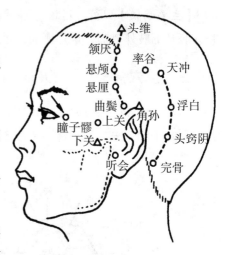

图3-11-3 瞳子　→完骨

【解剖】皮肤→皮下组织→腮腺囊→腮腺。浅层布有耳颞神经和耳大神经。深层有颞浅动、静脉和面神经丛等。

【主治】①耳部疾患：耳鸣，耳聋，聤耳；②头面五官疾患：齿痛，面痛，口㖞，腮肿。

【操作】直刺0.5～1.0寸。

3. 上关 Shàngguān（GB 3）手足少阳、足阳明经交会穴

【定位】在面部，颧弓上缘中央凹陷中。

注：下关直上，颧弓上缘凹陷中（图3-11-3）。

【解剖】皮肤→皮下组织→颞浅筋膜→颞深筋膜→颞筋膜下疏松结缔组织→颞肌。浅层布有耳颞神经、面神经颞支和颞浅动、静脉。深层有颞深前、后神经的分支。

【主治】①耳部疾患：耳鸣，耳聋，聤耳；②头面五官疾患：偏头痛，口㖞，口噤，齿痛，面痛；③神志疾患：癫狂痫，瘛疭。

【操作】直刺0.5～1.0寸。

4. 颔厌 Hànyàn（GB 4）手足少阳、足阳明经交会穴

【定位】在头部，从头维至曲鬓的弧形连线（其弧度与鬓发弧度相应）的上1/4与下3/4的交点处（图3-11-3）。

【解剖】皮肤→皮下组织→耳上肌→颞筋膜→颞肌。浅层布有耳颞神经，颞浅动、静脉顶支。深层有颞深前、后神经的分支。

【主治】①头部疾患：偏头痛；②面部五官疾患：齿痛，耳鸣，口㖞；③神志疾患：眩晕。

【操作】平刺0.5～0.8寸。

5. 悬颅 Xuánlú（GB 5）

【定位】在头部，从头维至曲鬓的弧形连线（其弧度与鬓发弧度相应）的中点处（图

3–11–3）。

【解剖】同颔厌穴。

【主治】①头部疾患：偏头痛；②面部五官疾患：目赤肿痛，齿痛，面肿；③瘛疭。

【操作】平刺 0.5 ～ 0.8 寸。

6. 悬厘 Xuánlí（GB 6）手足少阳、足阳明经交会穴

【定位】在头部，从头维至曲鬓的弧形连线（其弧度与鬓发弧度相应）的上 3/4 与下 1/4 的交点处（图 3–11–3）。

【解剖】同颔厌穴。

【主治】①头部疾患：偏头痛；②面部五官疾患：目赤肿痛，齿痛，面痛，耳鸣；③热病。

【操作】平刺 0.5 ～ 0.8 寸。

7. 曲鬓 Qūbìn（GB 7）足少阳、足太阳经交会穴

【定位】在头部，耳前鬓角发际后缘与耳尖水平线的交点处（图 3–11–3）。

【解剖】同颔厌穴。

【主治】①头面部疾患：偏头痛，颌颊肿；②五官部疾患：目赤肿痛，牙关紧闭，暴喑。

【操作】平刺 0.5 ～ 0.8 寸。

8. 率谷 Shuàigǔ（GB 8）足少阳、足太阳经交会穴

【定位】在头部，耳尖直上，入发际 1.5 寸。

注：角孙直上，入发际 1.5 寸。咀嚼时，以手按之有肌肉鼓动（图 3–11–3）。

【解剖】皮肤→皮下组织→耳上肌→颞筋膜→颞肌。穴下布有耳神经和枕大神经会合支及颞浅动、静脉顶支。

【主治】①头面五官部疾患：偏头痛，眩晕，呕吐，耳鸣，目痛；②小儿惊风。

【操作】平刺 0.5 ～ 0.8 寸。

9. 天冲 Tiānchōng（GB 9）足少阳、足太阳经交会穴

【定位】在头部，耳根后缘直上，入发际 2 寸（图 3–11–3）。

【解剖】皮肤→皮下组织→耳上肌→颞筋膜→颞肌。穴下布有耳颞神经和枕大神经会合支颞浅动、静脉顶支和耳后动、静脉。

【主治】①头面五官部疾患：头痛，耳鸣，耳聋，齿龈肿痛；②神志疾患：痫证，惊恐。

【操作】平刺 0.5 ～ 0.8 寸。

10. 浮白 Fúbái（GB 10）足少阳、足太阳经交会穴

【定位】在头部，耳后乳突的后上方，从天冲至完骨的弧形连线（其弧度与耳郭弧度

相应）的上 1/3 与下 2/3 交点处（图 3-11-3）。

【解剖】皮肤→皮下组织→帽状腱膜。穴下布有枕小神经和枕大神经的吻合支以及耳后动、静脉。

【主治】①头面五官部疾患：头痛，耳鸣，耳聋，目痛，齿痛，颈项强痛；②瘿气。

【操作】平刺 0.5 ～ 0.8 寸。

11. 头窍阴 Tóuqiàoyīn（GB 11）足少阳、足太阳经交会穴

【定位】在头部，耳后乳突的后上方，从天冲到完骨的弧线连线（其弧度与耳郭弧度相应）的上 2/3 与下 1/3 交点处（图 3-11-3）。

【解剖】皮肤→皮下组织→帽状腱膜。穴下布有枕小神经和耳后动、静脉的分支。

【主治】①头颈五官部疾患：头项痛，颈项强痛，耳鸣，耳聋，耳痛；②胸胁痛。

【操作】平刺 0.5 ～ 0.8 寸。

12. 完骨 Wángǔ（GB 12）足少阳、足太阳经交会穴

【定位】在头部，耳后乳突的后下方凹陷中（图 3-11-3）。

【解剖】皮肤→皮下组织→胸锁乳突肌→头夹肌→头最长肌。浅层布有枕小神经，耳后动、静脉的分支或属支。深层有颈深动、静脉。如果深刺可能刺中椎动脉。

【主治】①头部疾患：头痛，颈项强痛；②面部五官疾患：口㖞，颊肿，齿痛；③神志疾患及其他病证：失眠，癫狂，疟疾。

【操作】平刺 0.5 ～ 0.8 寸。

13. 本神 Běnshén（GB 13）足少阳、阳维脉交会穴

【定位】在头部，前发际上 0.5 寸，头正中线旁开 3 寸（图 3-11-4）。

【解剖】皮肤→皮下组织→枕额肌额腹。穴下布有眶上动、静脉和眶上神经以及颞浅动静脉额支。

【主治】①头面部疾患：头痛，目眩；②局部疾患：胸胁痛，颈项强痛；③神志疾患：癫痫，小儿惊风，中风。

【操作】平刺 0.3 ～ 0.5 寸。

14. 阳白 *Yángbái（GB 14）足少阳、阳维脉交会穴

【定位】在头部，眉上 1 寸，瞳孔直上（图 3-11-4）。

【解剖】皮肤→皮下组织→枕额肌额腹。穴下布有眶上神经外侧支和眶上动、静脉外侧支。

【主治】①面部五官疾患：目痛，眼睑下垂，面瘫；②头部疾患：头痛，眩晕。

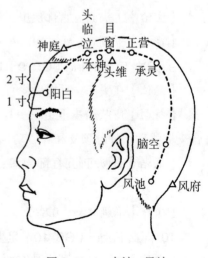

图 3-11-4　本神→风池

【操作】横刺 0.3 ～ 0.5 寸。

15. 头临泣 *Tóulínqì（GB 15）足少阳、太阳与阳维脉交会穴

【定位】在头部，前发际上 0.5 寸，瞳孔直上（图 3-11-4）。

【解剖】皮肤→皮下组织→帽状腱膜→腱膜下疏松结缔组织。穴下布有眶上神经和眶上动、静脉。

【主治】①头部疾患：头痛；②面部五官疾患：目眩，流泪，鼻塞，鼻渊；③神志疾患：小儿惊痫。

【操作】平刺 0.3 ～ 0.5 寸。

16. 目窗 Mùchuāng（GB 16）足少阳、阳维脉交会穴

【定位】在头部，前发际上 1.5 寸，瞳孔直上。

注：头临泣直上 1 寸处（图 3-11-4）。

【解剖】皮肤→皮下组织→帽状腱膜→腱膜下疏松结缔组织。穴下布有眶上神经和颞浅动、静脉的额支。

【主治】①面部五官疾患：目赤肿痛，鼻塞；②头部疾患：头痛，眩晕；③神志疾患：小儿惊痫。

【操作】平刺 0.3 ～ 0.5 寸。

17. 正营 Zhèngyíng（GB 17）足少阳、阳维脉交会穴

【定位】在头部，前发际上 2.5 寸，瞳孔直上（图 3-11-4）。

【解剖】皮肤→皮下组织→帽状腱膜→腱膜下疏松结缔组织。穴下布有眶上神经和枕大神经的吻合支，颞浅动、静脉的顶支，枕大神经和枕动、静脉的分支。

【主治】①头部疾患：头痛，眩晕；②五官部疾患：齿痛，唇吻急强。

【操作】平刺 0.3 ～ 0.5 寸。

18. 承灵 Chénglíng（GB 18）足少阳、阳维脉交会穴

【定位】在头部，前发际上 4 寸，瞳孔直上（图 3-11-4）。

【解剖】皮肤→皮下组织→帽状腱膜→腱膜下疏松结缔组织。穴下布有枕大神经和枕动、静脉的分支。

【主治】①头部疾患：头痛，眩晕；②面部五官疾患：目痛，鼻塞，鼻衄。

【操作】平刺 0.3 ～ 0.5 寸。

19. 脑空 Nǎokōng（GB 19）足少阳、阳维脉交会穴

【定位】在头部，横平枕外隆凸的上缘，风池直上（图 3-11-4）。

【解剖】皮肤→皮下组织→枕额肌枕腹。穴下布有枕大神经，动、静脉，面神经耳后支。

【主治】①头部五官疾患：头痛，目眩，耳鸣，颈项强痛；②神志疾患：癫，狂，痫，惊悸；③热病。

【操作】平刺 0.3～0.5 寸。

20. 风池 *Fēngchí（GB 20）足少阳、阳维脉交会穴

【定位】在颈后区，枕骨之下，胸锁乳突肌上端与斜方肌上端之间的凹陷中（图 3-11-4）。

【解剖】皮肤→皮下组织→斜方肌和胸锁乳突肌之间→头夹肌→头半棘肌→头后大直肌与头上斜肌之间。浅层布有枕小神经和枕动、静脉的分支或属支。深层有枕下神经。

【主治】①头部疾患：颈项强痛，头痛，眩晕；②面部五官疾患：目赤肿痛，鼻塞，鼻衄，耳鸣，咽喉肿痛；③神志疾患及其他病证：失眠，癫痫，中风热病，感冒。

【操作】向鼻尖方向斜刺 0.8～1.2 寸，或平刺透风府；深部为延髓，必须严格掌握针刺角度与深度。

21. 肩井 *Jiānjǐng（GB 21）手足少阳、足阳明、阳维脉交会穴

【定位】在肩胛区，第 7 颈椎棘突与肩峰最外侧点连线的中点（图 3-11-5）。

【解剖】皮肤→皮下组织→斜方肌→肩胛提肌。浅层布有锁骨上神经及颈浅动静脉的分支或属支。深层有颈横动、静脉的分支或属支和肩胛背神经的分支。

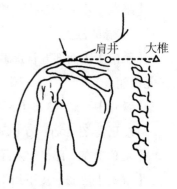

图 3-11-5 肩井

【主治】①局部疾患：肩背痛，颈项强痛，上肢不遂，中风；②头部疾患：头痛，眩晕；③乳汁不下，乳痈，难产；④瘰疬。

【操作】直刺 0.3～0.5 寸，深部正当肺尖，慎不可深刺，捣刺；孕妇禁用。

22. 渊腋 Yuānyè（GB 22）

【定位】在胸外侧区，第 4 肋间隙中，在腋中线上（图 3-11-6）。

【解剖】皮肤→皮下组织→前锯肌→肋间外肌。浅层布有第 3、4、5 肋间神经外侧皮支，胸长神经和胸外侧动、静脉。深层有第 4 肋间神经和第 4 肋间后动、静脉。

【主治】①腋肿，胸满，胁痛；②上肢痹痛。

【操作】平刺 0.5～0.8 寸；不可深刺，以免伤及内脏。

23. 辄筋 Zhéjīn（GB 23）

【定位】在胸外侧区，第 4 肋间隙中，腋中线前 1 寸（图 3-11-6）。

【解剖】皮肤→皮下组织→前锯肌→肋间外肌。浅层布

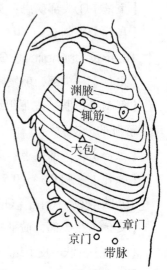

图 3-11-6 渊腋、辄筋、京门、带脉

有第 3、4、5 肋间神经外侧皮支和胸外侧动、静脉的分支或属支。深层有第 4 肋间神经和第 4 肋间后动、静脉。

【主治】①腋肿，胸满，胁痛；②气喘。

【操作】平刺 0.5 ～ 0.8 寸；不可深刺，以免伤及内脏。

24. 日月 *Rìyuè（GB 24）胆募穴，足少阳、足太阴经交会穴

【定位】在胸部，第 7 肋间隙中，前正中线旁开 4 寸（图 3-11-7）。

【解剖】皮肤→皮下组织→腹外斜肌→肋间外肌。浅层布有第 6、7、8 肋间神经外侧皮支和伴行的动、静脉。深层有第 7 肋间神经和第 7 肋间后动、静脉。

【主治】①局部疾患：胁痛；②肝胆疾患：黄疸，呕吐，吞酸，呃逆。

【操作】斜刺或平刺 0.5 ～ 0.8 寸；不可深刺，以免伤及内脏。

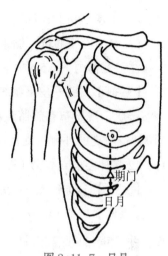

图 3-11-7 日月

25. 京门 Jīngmén（GB 25）肾募穴

【定位】在上腹部，第 12 肋骨游离端的下方（图 3-11-6）。

【解剖】皮肤→皮下组织→腹外斜肌→腹内斜肌→腹横肌。浅层布有第 10、11 胸神经前支的外侧皮支及伴行的动、静脉。深层有第 10、11 胸神经前支的肌支和相应的肋间、肋下动、静脉。

【主治】①胁痛，腰痛；②腹胀，肠鸣，泄泻；③水肿，小便不利。

【操作】直刺 0.5 ～ 1 寸；不可深刺，以免伤及内脏。

26. 带脉 *Dàimài（GB 26）足少阳、带脉交会穴

【定位】在侧腹部，第 11 肋游离端垂线与脐水平线的交点上（图 3-11-6）。

【解剖】皮肤→皮下组织→腹外斜肌→腹内斜肌→腹横肌。浅层布有第 9、10、11 胸神经前支的外侧皮支及伴行的动、静脉。深层有第 9、10、11 胸神经前支的肌支和相应的动、静脉。

【主治】①局部疾患：胁痛，疝气，腹痛，腰痛；②带下，月经不调，阴挺。

【操作】直刺 0.8 ～ 1.5 寸。

27. 五枢 Wǔshū（GB 27）足少阳、带脉交会穴

【定位】在下腹部，横平脐下 3 寸，髂前上棘内侧（图 3-11-8）。

【解剖】皮肤→皮下组织→腹外斜肌→腹内斜肌→腹横肌。浅层布有第 10、11 胸神经前支和第 1 腰神经前支的外侧皮支及伴行的动、静脉。深层有旋髂深动、静脉，第 10、

11 胸神经，第 1 腰神经前支的肌支及相应的动、静脉。

【主治】①局部疾患：腹痛，疝气，便秘；②带下，月经不调，阴挺。

【操作】直刺 1.0 ～ 1.5 寸。

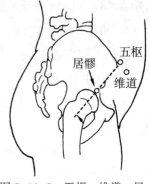

图 3-11-8 五枢、维道、居

28. 维道 Wéidào（GB 28）足少阳、带脉交会穴

【定位】在下腹部，髂前上棘内下 0.5 寸。

注：五枢内下 0.5 寸（图 3-11-8）。

【解剖】皮肤→皮下组织→腹外斜肌→腹内斜肌→腹横肌→髂腰肌。浅层布有旋髂浅动、静脉，第 11、12 胸神经和第 1 腰神经前支的外侧皮支及伴行的动、静脉。深层有旋髂深动、静脉，股外侧皮神经，第 11、12 胸神经前支和第 1 腰神经前支的肌支及相应的动、静脉。

【主治】①局部疾患：少腹痛，疝气；②带下，月经不调，阴挺。

【操作】直刺 1.0 ～ 1.5 寸。

29. 居髎 Jūliáo（GB 29）足少阳、阳跷脉交会穴

【定位】在臀区，髂前上棘与股骨大转子最凸点连线的中点处（图 3-11-8）。

【解剖】皮肤→皮下组织→阔筋膜→臀中肌→臀小肌。浅层布有臀上皮神经和髂腹下神经外侧皮支。深层有臀上动、静脉的分支或属支和臀上神经。

【主治】①腰痛，下肢痿痹；②疝气。

【操作】直刺 1.0 ～ 1.5 寸。

30. 环跳 *Huántiào（GB 30）足少阳、太阳经交会穴

【定位】在臀区，股骨大转子最凸点与骶管裂孔连线的外 1/3 与内 2/3 交点处（图 3-11-9）。

【解剖】皮肤→皮下组织→臀大肌→坐骨神经→股方肌。浅层布有臀上皮神经。深层有坐骨神经，臀下神经，股后皮神经，臀下动、静脉等。

【主治】①腰腿痛，下肢痿痹，半身不遂；②遍身风疹。

【操作】直刺 2.0 ～ 3.0 寸。

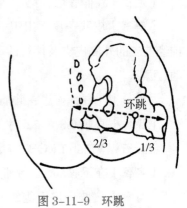

图 3-11-9 环跳

31. 风市 *Fēngshì（GB 31）

【定位】在股部，直立垂手，掌心贴于大腿时，中指尖所指凹陷中，髂胫束后缘。

注：稍屈膝，大腿稍内收提起，可显露髂胫束（图 3-11-10）。

【解剖】皮肤→皮下组织→髂胫束→股外侧肌→股中间肌。浅层布有股外侧皮神经。深层有旋股外侧动脉降支的肌支和股神经的肌支。

【主治】①下肢痿痹，腰腿痛；②脚气，全身瘙痒。

【操作】直刺 1.0～2.0 寸。

32. 中渎 Zhōngdú（GB 32）

【定位】在股部，腘横纹上 7 寸，髂胫束后缘（图 3-11-10）。

【解剖】皮肤→皮下组织→髂胫束→股外侧肌→股中间肌。浅层布有股外侧皮神经。深层有旋股外侧动、静脉降支的肌支和股神经的肌支。

【主治】下肢痿痹，半身不遂。

【操作】直刺 1.0～2.0 寸。

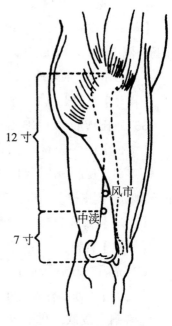

图 3-11-10 风市、中渎

33. 膝阳关 Xīyángguān（GB 33）

【定位】在膝部，股骨外上髁上缘，股二头肌腱与髂胫束之间的凹陷中（图 3-11-11）。

【解剖】皮肤→皮下组织→髂胫束后缘→腓肠肌外侧头前方。浅层布有股外侧皮神经。深层有膝上外侧动、静脉。

【主治】小腿麻木，膝腘肿痛挛急。

【操作】直刺 1.0～1.5 寸。

34. 阳陵泉 *Yánglíngquán（GB 34）合穴，胆下合穴，八会穴（筋会）

【定位】在小腿外侧，腓骨头前下方凹陷中（图 3-11-11）。

【解剖】皮肤→皮下组织→腓骨长肌→趾长伸肌。浅层布有腓肠外侧皮神经。深层有胫前返动、静脉，膝下外侧动、静脉的分支或属支和腓总神经分支。

【主治】①局部疾患：下肢痿痹，膝髌肿痛，脚气，半身不遂；②肝胆疾患：胁肋痛，黄疸，口苦，呕吐；③小儿惊风。

【操作】直刺 1.0～1.5 寸。

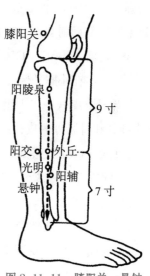

图 3-11-11 膝阳关→悬钟

35. 阳交 Yángjiāo（GB 35）阳维脉郄穴

【定位】在小腿外侧，外踝尖上 7 寸，腓骨后缘。

注：外踝尖与腘横纹连线中点下 1 寸，外丘后（图 3–11–11）。

【解剖】皮肤→皮下组织→小腿三头肌→腓骨长肌→后肌间隔→踇长屈肌。浅层布有腓肠外侧皮神经。深层有腓动、静脉，胫后动、静脉和胫神经。

【主治】①下肢痿痹；②胸胁痛；③癫狂。

【操作】直刺 1 ～ 1.5 寸。

36. 外丘 Wàiqiū（GB 36）郄穴

【定位】在小腿外侧，外踝尖上 7 寸，腓骨前缘（图 3–11–11）。

【解剖】皮肤→皮下组织→腓骨长、短肌→胫前肌间隔→趾长伸肌→踇长伸肌。浅层布有腓肠外侧皮神经。深层有腓浅神经，腓深神经和胫前动、静脉。

【主治】①下肢痿痹；②胸胁痛；③癫狂。

【操作】直刺 1 ～ 1.5 寸。

37. 光明 *Guāngmíng（GB 37）络穴

【定位】在小腿外侧，外踝尖上 5 寸，腓骨前缘（图 3–11–11）。

【解剖】皮肤→皮下组织→腓骨短肌→胫前肌→趾长伸肌→踇长伸肌→小腿骨间膜→胫骨后肌。浅层布有腓浅神经和腓肠外侧皮神经。深层有腓深神经和胫前动、静脉。

【主治】①五官疾患：目视不明，目痛，夜盲；②局部疾患：下肢痿痹，脚气；③乳房胀痛。

【操作】直刺 1 ～ 1.5 寸。

38. 阳辅 Yángfǔ（GB 38）经穴

【定位】在小腿外侧，外踝尖上 4 寸，腓骨前缘（图 3–11–11）。

【解剖】皮肤→皮下组织→趾长伸肌→踇长伸肌→小腿骨间膜→胫骨后肌。浅层布有腓浅神经和腓肠外侧皮神经。深层有腓动、静脉。

【主治】①下肢痿痹；②胸胁痛，腋下痛，偏头痛，目外眦痛；③瘰疬。

【操作】直刺 0.8 ～ 1.2 寸。

39. 悬钟 *Xuánzhōng（GB 39）八会穴（髓会）

【定位】在小腿外侧，外踝尖上 3 寸，腓骨前缘（图 3–11–11）。

【解剖】皮肤→皮下组织→趾长伸肌→小腿骨间膜。浅层布有腓肠外侧皮神经。深层有腓深神经的分支。如穿透小腿骨间膜可刺中腓动、静脉。

【主治】①下肢痿痹，脚气；②胸胁胀痛，颈项强痛，偏头痛；③痔疾；④痴呆，中风等髓海不足疾病。

【操作】直刺 0.5 ～ 0.8 寸。

40. 丘墟 *Qiūxū（GB 40）原穴

【定位】在踝区，外踝的前下方，趾长伸肌腱的外侧凹陷中（图 3–11–12）。

【解剖】皮肤→皮下组织→趾短伸肌→距跟外侧韧带→跗骨窦。穴下布有足背浅静脉，足背外侧皮神经，足背中间皮神经，外踝前动、静脉。

【主治】①胸胁胀痛，颈项痛；②下肢痿痹，外踝肿痛，脚气；③疟疾；④目疾：目视不明，目翳。

【操作】直刺 0.5～0.8 寸。

41. 足临泣 *Zúlínqì（GB 41）输穴、八脉交会穴（通带脉）

【定位】在足背，第4、5跖骨底结合部的前方，第5趾长伸肌腱外侧凹陷中（图3-11-12）。

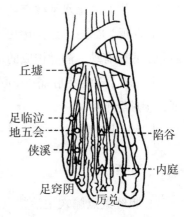

图 3-11-12　丘墟→足窍阴

【解剖】皮肤→皮下组织→第4骨间背侧肌和第3骨间足底肌（第4与第5跖骨之间）。穴下布有足背静脉网、足背中间皮神经、第4跖背动静脉和足底外侧神经的分支等。

【主治】①局部疾患：足跗肿痛；②肝胆疾患：胁肋痛，偏头痛，目痛，乳房胀痛，月经不调；③瘰疬，疟疾。

【操作】直刺 0.3～0.5 寸。

42. 地五会 Dìwǔhuì（GB 42）

【定位】在足背，第4、5跖骨间，第4跖趾关节近端凹陷中（图3-11-12）。

【解剖】皮肤→皮下组织→趾长伸肌腱→趾短伸肌腱外侧→第4骨间背侧肌→第3骨间足底肌。浅层布有足背中间皮神经，足背静脉网，跖背动、静脉。深层有趾足底总神经和趾底总动、静脉。

【主治】①足跗肿痛；②胁肋痛，乳房胀痛，头痛，目赤痛，耳鸣。

【操作】直刺 0.3～0.5 寸。

43. 侠溪 Xiáxī（GB 43）荥穴

【定位】在足背，当第4、5趾间，趾蹼缘后方赤白肉际处（图3-11-12）。

【解剖】皮肤→皮下组织→第4趾的趾长、短伸肌腱与第5趾的趾长、短伸肌腱之间→第4趾与第5趾的近节趾骨底之间。穴下布有足背中间皮神经的趾背神经和趾背动、静脉。

【主治】①足跗肿痛；②胁肋痛，乳房胀痛，头痛，目赤痛，耳鸣，耳聋；③眩晕，热病，惊悸。

【操作】直刺 0.3～0.5 寸。

44. 足窍阴 *Zúqiàoyīn（GB 44）井穴

【定位】在足趾，第4趾末节外侧，趾甲根角侧后方0.1寸（指寸）。

注：足第4趾外侧甲根侧后方（即沿角平分线方向）0.1寸。相当于沿爪甲外侧画一

直线与爪甲基底缘水平线交点处取穴（图 3-11-12）。

【解剖】皮肤→皮下组织→甲根。穴下布有足背中间皮神经的趾背神经，趾背动、静脉和趾底固有动、静脉构成的动、静脉网。

【主治】①足跗肿痛；②胁肋痛，偏头痛，目赤痛，耳鸣，耳聋，喉痹；③热病，失眠；④月经不调。

【操作】浅刺 0.1 ～ 0.2 寸；或点刺出血。

[小结]

1. 胆经重点腧穴主治特点：瞳子髎、阳白、光明治目疾；听会、侠溪治耳病；风池疏风通络治外感头痛、鼻塞；率谷、足临泣治偏头痛、三叉神经痛；肩井治头项强痛、乳痛；日月、阳陵泉、丘墟治肝胆疾患之胸胁痛、口苦、黄疸；京门治水肿；带脉治妇科带下月经病；足窍阴开窍泄热，治目赤，咽喉肿痛；环跳、风市、阳交、阳辅、悬钟、外丘等穴主要治疗下肢痿痹。

2. 胆经安全事项：风池穴，要掌握进针方向与深度，以免伤及椎动脉及延髓；肩井、渊腋、辄筋、日月、京门等穴，针刺不宜过深，以免伤及内脏；头面诸穴，一般不宜用直接灸法，以免灼伤面部，遗留瘢痕，影响美容。

✎ 考纲摘要

1. 经脉循行。

2. 主治概要。

3. 常用腧穴的定位和主治要点：听会、阳白、风池、环跳、风市、阳陵泉、悬钟、丘墟、足临泣。

复习思考

【同步训练】

1. 以下除何处外，均为足少阳胆经循行部位（　　　）

　　A. 肩上　　　　　　　B. 胸前　　　　　　　C. 脊柱两侧

　　D. 足跗上　　　　　　E. 腿外侧

2. 足少阳胆经面部支脉是从何处分出的（　　　）

　　A. 睛明　　　　　　　B. 太阳　　　　　　　C. 攒竹

　　D. 下关　　　　　　　E. 瞳子髎

3. 听会主治下列何种病证（　　　）

   A. 耳鸣耳聋　　　　　B. 小指麻木　　　　　C. 痔疾

   D. 咳嗽　　　　　　　E. 眩晕

4. 取足少阳胆经阳白穴，应两目正视，位于瞳孔直上，眉上（　　　）

   A. 0.5 寸处　　　　　B. 1 寸处　　　　　C. 1.5 寸处

   D. 2 寸处　　　　　　E. 入发际处

5. 下列腧穴中，孕妇应该禁针的是（　　　）

   A. 肩井　　　　　　　B. 足三里　　　　　C. 大椎

   D. 曲池　　　　　　　E. 肩贞

【思考题】

扫一扫，知答案

1. 足少阳胆经联系哪些器官？

2. 足少阳胆经的特定穴有哪些？

项目十二　足厥阴肝经

【学习目标】

   1. 掌握足厥阴肝经经脉循行的原文。

   2. 掌握足厥阴肝经主治概要和经脉病候。

   3. 掌握足厥阴肝经重点腧穴的定位、主治、操作和属于何种特定穴。

   4. 熟悉足厥阴肝经非重点腧穴的定位和归经。

   5. 了解腧穴的解剖层次。

一、经脉循行

【原文】肝足厥阴之脉，起于大指丛毛之际，上循足跗上廉，去内踝一寸，上踝八寸，交出太阴之后，上腘内廉，循股阴[1]，入毛中，环阴器，抵小腹，夹胃，属肝，络胆，上贯膈，布胁肋，循喉咙之后，上入颃颡[2]，连目系，上出额，与督脉会于巅。

其支者，从目系下颊里，环唇内。

其支者，复从肝别贯膈，上注肺（图 3-12-1）。

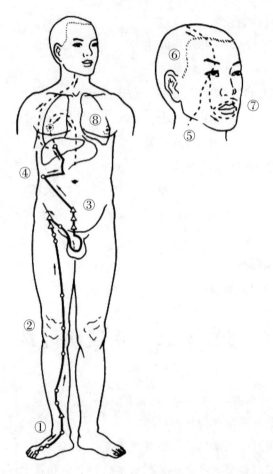

图 3-12-1 足厥阴肝经经脉循行示意图

【注释】

［1］股阴：大腿的内侧部。

［2］颃颡：同吭嗓，指喉头和鼻咽部。

【译文】

足厥阴肝经经脉，①起始于足大趾趾甲后方之丛毛的边缘（大敦），沿足背内上缘（行间、太冲）向上行走，到达内踝前1寸的地方（中封），向上沿小腿内侧循行（会三阴交，经蠡沟、中都、膝关）至内踝上方8寸的部位，与足太阴脾经相交叉并出行到其后方，②上行至膝部腘窝的内缘（曲泉），沿着大腿的内侧（阴包、足五里、阴廉），进入阴毛之中，环绕并通过阴器，抵达小腹部（急脉，会冲门、府舍、曲骨、中极、关元），③由此再挟行于胃的两旁，属于肝，络于胆（章门、期门），④上行，贯穿横膈，散布于胁肋，⑤沿着喉咙的后方，向上进入于鼻咽部，⑥向上走行，与眼球连络于脑的脉络相联系，上行出于额部，与督脉会合于头顶（即百会穴所在的部位）。

⑦目系分支，从眼球连络于脑的脉络处别行而出，向下行至颊部，环绕口唇的内侧。

⑧肝部支脉，从肝脏别行而出，贯穿横膈，向上走行并注于肺脏，与手太阴肺经相接。

二、主治概要及主要病候

【主治概要】本经腧穴主治肝、胆、脾、胃病，妇科病，少腹、前阴病，以及经脉循行部位的其他病证。

【主要病候】胸胁胀痛、黄疸、呕吐吞酸、月经不调、痛经、遗尿、疝气、中风、癫痫、头痛、目赤肿痛、膝髌肿痛、下肢痿痹、内踝肿痛等症。

三、腧穴

本经一侧 14 穴，11 穴分布于下肢内侧，3 穴位于胸腹部。首穴大敦，末穴期门（图 3-12-2）。

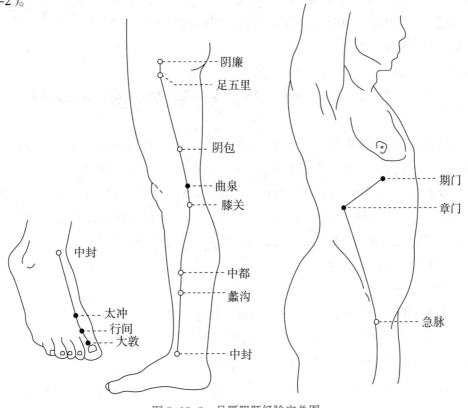

图 3-12-2 足厥阴肝经腧穴总图

1. **大敦** *Dàdūn（LR 1）井穴

【定位】在足大趾末节外侧，距趾甲角 0.1 寸（图 3-12-3）。

【解剖】皮肤→皮下组织→趾甲根。穴下有趾背动、静脉；布有腓深神经的趾背神经。

【主治】①疝气，少腹痛；②遗尿、癃闭、五淋、尿血等泌尿系病证；③月经不调、崩漏、阴缩、阴中痛、阴挺等月经病及前阴病证；④癫痫，善寐。

【操作】浅刺 0.1～0.2 寸，或点刺出血。

2. 行间 *Xíngjiān（LR 2）荥穴

【定位】在足背，第 1、2 趾间，趾蹼缘的后方赤白肉际处（图 3-12-3）。

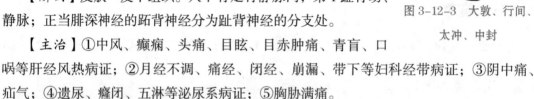

图 3-12-3 大敦、行间、太冲、中封

（图中标注：中封、太冲、行间、大敦）

【解剖】皮肤→皮下组织。穴下有足背静脉网，第 1 趾背动、静脉；正当腓深神经的跖背神经分为趾背神经的分支处。

【主治】①中风、癫痫、头痛、目眩、目赤肿痛、青盲、口喎等肝经风热病证；②月经不调、痛经、闭经、崩漏、带下等妇科经带病证；③阴中痛、疝气；④遗尿、癃闭、五淋等泌尿系病证；⑤胸胁满痛。

【操作】直刺 0.5～0.8 寸。

3. 太冲 *Tàichōng（LR 3）输穴、原穴

【定位】在足背，第 1、2 跖骨间，跖骨底结合部前方凹陷中，或触及动脉搏动（图 3-12-3）。

【解剖】皮肤→皮下组织→蹈长伸肌腱外缘。在蹈长伸肌腱外缘，有足背静脉网、第 1 跖背动脉；布有腓深神经的跖背侧神经，深层为胫神经的足底内侧神经。

【主治】①中风、癫狂痫、小儿惊风、头痛、眩晕、耳鸣、目赤肿痛、口喎、咽痛等肝经风热病证；②月经不调、痛经、经闭、崩漏、带下等妇科经带病证；③黄疸、胁痛、腹胀、呕逆等肝胃病证；④癃闭、遗尿；⑤下肢痿痹、足跗肿痛。

【操作】直刺 0.5～0.8 寸。

4. 中封 Zhōngfēng（LR 4）经穴

【定位】在踝区，内踝前，胫骨前肌腱的内侧缘凹陷处（图 3-12-3）。

【解剖】皮肤→皮下组织→胫骨前肌腱内侧。在胫骨前肌腱的内侧，有足背静脉网、内踝前动脉，布有足背内侧皮神经的分支及隐神经。

【主治】①疝气；②遗精；③小便不利；④腰痛、少腹痛、内踝肿痛等病证。

【操作】直刺 0.5～0.8 寸。

5. 蠡沟 Lígōu（LR 5）络穴

【定位】小腿内侧，内踝尖上 5 寸，胫骨内侧面的中央（图 3-12-4）。

【解剖】皮肤→皮下组织→胫骨内侧面。其内后有大隐静脉，布有隐神经前支。

【主治】①月经不调、赤白带下、阴挺、阴痒等妇科病证；②小便不利；③疝气、睾丸肿痛。

【操作】平刺 0.5 ~ 0.8 寸。

6. 中都 Zhōngdū（LR 6）郄穴

【定位】小腿内侧，内踝尖上 7 寸，胫骨内侧面的中央（图 3-12-4）。

【解剖】皮肤→皮下组织→胫骨内侧面。其内后侧有大隐静脉；布有隐神经中支。

【主治】①疝气，小腹痛；②崩漏，恶露不尽；③泄泻。

【操作】平刺 0.5 ~ 0.8 寸。

7. 膝关 Xīguān（LR 7）

【定位】膝部，胫骨内侧髁的下方，阴陵泉穴后 1 寸（图 3-12-4）。

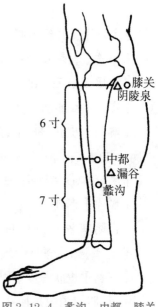

图 3-12-4 蠡沟、中都、膝关

【解剖】皮肤→皮下组织→腓肠肌内侧头的上部→胫后动脉。在胫骨内侧面下方、腓肠肌内侧头的上部，深部有胫后动脉；布有腓肠内侧皮神经，深部为胫神经。

【主治】膝髌肿痛，下肢痿痹。

【操作】直刺 1 ~ 1.5 寸。

8. 曲泉 *Qūquán（LR 8）合穴

【定位】在膝部，腘横纹内侧端，半腱肌肌腱内缘凹陷中（图 3-12-5）。

【解剖】皮肤→皮下组织→半腱肌、半膜肌→缝匠肌。在股骨内侧髁后缘，半膜肌、半腱肌止点前上方，缝匠肌后缘；浅层有大隐静脉，深层有腘动、静脉；布有隐神经、闭孔神经，深向腘窝可及胫神经。

【主治】①月经不调、痛经、带下、阴挺、阴痒、产后腹痛等妇科病证；②遗精，阳痿，疝气；③小便不利；④膝髌肿痛，下肢痿痹。

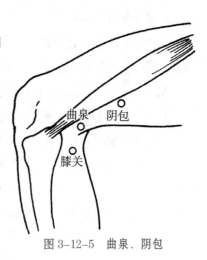

图 3-12-5 曲泉、阴包

【操作】直刺 1 ~ 1.5 寸。

9. 阴包 Yīnbāo（LR 9）

【定位】在股前区，髌底上 4 寸，股薄肌与缝匠肌之间（图 3-12-5）。

【解剖】皮肤→皮下组织→内收长肌→内收短肌。在股内肌与缝匠肌之间，内收长肌中点，深层为内收短肌；有股动、静脉，旋股内侧动脉浅支；布有股前皮神经，闭孔神经浅、深支。

【主治】①月经不调；②小便不利、遗尿；③腰骶痛引少腹。

【操作】直刺 0.8 ～ 1.5 寸。

10. 足五里 Zúwǔlǐ（LR 10）

【定位】在股前区，气冲穴直下 3 寸，动脉搏动处（图 3-12-6）。

【解剖】皮肤→皮下组织→内收长肌→内收短肌。穴下有内收长肌、内收短肌；有股内侧动脉浅支；布有闭孔神经浅、深支。

【主治】①少腹痛；②小便不通；③阴挺；④睾丸肿痛；⑤瘰疬。

【操作】直刺 0.8 ～ 1.5 寸。

11. 阴廉 Yīnlián（LR 11）

【定位】在股前区，气冲穴直下 2 寸（图 3-12-6）。

【解剖】皮肤→皮下组织→内收长肌→内收短肌。穴下有内收长肌、内收短肌；有旋股内侧动、静脉浅支；布有股神经的内侧皮支，深层为闭孔神经浅、深支。

【主治】①月经不调，带下；②少腹痛。

【操作】直刺 0.8 ～ 1.5 寸。

12. 急脉 Jímài（LR 12）

【定位】在腹股沟区，横平耻骨联合上缘，前正中线旁开 2.5 寸（图 3-12-6）。

【解剖】皮肤→皮下组织。穴下有阴部外动、静脉分支及腹壁下动、静脉的耻骨支，外侧有股静脉；布有髂腹股沟神经，深层为闭孔神经的分支。

【主治】①少腹痛，疝气；②阴挺。

【操作】避开动脉，直刺 0.5 ～ 1 寸。

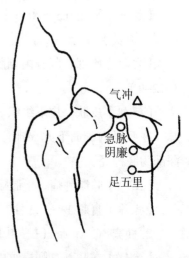

图 3-12-6　足五里、阴廉、急脉

13. 章门 *Zhāngmén（LR 13）脾之募穴，八会穴之脏会

【定位】在侧腹部，在第 11 肋游离端的下际（图 3-12-7）。

【解剖】皮肤→皮下组织→腹内、外斜肌→腹横肌。穴下有第 10 肋间动脉末支；布有第 10、11 肋间神经；右侧当肝脏下缘，左侧当脾脏下缘。

【主治】①腹痛、腹胀、肠鸣、腹泻、呕吐等胃肠病证；②胁痛、黄疸、痞块（肝脾肿大）等肝脾病证。

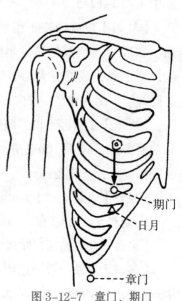

图 3-12-7　章门、期门

【操作】直刺 0.8 ～ 1 寸。

14. 期门 *Qīmén（LR 14）肝之募穴

【定位】在胸部，在第 6 肋间隙，前正中线旁开 4 寸（图 3-12-7）。

【解剖】皮肤→皮下组织→腹外斜肌→肋间肌。在腹内外斜肌腱膜中，有肋间肌；有肋间动、静脉；布有第 6、7 肋间神经。右侧深部有肝，左侧深部有脾。

【主治】①胸胁胀痛、呕吐、吞酸、呃逆、腹胀、腹泻等肝胃病证；②奔豚气；③乳痈。

【操作】斜刺或平刺 0.5 ～ 0.8 寸，不可深刺，以免伤及内脏。

[小结]

1. 肝经重点腧穴主治特点：大敦治疝气、遗尿、癃闭、月经不调；行间治中风、癫痫、胸胁痛；太冲治中风、癫狂、月经不调、黄疸胁痛、癃闭；中封、蠡沟治疝气、小便不利；曲泉治月经不调；章门治腹痛腹胀、胁痛黄疸；期门治胸胁胀痛、呕吐吞酸、奔豚。

2. 肝经安全事项：章门、期门穴不宜深刺，以免伤及脏器。

考纲摘要

1. 经脉循行。

2. 主治概要。

3. 常用腧穴的定位和主治要点：大敦、行间、太冲、曲泉、章门、期门。

复习思考

【同步训练】

1. 肝经起于（　　　）

　A. 大敦　　　　　　B. 隐白　　　　　　C. 至阴

　D. 期门　　　　　　E. 少商

2. 足背第 1、2 跖趾关节前方凹陷中的穴位是（　　　）

　A. 陷谷　　　　　　B. 太冲　　　　　　C. 中封

　D. 足临泣　　　　　E. 内庭

3. 肝经的郄穴是（　　　）

　A. 陷谷　　　　　　B. 太冲　　　　　　C. 中封

D. 中都　　　　　　　　E. 蠡沟

4. 按"经脉所过，主治所及"的理论，颠顶痛最好选用（　　　）

　　A. 太冲　　　　　　　B. 列缺　　　　　　　C. 足临泣

　　D. 后溪　　　　　　　E. 内庭

5. 足厥阴肝经特定穴正确的是（　　　）

　　A. 膝关是"合穴"　　　B. 中都是"络穴"　　　C. 中封是"郄穴"

　　D. 蠡沟是"经穴"　　　E. 章门是"八会穴"

6. 蠡沟穴的正确位置是（　　　）

　　A. 内踝尖上 5 寸，胫骨内侧面的前缘

　　B. 内踝尖上 5 寸，胫骨内侧面的中央

　　C. 内踝尖上 5 寸，胫骨内侧面的后缘

　　D. 内踝尖上 5 寸，胫骨内侧面的后 0.5 寸

　　E. 以上都不是

【思考题】

1. 足厥阴肝经联系哪些器官？

2. 足厥阴肝经的特定穴有哪些？

扫一扫，知答案

项目十三　奇经八脉

【学习目标】

　　1. 掌握督脉、任脉经脉循行的原文。

　　2. 掌握督脉、任脉主治概要和经脉病候。

　　3. 掌握督脉、任脉重点腧穴的定位、主治、操作和属于何种特定穴。

　　4. 熟悉督脉、任脉非重点腧穴的定位和归经。

　　5. 了解腧穴的解剖层次。

一、督脉

（一）经脉循行

　　主干：起于胞中，下出会阴，经长强，行于后背正中，上至风府，入属于脑，上颠，循额，至鼻柱，经素髎、水沟，会手足阳明，至兑端，入龈交。

　　分支：从小腹直上（同任脉），穿过肚脐中央，向上通过心脏，入于喉咙，上至下颌

部环绕唇口，向上联络两目之下的中央（承泣）。

络脉：督脉之别，名曰长强，挟膂上项，散头上，下当肩胛左右，别走太阳，入贯膂。（《灵枢·经脉》）（图 3-13-1）

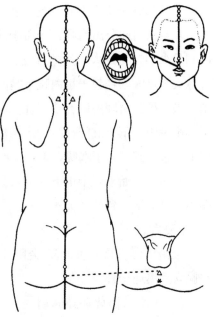

【参考文献】

足厥阴……上循喉咙，入颃颡之窍，究于畜门[1]；其支别者，上额，循颠，下项中，循脊，入骶，是督脉也。（《灵枢·营气》）

颈中央之脉，督脉也，名曰风府。（《灵枢·本输》）

督脉者，起于少腹以下骨中央[2]，女子入系廷孔[3]——其孔，溺孔之端也。其络循阴器，合篡间[4]，绕篡后，别绕臀，至少阴，与巨阳中络[5]者合。少阴上股内后廉，贯脊属肾。与太阳起于目

图 3-13-1　督脉　行示意图

内眦，上额交颠上，入络脑，还出别下项，循肩髆内，侠[6]脊抵腰中，入循膂络肾。其男子循茎下至篡，与女子等。其少腹直上者，贯脐中央，上贯心，入喉，上颐，环唇，上系两目之下[7]中央。（《素问·骨空论》）

督脉者，起于下极之俞[8]，并于脊里，上至风府，入属于脑。（《难经·二十八难》）

【注释】

[1] 畜门：指鼻后孔。张景岳注："喉屋上通鼻之窍门也。"又作"蓄门"（《类经》）。

[2] 骨中央：指骨盆之中央。内生殖器（胞中）之所在。

[3] 廷孔：指阴户。溺孔，指尿道口。

[4] 篡间、篡后：篡，指肛门；篡间，指肛门前的会阴部；篡后，指肛门后的长强部，与足少阴经会合。

[5] 巨阳中络：指足太阳经的"从腰中，下挟脊，贯臀"的一支。

[6] 侠：与"挟"通。此支与足太阳经相重合，起于目而络于肾。

[7] 两目之下：指承泣穴，为任脉与足阳明经会穴。此支与任脉重合而上于目。

[8] 下极之俞：指脊柱下端的长强穴。

【译文】

足厥阴肝经……上行沿着喉咙进入喉头鼻咽部，到达鼻后孔；另一支上至额部（神庭），沿头顶正中（百会），下向后顶中（风府），沿着脊柱（大椎）进入骶部（长强），这就是督脉。

颈中央的脉是督脉，其穴名风府。

督脉起源于小腹部骨盆的中央（胞中），在女子，入内联系阴部的"廷孔"——当尿道口外端。由此分出络脉，分布于外阴部，会合于会阴，绕向肛门之后，其分支别行绕臀部到足少阴，与足太阳经的分支相合。足少阴经从股内后缘上行，贯通脊柱而连属肾脏。督脉又与足太阳经起于目内眦（睛明），上行至额，交会于颠顶（百会），入络于脑；又退出下项，循行肩胛内侧，挟脊柱（风门），抵达腰中，入循脊里，络于肾脏（肾俞）。在男子，则沿阴茎下至肛门，与女子相仿。督脉另一支从小腹直上（同任脉），穿过肚脐中央，向上通过心脏，入于喉咙，上至下颌部环绕唇口，向上联络两目之下的中央（承泣）。

督脉，起始于躯干最下部的长强穴，并行脊柱里面，上行到风府穴，进入脑部（上至颠顶，沿额下行到鼻柱）。

【交会穴】

会阴（会任脉、冲脉），会阳（会足太阳），风门（会足太阳）。此外，手太阳小肠经之腧穴后溪通于督脉。

（二）主治概要和经脉病候

【主治概要】本经腧穴主治神志病，热病，肛肠、腰骶、背、头项等局部病证及相应的内脏病证。

【主要病候】脊柱强痛、角弓反张等病证。

（三）腧穴

督脉腧穴共28个穴，2个穴位分布于尾骶部，11个穴位分布于腰背部，3个穴位分布于项部，8个穴位分布于头部，5个穴位分布于面部。首穴为长强，末穴为龈交。

1. 长强 *Chángqiáng（GV 1）络穴，督脉、足少阳、足少阴经交会穴

【定位】在会阴区，尾骨下方，尾骨端与肛门连线的中点处（图3-13-2）。

取法：胸膝位或侧卧取之。

【解剖】皮肤→皮下组织→肛尾韧带。浅层主要布有尾神经的后支，深层有阴部神经的分支，肛神经，阴部内动、静脉的分支或属支，肛动、静脉。

【主治】①腰骶部疾患：腰痛，尾骶骨痛；②肛肠疾患：痔疮，脱肛，便秘，泄泻，便血，痢疾；③神志疾患：癫狂痫。

【操作】紧靠尾骨前面与骶骨平行刺入0.8～1.0寸；不宜直刺，以免伤及直肠。

2. 腰俞 Yāoshū（GV 2）

【定位】在骶区，正对骶管裂孔，后正中线上（图3-13-2）。

【解剖】皮肤→皮下组织→骶尾背侧韧带→骶管。浅层主要布有第5骶神经的后支。深层有尾丛。

【主治】①腰骶部疾患：腰脊强痛，下肢痿痹；②肛肠疾患：便秘，痔疮，脱肛，泄泻，痢疾，便血；③月经不调，经闭；④神志疾患：癫痫。

【操作】向上斜刺 0.5～1.0 寸。

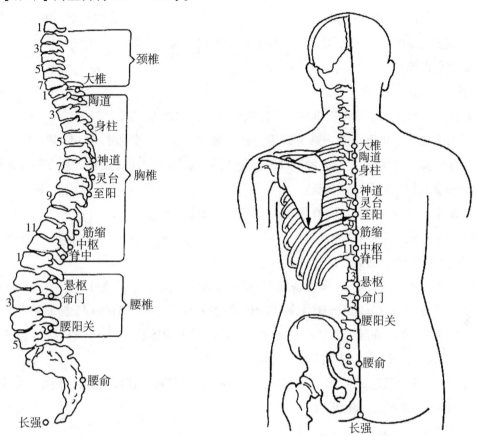

图 3-13-2　督脉腧穴总图

3. 腰阳关 *Yāoyángguān（GV 3）

【定位】在脊柱区，第 4 腰椎棘突下凹陷中，后正中线上（图 3-13-2）。

【解剖】皮肤→皮下组织→棘上韧带→棘间韧带→弓间韧带。浅层主要布有第 4 腰神经后支的内侧支和伴行的动、静脉。深层有棘突间的椎外（后）静脉丛，第 4 腰神经后支的分支和第 4 腰动、静脉背侧支的分支或属支。

【主治】①腰骶部疾患：腰骶疼痛，下肢痿痹；②月经不调，赤白带下；③遗精，阳痿。

【操作】直刺 0.5～1.0 寸。

4. 命门 *Mìngmén（GV 4）

【定位】在脊柱区，第 2 腰椎棘突下凹陷中，后正中线上（图 3-13-2）。

【解剖】皮肤→皮下组织→棘上韧带→棘间韧带→弓间韧带。浅层主要布有第 2 腰神经后支的内侧支和伴行的动、静脉。深层有棘突间的椎外（后）静脉丛，第 2 腰神经后支的分支和第 2 腰动、静脉背侧支的分支或属支。

【主治】①腰背部疾患：腰脊强痛，下肢痿痹；②月经不调，赤白带下，痛经，经闭，不孕；③遗精，阳痿，精冷不育，小便频数；④小腹冷痛，泄泻。

【操作】直刺 0.5 ～ 1.0 寸；多用灸法。

5. 悬枢 Xuánshū（GV 5）

【定位】在脊柱区，第 1 腰椎棘突下凹陷中，后正中线上（图 3-13-2）。

【解剖】皮肤→皮下组织→棘上韧带→棘间韧带。浅层主要布有第 1 腰神经后支的内侧支和伴行的动、静脉。深层有棘突间的椎外（后）静脉丛，第 1 腰神经后支的分支和第 1 腰动、静脉背侧支的分支或属支。

【主治】①腰背部疾患：腰脊强痛；②腹胀，腹痛，泄泻。

【操作】直刺 0.5 ～ 1.0 寸。

6. 脊中 Jǐzhōng（GV 6）

【定位】在脊柱区，第 11 胸椎棘突下凹陷中，后正中线上（图 3-13-2）。

【解剖】皮肤→皮下组织→棘上韧带→棘间韧带。浅层主要布有第 11 胸神经后支的内侧皮支和伴行的动、静脉。深层有棘突间的椎外（后）静脉丛，第 11 胸神经后支的分支和第 11 肋间后动、静脉背侧支的分支或属支。

【主治】①腰背部疾患：腰脊强痛；②肛肠疾患：泄泻，脱肛，痔疮，便血；③黄疸，小儿疳疾；④神志疾患：癫痫。

【操作】向上斜刺 0.5 ～ 1.0 寸。

7. 中枢 Zhōngshū（GV 7）

【定位】在脊柱区，第 10 胸椎棘突下凹陷中，后正中线上（图 3-13-2）。

【解剖】皮肤→皮下组织→棘上韧带→棘间韧带。浅层主要布有第 10 胸神经后支的内侧皮支和伴行的动、静脉。深层有棘突间的椎外（后）静脉丛，第 10 胸神经后支的分支和第 10 肋间后动、静脉背侧支的分支或属支。

【主治】①腰背部疾患：腰背疼痛；②黄疸；③呕吐，腹满，胃痛，食欲不振。

【操作】向上斜刺 0.5 ～ 1.0 寸。

8. 筋缩 Jīnsuō（GV 8）

【定位】在脊柱区，第 9 胸椎棘突下凹陷中，后正中线上（图 3-13-2）。

【解剖】皮肤→皮下组织→棘上韧带→棘间韧带。浅层主要布有第 9 胸神经后支的内侧皮支和伴行的动、静脉。深层有棘突间的椎外（后）静脉丛，第 9 胸神经后支的分支和第 9 肋间后动、静脉背侧支的分支或属支。

【主治】①背部、头项部疾患：脊强，背痛；②脏腑疾患：胃痛，黄疸；③神志疾患：抽搐，癫狂痫。

【操作】向上斜刺 0.5 ～ 1.0 寸。

9. 至阳 *Zhìyáng（GV 9）

【定位】在脊柱区，第 7 胸椎棘突下凹陷中，后正中线上（图 3-13-2）。

【解剖】皮肤→皮下组织→棘上韧带→棘间韧带。浅层主要布有第 7 胸神经后支的内侧皮支和伴行的动、静脉。深层有棘突间的椎外（后）静脉丛，第 7 胸神经后支的分支和第 7 肋间后动、静脉背侧支的分支或属支。

【主治】①背部、头项部疾患：脊背强痛；②局部疾患：胸痹，咳嗽，气喘；③脏腑疾患：胃痛，黄疸，身热。

【操作】向上斜刺 0.5 ～ 1.0 寸。

10. 灵台 Língtái（GV 10）

【定位】在脊柱区，第 6 胸椎棘突下凹陷中，后正中线上（图 3-13-2）。

【解剖】皮肤→皮下组织→棘上韧带→棘间韧带。浅层主要布有第 6 胸神经后支的内侧皮支和伴行的动、静脉。深层有棘突间的椎外（后）静脉丛，第 6 胸神经后支的分支和第 6 肋间后动、静脉背侧支的分支或属支。

【主治】①背部、头项部疾患：脊痛，项强；②局部疾患：咳嗽，气喘；胃痛；③疔疮。

【操作】向上斜刺 0.5 ～ 1.0 寸。

11. 神道 Shéndào（GV 11）

【定位】在脊柱区，第 5 胸椎棘突下凹陷中，后正中线上。

注：从至阳向上 2 个棘突，其上方凹陷中（图 3-13-2）。

【解剖】皮肤→皮下组织→棘上韧带→棘间韧带。浅层主要布有第 5 胸神经后支的内侧皮支和伴行的动、静脉。深层有棘突间的椎外（后）静脉丛，第 5 胸神经后支的分支和第 5 肋间后动、静脉背侧支的分支或属支。

【主治】①背部、头项部疾患：脊背强痛；②心痛，心悸，怔忡，失眠，健忘；③咳嗽，气喘；④神志疾患：癫痫。

【操作】向上斜刺 0.5 ～ 1.0 寸。

12. 身柱 Shēnzhù（GV 12）

【定位】在脊柱区，第 3 胸椎棘突下凹陷中，后正中线上（图 3-13-2）。

【解剖】皮肤→皮下组织→棘上韧带→棘间韧带。浅层主要布有第 3 胸神经后支的内侧皮支和伴行的动、静脉。深层有棘突间的椎外（后）静脉丛，第 3 胸神经后支的分支和第 3 肋间后动、静脉背侧支的分支或属支。

【主治】①背部、头项部疾患：脊背强痛；②局部疾患：咳嗽，气喘；③神志疾患：癫，狂，痫；④疔疮。

【操作】向上斜刺 0.5 ～ 1.0 寸。

13. 陶道 Táodào（GV 13）督脉、足太阳经交会穴

【定位】在脊柱区，第 1 胸椎棘突下凹陷中，后正中线上（图 3-13-2）。

【解剖】皮肤→皮下组织→棘上韧带→棘间韧带。浅层主要布有第 1 胸神经后支的内侧皮支和伴行的动、静脉。深层有棘突间的椎外（后）静脉丛，第 1 胸神经后支的分支和第 1 肋间后动、静脉背侧支的分支或属支。

【主治】①背部、头项部疾患：脊痛项强；②热病，骨蒸潮热，疟疾；③咳嗽，气喘；④神志疾患：癫，狂，痫。

【操作】向上斜刺 0.5 ～ 1.0 寸。

14. 大椎 *Dàzhuī（GV 14）督脉、手足三阳经交会穴

【定位】在脊柱区，第 7 颈椎棘突下凹陷中，后正中线上（图 3-13-2）。

【解剖】皮肤→皮下组织→棘上韧带→棘间韧带。浅层主要布有第 8 颈神经后支的内侧皮支和棘突间皮下静脉丛。深层有棘突间的椎外（后）静脉丛，第 8 颈神经后支的分支。

【主治】①背部、头项部疾患：项强，脊痛；②感冒，咳嗽，气喘，风疹，痤疮；③骨蒸盗汗，疟疾，热病；④神志疾患：癫，狂，痫，小儿惊风。

【操作】向上斜刺 0.5 ～ 1.0 寸。

15. 哑门 *Yǎmén（GV 15）督脉、阳维脉交会穴

【定位】在颈后区，第 2 颈椎棘突上际凹陷中，后正中线上（图 3-13-3）。

【解剖】皮肤→皮下组织→左、右斜方肌之间→项韧带（左、右头夹肌→左、右头半棘肌之间）。浅层有第 3 枕神经和皮下静脉。深层有第 2、3 颈神经后支的分支，椎外（后）静脉丛和枕动、静脉的分支或属支。

【主治】①头项部疾患：头痛，项强；②五官部疾患：暴喑，舌缓不语；③神志疾患：中风，癫狂痫。

【操作】正坐位，头微前倾，项肌放松，向下颌方向缓慢刺入 0.5 ～ 1.0 寸；不可向上深刺，以免刺入枕骨大孔，伤及延髓。

16. 风府 *Fēngfǔ（GV 16）督脉、阳维脉交会穴

【定位】在颈后区，枕外隆凸直下，两侧斜方肌之间凹陷中（图 3-13-3）。

【解剖】皮肤→皮下组织→左、右斜方肌腱之间→项韧带（左、右头半棘肌之间）→左、右头后大、小直肌之间。浅层布有枕大神经和第 3 枕神经的分支及枕动、静脉的分支或属支。深层有枕下神经的分支。

【主治】①头项部疾患：头痛，眩晕，颈项强痛；②五官部疾患：咽喉肿痛，目痛，鼻衄；③神志疾患：中风，癫，狂，痫。

【操作】正坐位，头微前倾，颈肌放松，向下颌方向缓慢刺入 0.5 ～ 1.0 寸；不可向上深刺，以免刺入枕骨大孔，伤及延髓。

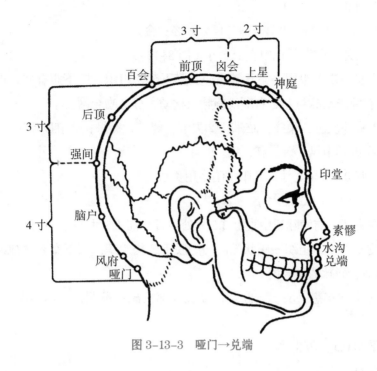

图 3-13-3 哑门→兑端

17. 脑户 Nǎohù（GV 17）督脉、足太阳经交会穴

【定位】在头部，枕外隆凸的上缘凹陷中（图 3-13-3）。

【解剖】皮肤→皮下组织→左、右枕额肌枕腹之间→腱膜下疏松组织。穴下布有枕大神经的分支和枕动、静脉的分支或属支。

【主治】①头项部疾患：头痛，项强；②神志疾患：眩晕，癫痫。

【操作】平刺 0.5 ～ 0.8 寸。

18. 强间 Qiángjiān（GV 18）

【定位】在头部，后发际正中直上 4 寸（脑户上 1.5 寸）（图 3-13-3）。

【解剖】皮肤→皮下组织→帽状腱膜→腱膜下疏松组织。穴下布有枕大神经及左、右枕动脉与左、右枕静脉的吻合网。

【主治】①头项部疾患：头痛，目眩，项强；②神志疾患：癫，狂，痫。

【操作】平刺 0.5 ～ 0.8 寸。

19. 后顶 Hòudǐng（GV 19）

【定位】在头部，后发际正中直上 5.5 寸（脑户上 3 寸）（图 3-13-3）。

【解剖】皮肤→皮下组织→帽状腱膜→腱膜下疏松组织。穴下布有枕大神经，以及枕动、静脉和颞浅动、静脉的吻合网。

【主治】①头项部疾患：头痛，眩晕，项强；②神志疾患：癫，狂，痫。

【操作】平刺 0.5 ～ 0.8 寸。

20. 百会 *Bǎihuì（GV 20）督脉、足太阳经交会穴

【定位】在头部，前发际正中直上 5 寸（图 3-13-3）。

【解剖】皮肤→皮下组织→帽状腱膜→腱膜下疏松组织。穴下布有枕大神经，额神经的分支，左、右颞浅动脉与左、右颞浅静脉及枕动、静脉吻合网。

【主治】①头部疾患：头痛，眩晕；②失眠，健忘，痴呆；③肛肠疾患：脱肛，阴挺，久泻；④神志疾患：中风，癫，狂，痫。

【操作】平刺 0.5 ～ 0.8 寸；升阳举陷多用灸法。

21. 前顶 Qiándǐng（GV 21）

【定位】在头部，前发际正中直上 3.5 寸处（百会前 1.5 寸）（图 3-13-3）。

【解剖】皮肤→皮下组织→帽状腱膜→腱膜下疏松组织。穴下布有额神经左、右颞浅动、静脉和额动、静脉的吻合网。

【主治】①头部疾患：头痛，眩晕；②五官部疾患：鼻渊，目赤肿痛；③神志疾患：中风，癫痫。

【操作】平刺 0.5 ～ 0.8 寸。

22. 囟会 Xìnhuì（GV 22）

【定位】在头部，前发际正中直上 2 寸（百会前 3 寸）（图 3-13-3）。

【解剖】皮肤→皮下组织→帽状腱膜→腱膜下疏松组织。穴下布有额神经，以及左、右颞浅动、静脉和额动、静脉的吻合网。

【主治】①头面五官疾患：头痛，眩晕，鼻渊；②神志疾患：癫痫。

【操作】平刺 0.5 ～ 0.8 寸；小儿囟门未闭者禁针。

23. 上星 *Shàngxīng（GV 23）

【定位】在头部，前发际正中直上 1 寸（图 3-13-3）。

【解剖】皮肤→皮下组织→帽状腱膜→腱膜下疏松组织。穴下布有额神经的分支和额动、静脉的分支或属支。

【主治】①头部疾患：头痛，眩晕，目痛；②五官疾患：鼻渊，鼻衄；③热病，疟疾；④神志疾患：癫狂。

【操作】平刺 0.5 ～ 0.8 寸。

24. 神庭 Shéntíng（GV 24）督脉、足太阳、足阳明经交会穴

【定位】在头部，前发际正中直上 0.5 寸（图 3-13-3）。

【解剖】皮肤→皮下组织→枕额肌额腹→腱膜下疏松组织。穴下布有额神经的滑车上

神经和额动、静脉的分支或属支。

【主治】①头面部疾患：头痛，目眩，目赤，目翳；②五官部疾患：鼻渊，鼻衄；③神志疾患：失眠，惊悸，癫，狂，痫。

【操作】平刺 0.5 ～ 0.8 寸。

25. 素髎 *Sùliáo（GV 25）

【定位】在面部，鼻尖的正中央（图 3-13-3）。

【解剖】皮肤→皮下组织→鼻中隔软骨和鼻外侧软骨。穴下布有筛前神经鼻外支及面动、静脉的鼻背支。

【主治】①五官部疾患：鼻渊，鼻衄，酒渣鼻；②神志疾患：昏迷，惊厥，窒息。

【操作】向上斜刺 0.3 ～ 0.5 寸；或点刺出血。

26. 水沟 *Shuǐgōu（GV 26）督脉、手足阳明经之交会穴

【定位】在面部，人中沟的上 1/3 与中 1/3 交点处（图 3-13-3）。

【解剖】皮肤→皮下组织→口轮匝肌。穴下布有眶下神经的分支和上唇动、静脉。

【主治】①神志疾患：昏迷，晕厥，中风，急慢惊风，癫，狂，痫；②头面五官部疾患：鼻塞，鼻衄，面肿，口㖞，齿痛，牙关紧闭；③水肿，黄疸；④腰骶部疾患：闪挫腰痛，脊背强痛。

【操作】向上斜刺 0.3 ～ 0.5 寸，强刺激；或指甲掐按。

27. 兑端 Duìduān（GV 27）

【定位】在面部，上唇结节的中点（图 3-13-3）。

【解剖】皮肤→皮下组织→口轮匝肌。穴下布有眶下神经的分支和上唇动、静脉。

【主治】①五官部疾患：口㖞，齿龈肿痛，鼻塞，鼻衄；②消渴；③神志疾患：昏迷，晕厥，癫狂。

【操作】向上斜刺 0.2 ～ 0.3 寸；不灸。

28. 龈交 Yínjiāo（GV 28）

【定位】在上唇内，上唇系带与上牙龈的交点（图 3-13-4）。

【解剖】上唇系带与牙龈之移行处→口轮匝肌深面与上颌骨牙槽弓之间。穴下布有上颌神经的上唇支以及眶下神经与面神经分支交叉形成的眶下丛和上唇动、静脉。

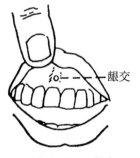

图 3-13-4　龈交

【主治】①五官疾患：鼻渊，鼻衄，齿龈肿痛；②腰骶项背部疾患：急性腰痛，项强；③痔疮；④神志疾患：癫，狂，痫。

【操作】向上斜刺 0.2 ～ 0.3 寸；或点刺出血；不灸。

29. 印堂 Yìntáng(GV 29)

【定位】在头部，两眉毛内侧端中间的凹陷中。

【解剖】在降眉间肌中，浅层有滑车上神经分布，深层有面神经颞支和内眦动脉分布。

【主治】①痴呆、痫证、失眠、健忘等神志病证；②头痛，眩晕；③鼻衄，鼻渊；④小儿惊风，产后血晕，子痫。

【操作】提捏局部皮肤，平刺0.3～0.5寸；或用三棱针点刺出血。

二、任脉

（一）经脉循行

起于胞中，下出会阴，上循毛际，循腹里，上关元，至咽喉，上颐循面入目。

络脉：任脉之别，名曰尾翳，下鸠尾，散于腹。（《灵枢·经脉》）（图3-13-5）

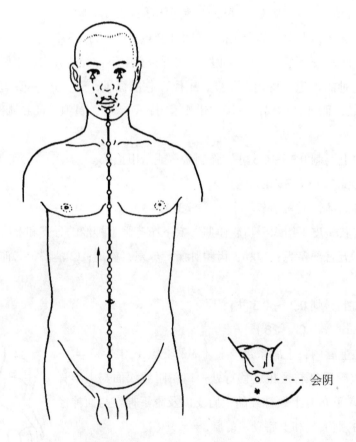

会阴

图3-13-5　任脉　行示意图

【参考文献】

冲脉、任脉皆起于胞中……（《灵枢·五音五味》）

任脉者，起于中极之下[1]，以上毛际，循腹里，上关元[2]，至咽喉，上颐[3]，循面，

入目。(《素问·骨空论》)

络阴器,上过毛中,入脐中,上循腹里,入缺盆……(《灵枢·营气》)

缺盆之中,任脉也,名曰天突。(《灵枢·本输》)

任脉者,起于中极之下,以上毛际,循腹里,上关元,至咽喉。(《难经·二十八难》)

【注释】

[1]中极之下:中极,穴名,在腹正中线脐下4寸。

[2]关元:穴名,在腹正中线脐下3寸。

[3]颐:指下颌部,承浆穴所在。《难经》无"上颐,循面,入目"6字。

【译文】

冲脉和任脉都始于胞宫中……

任脉起始于中极下的会阴部,向上到阴毛处,沿腹里,上出关元穴,向上到咽喉部,再向上到下颌、口旁,沿面部进入目下。

联络阴部,向上通过阴毛处,进入脐中,上沿腹里,进入缺盆中间……

缺盆的中间是任脉,穴名天突。

任脉,起始于中极穴之下,向上经过阴毛处,沿着腹里上出关元穴,到达咽喉部。

【交会穴】

承泣(足阳明)。此外,手太阴肺经络穴列缺通于任脉。

(二)主治概要和经脉病候

【主治概要】本经腧穴主治少腹、脐腹、胃脘、胸、颈、咽喉、头面等局部病证和相应的脏腑病证,部分腧穴有强壮作用或可治疗神志病。

【主要病候】疝气,带下,腹中结块等病证。

(三)腧穴

本经单行,共24穴,1穴位于会阴,21穴分布于胸腹部,1穴位于咽部,1穴位于面部。首穴为会阴,末穴为承浆(图3-13-6)。

1. 会阴 Huìyīn(CV 1)任脉、督脉、冲脉交会穴

【定位】在会阴区,男性在阴囊根部与肛门连线的中点;女性在大阴唇后联合与肛门连线的中点。

注:胸膝位或侧卧位,在前后二阴中间(图3-13-5)。

【解剖】皮肤→皮下组织→会阴中心腱。浅层布有股后皮神经会阴支,阴部神经的会阴神经的分支。深部有阴部神经的分支和阴部内动、静脉的分支或属支。

【主治】①脏腑疾患:小便不利,遗尿,阳痿,遗精,月经不调,阴痛,阴痒,阴挺,脱肛,痔疮;②神志疾患:窒息,昏迷,癫,狂,痫;③溺水。

【操作】直刺0.5～1.0寸;孕妇慎用。

2. 曲骨 Qūgǔ（CV 2）任脉、足厥阴经交会穴

【定位】在下腹部，耻骨联合上缘，前正中线上（图3-13-6）。

【解剖】皮肤→皮下组织→腹白线→腹横筋膜→腹膜外脂肪→壁腹膜。浅层主要布有髂腹下神经前皮支和腹壁浅静脉的属支。深层主要有髂腹下神经的分支。

【主治】①脏腑疾患：少腹胀满，小便不利，遗尿；②局部疾患：阳痿，遗精，阴囊湿痒；月经不调，痛经，带下。

【操作】直刺0.5～1.0寸，排空小便后进针；孕妇禁针。

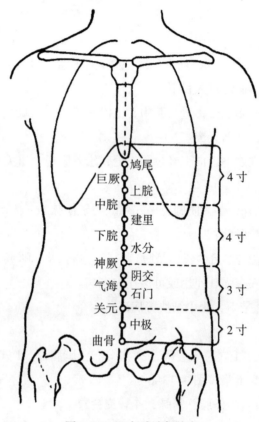

图 3-13-6　任脉腹部腧穴

3. 中极 *Zhōngjí（CV 3）膀胱募穴，任脉、足三阴经交会穴

【定位】在下腹部，脐中下4寸，前正中线上（图3-13-6）。

【解剖】皮肤→皮下组织→腹白线→腹横筋膜→腹膜外脂肪→壁腹膜。浅层主要布有髂腹下神经的前皮支和腹壁浅动、静脉的分支或属支。深层有髂腹下神经的分支。

【主治】①脏腑疾患：小腹疼痛，小便不利，遗尿，癃闭；②前阴妇科病：遗精，阳痿；月经不调，崩漏，阴挺，阴痒，不孕症，产后恶露不止，带下。

【操作】直刺 1 ～ 1.5 寸，排空小便后进针；孕妇禁针。

4. 关元 *Guānyuán（CV 4）小肠募穴，任脉、足三阴经交会穴

【定位】在下腹部，脐中下 3 寸，前正中线上（图 3-13-6）。

【解剖】皮肤→皮下组织→腹白线→腹横筋膜→腹膜外脂肪→壁腹膜。浅层主要有第 12 胸神经前支的前皮支和腹壁浅动、静脉的分支或属支。深层主要有第 12 胸神经前支的分支。

【主治】①脏腑疾患：少腹疼痛，腹泻，脱肛，疝气；②前阴妇科病：遗精，阳痿，早泄；月经不调，痛经，经闭，崩漏，带下，阴挺，不孕；小便频数，遗尿，癃闭；③精神疾患：中风脱证，虚劳冷惫。

【操作】直刺 1.0 ～ 1.5 寸，排空小便后进针；孕妇慎用。

5. 石门 Shímén（CV 5）三焦募穴

【定位】在下腹部，脐中下 2 寸，前正中线上（图 3-13-6）。

【解剖】皮肤→皮下组织→腹白线→腹横筋膜→腹膜外脂肪→壁腹膜。浅层主要有第 11 胸神经前支的前皮支和腹壁浅静脉的属支。深层有第 11 胸神经前支的分支。

【主治】①脏腑疾患：腹痛，腹胀，泄泻，便秘，疝气；小便不利，水肿。②前阴妇科病：遗精，阳痿；经闭，带下，崩漏，产后恶露不止。

【操作】直刺 1.0 ～ 1.5 寸；孕妇慎用。

6. 气海 *Qìhǎi（CV 6）

【定位】在下腹部，脐中下 1.5 寸，前正中线上（图 3-13-6）。

【解剖】皮肤→皮下组织→腹白线→腹横筋膜→腹膜外脂肪→壁腹膜。浅层主要有第 11 胸神经前支的前皮支和脐周静脉网。深层主要有第 11 胸神经前支的分支。

【主治】①脏腑疾患：腹胀，腹痛，疝气；泄泻，便秘；小便不利，遗尿；水肿。②前阴妇科病：遗精，阳痿；月经不调，痛经，经闭，崩漏，带下，阴挺。③中风脱证，虚劳羸瘦；保健要穴。

【操作】直刺 1.0 ～ 1.5 寸；孕妇慎用。

7. 阴交 Yīnjiāo（CV 7）任脉、冲脉交会穴

【定位】在下腹部，脐中下 1 寸，前正中线上（图 3-13-6）。

【解剖】皮肤→皮下组织→腹白线→腹横筋膜→腹膜外脂肪→壁腹膜。浅层主要有第 11 胸神经前支的前皮支，脐周静脉网。深层有第 11 胸神经前支的分支。

【主治】①脏腑疾患：腹痛，疝气，小便不利，水肿；②前阴妇科病：月经不调，崩漏，带下。

【操作】直刺 1.0 ～ 1.5 寸，孕妇慎用。

8. 神阙 *Shénquè（CV 8）

【定位】在脐区，脐中央（图 3-13-6）。

【解剖】皮肤→结缔组织→壁腹膜。浅层主要有第 10 胸神经前支的前皮支和腹壁脐周静脉网。深层有第 10 胸神经前支的分支。

【主治】①脏腑疾患：腹痛，泄泻，便秘，痢疾，脱肛；②水肿，小便不利；③精神疾患：阳气暴脱，形寒神惫。

【操作】禁刺；多用艾炷隔盐灸法或中药外敷。

9. 水分 Shuǐfēn（CV 9）

【定位】在上腹部，脐中上 1 寸，前正中线上（图 3-13-6）。

【解剖】皮肤→皮下组织→腹白线→腹横筋膜→腹壁外脂肪→壁腹膜。浅层主要布有第 9 胸神经前支的前皮支及腹壁浅静脉的属支。深层有第 9 胸神经前支的分支。

【主治】①脏腑疾患：腹痛，泄泻，反胃吐食；②小便不利，水肿。

【操作】直刺 1.0～1.5 寸；水病多用灸法。

10. 下脘 *Xiàwǎn（CV 10）

【定位】在上腹部，脐中上 2 寸，前正中线上（图 3-13-6）。

【解剖】皮肤→皮下组织→腹白线→腹横筋膜→腹膜外脂肪→壁腹膜。浅层主要布有第 9 胸神经前支的前皮支和腹壁浅静脉的属支。深层有第 9 胸神经前支的分支。

【主治】①脏腑疾患：腹痛，腹胀，泄泻，呕吐，食谷不化；②消瘦，虚肿。

【操作】直刺 1.0～1.5 寸。

11. 建里 Jiànlǐ（CV 11）

【定位】在上腹部，脐中上 3 寸，前正中线上（图 3-13-6）。

【解剖】皮肤→皮下组织→腹白线→腹横筋膜→腹膜外脂肪→壁腹膜。浅层主要布有第 8 胸神经前支的前皮支和腹壁浅静脉的属支。深层主要有第 8 胸神经前支的分支。

【主治】①脏腑疾患：胃痛，呕吐，腹胀，食欲不振；②水肿。

【操作】直刺 1.0～1.5 寸。

12. 中脘 *Zhōngwǎn（CV 12）胃募穴，八会穴之腑会，任脉、手太阳、足阳明经交会穴

【定位】在上腹部，脐中上 4 寸，前正中线上（图 3-13-6）。

【解剖】皮肤→皮下组织→腹白线→腹横筋膜→腹膜外脂肪→壁腹膜。浅层主要布有第 8 胸神经前支的前皮支和腹壁浅静脉的属支。深层有第 8 胸神经前支的分支。

【主治】①脏腑疾患：胃痛，呕吐，吞酸，呃逆，腹胀，纳呆，疳疾，黄疸；②咳喘痰多；③精神疾患：失眠，癫，狂，痫。

【操作】直刺 1.0～1.5 寸。

13. 上脘 Shàngwǎn（CV 13）任脉、手太阳、足阳明经交会穴

【定位】在上腹部，脐中上 5 寸，前正中线上（图 3-13-6）。

【解剖】皮肤→皮下组织→腹白线→腹横筋膜→腹膜外脂肪→壁腹膜。浅层主要布有

第 7 胸神经前支的前皮支和腹壁浅静脉的属支。深层主要有第 7 胸神经前支的分支。

【主治】①脏腑疾患：胃痛，呕吐，呃逆，腹胀，食不化，黄疸；②精神疾患：癫痫。

【操作】直刺 1.0 ～ 1.5 寸。

14. 巨阙 Jùquè（CV 14）心募穴

【定位】在上腹部，脐中上 6 寸，前正中线上（图 3-13-6）。

【解剖】皮肤→皮下组织→腹白线→腹横筋膜→腹膜外脂肪→壁腹膜。浅层主要布有第 7 胸神经前支的前皮支和腹壁浅静脉。深层有第 7 胸神经前支的分支。

【主治】①脏腑疾患：胃痛，呕吐，吞酸；②胸痛，心悸；③精神疾患：癫，狂，痫。

【操作】直刺 0.3 ～ 0.6 寸；不可深刺，以免伤及肝脏。

15. 鸠尾 Jiūwěi（CV 15）络穴

【定位】在上腹部，剑胸结合部下 1 寸，前正中线上（图 3-13-6）。

【解剖】皮肤→皮下组织→腹白线→腹横筋膜→腹膜外脂肪→壁腹膜。浅层主要布有第 7 胸神经前支的前皮支。深层主要有第 7 胸神经前支的分支。

【主治】①胸闷，心悸，心痛；②脏腑疾患：胃痛，噎膈，呕吐；③精神疾患：癫，狂，痫。

【操作】直刺 0.3 ～ 0.6 寸。

16. 中庭 Zhōngtíng（CV 16）

【定位】在胸部，剑胸结合中点处，前正中线上（图 3-13-7）。

【解剖】皮肤→皮下组织→胸肋辐状韧带和肋剑突韧带→胸剑结合部。穴下布有第 6 肋间神经的前皮支和胸廓内动、静脉的穿支。

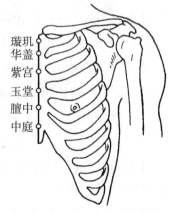

璇玑
华盖
紫宫
玉堂
膻中
中庭

图 3-13-7 任脉胸部腧穴

【主治】①局部疾患：胸胁胀满，心痛；②脏腑疾患：噎膈，呕吐；③小儿吐乳。

【操作】平刺 0.3 ～ 0.5 寸。

17. 膻中 *Dànzhōng（CV 17）心包募穴，八会穴之气会

【定位】在胸部，横平第 4 肋间隙，前正中线上（图 3-13-7）。

【解剖】皮肤→皮下组织→胸骨体。穴下主要布有第 4 肋间神经的前皮支和胸廓内动、静脉的穿支。

【主治】①胸闷，胸痛，心痛，心悸。②咳嗽，气喘；呕吐，噎膈，呃逆。③产后乳少，乳痈。

【操作】平刺 0.3 ～ 0.5 寸。

18. 玉堂 Yùtáng（CV 18）

【定位】在胸部，横平第 3 肋间隙，前正中线上（图 3-13-7）。

【解剖】皮肤→皮下组织→胸骨体。穴下主要布有第 3 肋间神经的前皮支和胸廓内动、静脉的穿支。

【主治】①胸部疾患：咳嗽、气喘、胸痛；②胃脘疾患：呃逆、呕吐。

【操作】平刺 0.3～0.5 寸。

19. 紫宫 Zǐgōng（CV 19）

【定位】在胸部，横平第 2 肋间隙，前正中线上（图 3-13-7）。

【解剖】皮肤→皮下组织→胸大肌起始腱→胸骨体。穴下主要布有第 2 肋间神经的前皮支和胸廓内动、静脉的穿支。

【主治】①局部疾患：胸痛，胸闷；②咳嗽，气喘。

【操作】平刺 0.3～0.5 寸。

20. 华盖 Huágài（CV 20）

【定位】在胸部，横平第 1 肋间隙，前正中线上（图 3-13-7）。

【解剖】皮肤→皮下组织→胸大肌起始腱→胸骨柄与胸骨体之间（胸骨角）。穴下主要布有第 1 肋间神经前皮支和胸廓内动、静脉的穿支。

【主治】①胸部疾患：胸痛，咳嗽，气喘；②咽喉肿痛。

【操作】平刺 0.3～0.5 寸。

21. 璇玑 Xuánjī（CV 21）

【定位】在胸部，胸骨上窝下 1 寸，前正中线上（图 3-13-7）。

【解剖】皮肤→皮下组织→胸大肌起始腱→胸骨柄。穴下主要布有锁骨上内侧神经和胸廓内动、静脉的穿支。

【主治】①胸部疾患：胸痛、咳嗽、气喘；②咽喉肿痛；③胃脘疾患：胃中积滞。

【操作】平刺 0.3～0.5 寸。

22. 天突 *Tiāntū（CV 22）任脉、阴维脉交会穴

【定位】在颈前区，胸骨上窝中央，前正中线上。

注：两侧锁骨中间凹陷中（图 3-13-8）。

【解剖】皮肤→皮下组织→左右胸锁乳突肌腱（两胸骨头）之间→胸骨柄颈静脉切迹上方→左、右胸骨甲状肌→气管前间隙。浅层布有锁骨上内侧神经，皮下组织内有颈阔肌和颈静脉弓。深层有头臂干、左颈总动脉、主动脉弓和头臂静脉等重要结构。

【主治】①胸部疾患：咳嗽，气喘，胸痛；②局部疾患：

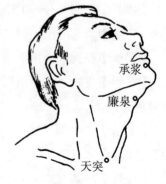

图 3-13-8　天突、廉泉、承浆

咽喉肿痛，暴喑，瘿气，梅核气；③胃脘疾患：呃逆，噎膈。

【操作】先直刺0.2寸，然后将针尖转向下方，紧靠胸骨后方刺入0.5～1.0寸。

23. 廉泉 *Liánquán（CV 23）任脉、阴维脉交会穴

【定位】在颈前区，喉结上方，舌骨上缘凹陷中，前正中线上（图3-13-8）。

【解剖】皮肤→皮下组织（含颈阔肌）→左、右二腹肌前腹之间→下颌骨肌→颏舌骨肌→颏舌肌。浅层布有面神经颈支和颈横神经上支的分支。深层有舌动、静脉的分支或属支，舌下神经的分支和下颌舌骨肌神经等。

【主治】①局部疾患：舌下肿痛，舌纵流涎，舌强不语，口舌生疮；②暴喑，喉痹，吞咽困难。

【操作】向舌根斜刺0.5～0.8寸。

24. 承浆 *Chéngjiāng（CV 24）任脉、足阳明经交会穴

【定位】在面部，颏唇沟的正中凹陷处（图3-13-8）。

【解剖】皮肤→皮下组织→口轮匝肌→降下唇肌→颏肌。穴下布有下牙槽神经的终支颏神经和颏动、静脉。

【主治】①局部疾患：口㖞，面痛，齿龈肿痛，流涎，暴喑，口舌生疮；②消渴；③精神疾患：癫狂。

【操作】斜刺0.3～0.5寸。

三、冲脉

（一）经脉循行

起于胞中，经会阴，出气冲，并足少阴经，挟脐上行，至胸中而散。

分支：

1. 从胸中上行，会咽喉，络唇口。

2. 从气冲下行，并足少阴经，循阴股内廉。入腘中，行胫内廉，至内踝后。

3. 从胞中向后，行于脊内。

4. 从内踝后分出，行足背，入大趾内间。（图3-13-9）

【参考文献】

夫冲脉者，五脏六腑之海也，五脏六腑皆禀焉。其上者，出于颃颡[1]，渗诸阳，灌诸精[2]；其下者，注少阴之大络[3]，出于气街，循阴股内廉，入腘中，伏行骭骨[4]内，下至内踝之后属而别。其下者，并于少阴之经，渗三阴；其前者，伏

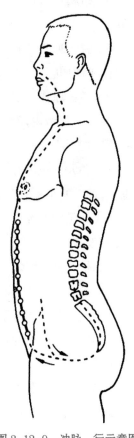

图3-13-9 冲脉 行示意图

行出跗属[5]，下循跗，入大指间，渗诸络而温肌肉。(《灵枢·逆顺肥瘦》)

冲脉者，十二经脉之海也，与少阴之大络起于肾下，出于气街，循阴股内廉，斜入腘中，循胫骨内廉，并少阴之经，下入内踝之后，入足下；其别者，斜入踝，出属跗上，入大指之间，注诸络以温足胫。(《灵枢·动输》)

冲脉、任脉皆起于胞中，上循脊[6]里，为经络之海；其浮而外者，循腹（各）[7]上行，会于咽喉，别而络唇口。(《灵枢·五音五味》)

冲脉者，起于气街，并少阴之经夹脐上行，至胸中而散也。(《素问·骨空论》)

冲脉起于关元[8]。(《素问·举痛论》)

冲脉者，起于气冲，并足阳明之经[9]，夹脐上行，至胸中而散也。(《难经·二十七难》)

【注释】

[1] 颃颡（hángsǎng）：咽喉上部和后鼻道，即鼻咽部。

[2] 渗诸阳，灌诸精：杨上善注"冲脉气渗诸阳，血灌诸精，精者目中五脏之精"。

[3] 少阴之大络：指足少阴肾经的分支。

[4] 骬骨：胫骨。骬、箭、胫，义通。

[5] 跗属：跗骨与胫骨连接部。"跗属以下至地，长三寸"(《灵枢·骨度》)，约当足背高度。

[6] 脊：原作"背"，据《针灸甲乙经》《黄帝内经太素》等改。杨上善注："脊里，谓不行皮肉中也。"

[7] 各：原作"右"，据《素问·骨空论》等王冰注引《针经》文改。各上行指两侧各自分行。《黄帝内经太素》作"循腹上行"，无"各"字，今《灵枢》则两字均有，而"各"误作"右"。

[8] 关元：王冰注："言起自此穴，即随腹而上，非生出于此也。其本生出乃起于肾下也。"意指关元、中极的深部即当胞宫之所在。

[9] 并足阳明经：应从《素问·骨空论》作"并足少阴经"。

【译文】

冲脉是五脏六腑之海，五脏六腑都禀受其气血的濡养。其上行的一支，出于咽喉上部和鼻咽部，向诸阳经渗灌精气；向下的一支，注入足少阴的大络，从气冲部出来，沿大腿内侧进入腘窝中，伏行于胫骨内侧，下至内踝后边分行。下行的足少阴经同行，渗灌气血于足三阴；前面伏行的经脉又从足背部出来，沿着脚背进入大趾趾缝间，渗灌各络脉气血以温暖肌肉。

冲脉是十二经脉之海，同足少阴大络起源于肾下，从气冲部出来，沿大腿内侧斜行进入腘窝中；下沿胫骨内侧，同足少阴经进入内踝之后，到脚底下；另一支斜行入踝内，从足背出来，进入大趾趾缝间，灌注各络脉以温暖下肢。

冲脉和任脉都是起始于胞中（冲脉），上行沿着脊柱内，是经络之海；浅出外行者，沿腹左右各上行，会合于咽喉部，分开来散络口唇。

冲脉起始（出）于气冲部，同足少阴肾经（会横骨、大赫、气穴、四满、中注、肓俞、商曲、石关、阴都、通谷、幽门），夹脐两旁上行，到胸中而分散。

冲脉起始于关元穴部。

（二）主治概要及主要病候

【主治概要】①气逆上冲引起的腹痛里急、心痛、心烦、胸闷、胁胀等；②生殖、泌尿系病证，如男女不育、崩漏、月经不调、小便不利、遗尿。

【主要病候】月经失调、不孕等妇科病证及腹痛里急、气逆上冲等。

（三）交会穴

气冲（会足阳明）；横骨，大赫，气穴，四满，中注，肓俞，商曲，石关，阴都，通谷，幽门（以上会足少阴）；会阴，阴交（会任脉）。此外，足太阴脾经腧穴公孙通于冲脉。

四、带脉

（一）经脉循行

起于季胁，回身一周。

【参考文献】

足少阴之正[1]，至腘中，别走太阳而合，上至肾，当十四椎，出属带脉。（《灵枢·经别》）

带脉者，起于季胁[2]，回身一周[3]。（《难经·二十八难》）（图3-13-10）

阳明、冲脉……皆属于带脉，而络于督脉。（《素问·痿论》）

【注释】

［1］足少阴之正：指足少阴经别。

［2］季胁：胁肋的下部，此处有章门穴，由此交会于足少阳胆经的带脉穴。

［3］回身一周：经过十四椎，交会于足少阳胆经的带脉、五枢、维道三穴。

【译文】

足少阴经别，在腘窝中从足少阴肾经分出后，别行与足太阳经相会合，再向上内行至肾，当十四椎分出，属于带脉。

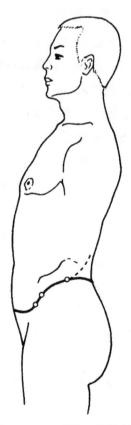

图3-13-10 带脉 行示意图

带脉起于季胁部的下方，交会于足少阳胆经的带脉、五枢、维道穴，围绕腰腹部一周。

足阳明经、冲脉……皆隶属于带脉，与督脉相联络。

（二）主治概要及主要病候

【主治概要】①下肢弛缓、痿废等病证，如腰部酸软、腹痛引腰脊、下肢不利。②男女生殖器官病，如阳痿、遗精、月经不调、崩漏、带下等。

【主要病候】月经不调、赤白带下等妇科经带病证，腹满，腹腰拘急疼痛，痿证等。

（三）交会穴

带脉、五枢、维道（均属足少阳，通于带脉）。

五、阴跷脉

（一）经脉循行

起于跟中，出足少阴然骨之后（照海），上内踝之上，直上循阴股，入阴，上循胸里，至咽喉，交贯冲脉，入頄，属目内眦，合于太阳、阳跷而上行。（图 3-13-11）

【参考文献】

（阴）跷脉者，少阴之别，起于然骨[1]之后，上内踝之上，直上循阴股，入阴，上循胸里，入缺盆，上出人迎之前，入頄[2]，属目内眦，合于太阳、阳跷而上行。（《灵枢·脉度》）

阴跷脉者，亦起于跟中，循内踝上行，至咽喉，交贯冲脉。（《难经·二十八难》）

【注释】

[1] 然骨：指足内侧高骨，即舟骨粗隆，下方为然谷穴。

[2] 頄：指鼻旁，颧骨部。

【译文】

阴跷脉是足少阴肾经的支脉，起于然谷之后的照海穴，上行于内踝上方，向上沿着大腿的内侧，进入前阴部，然后沿着腹部上入胸内，入于缺盆，向上出人迎的前面，到达鼻旁，连属于目内眦，与足太阳经、阳跷脉会合而上行。

阴跷脉也起于足后跟中，沿着足内踝向大腿内侧上行，到达咽喉部，交会贯通于冲脉。

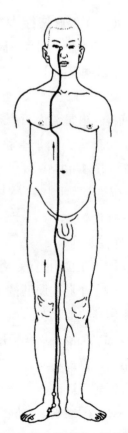

图 3-13-11 阴跷脉 行示意图

（二）主治概要及主要病候

【主治概要】①嗜睡；②下肢拘急。

【主要病候】多寐、癃闭及肢体筋脉出现阳缓阴急的病证。

（三）交会穴

照海（属足少阴，又为八脉交会穴，通阴跷脉），交信（阴跷脉郄穴，属足少阴），睛明（属足太阳，阴、阳跷脉交会穴，《针灸甲乙经》原无睛明，据《素问》王冰注补）。

六、阳跷脉

（一）经脉循行

【原文】

起于跟中，出足太阳之申脉，循外踝上行，沿髀胁上肩（交会居髎、臑俞、巨骨、肩髃），循面（交会地仓、巨髎、承泣），交目内眦、会睛明，入脑，下耳后，入风池（图3-13-12）。

【参考文献】

足太阳有通项入于脑者，正属目本[1]，名曰眼系[2]……在项中两筋间，入脑乃别……阴阳相交……交于目锐（应作"内"）眦。（《灵枢·寒热病》）

阳跷脉者，起于跟中，循外踝上行，入风池。（《难经·二十八难》）（图3-13-12）

【注释】

[1]目本：意指眼的根部。

[2]眼系：即目系，指眼与脑的连系。

【译文】

足太阳经脉通过项部深于脑内，正属于眼睛根部，名叫目系……在后项正中两筋间（风府）入脑，分别为阴跷、阳跷二脉，阴跷脉、阳跷脉相互交会，交会于目内眦（睛明）。

阳跷脉起于足跟部（仆参），沿着足外踝（申脉）向下肢外侧上行跗阳……进入项部的风池穴。

（二）主治概要及主要病候

【主治概要】①失眠；②下肢拘急。

【主要病候】目痛、不寐及肢体筋脉出现阴缓阳急的病证。

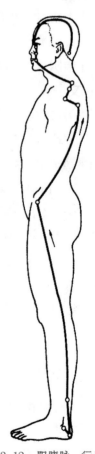

图3-13-12　阳跷脉　行示意图

（三）交会穴

申脉，仆参（阳跷脉郄穴，均属足太阳），跗阳（阳跷脉郄穴，属足太阳），居髎（属足少阳），臑俞（属手太阳），巨骨，肩髃（均属手阳明），地仓，巨髎，承泣（均属足阳明），睛明（属足太阳）（各阳经中只缺手少阳）。足太阳膀胱经之申脉通于阳跷脉。

七、阴维脉

（一）经脉循行

阴维起于"诸阴交"，并足太阴、足厥阴经上行，各穴分布在小腿内侧和腹部第3侧线，于颈部与任脉会于天突、廉泉。（图3-13-13）

【参考文献】

刺飞阳之脉，在内踝上五寸[1]，少阴之前，与阴维之会。（《素问·刺腰痛》）

阴维起于诸阴交[2]也。（《难经·二十八难》）

【注释】

［1］上五寸：内踝上约五寸，指筑宾穴所在，是阴维郄穴。

［2］诸阴交：指阴维与各阴经交会于腹及胁旁各穴。

【译文】

刺飞扬之脉，部位在内踝上5寸，足少阴之前，与阴维脉相会处（筑宾）。

阴维起始于各阴经的交会处（腹、胁部各交会穴）。

（二）主治概要及主要病候

【主治概要】心痛、胃痛、胸胁痛等。

【主要病候】心痛，胃痛，胸腹痛，郁证，胁满等。

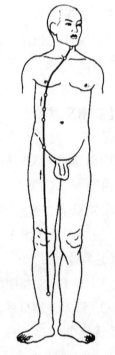

图3-13-13 阴维脉 行示意图

（三）交会穴

筑宾（郄穴，属足少阴），冲门，府舍，大横，腹哀（均属足太阴），期门（属足厥阴），天突，廉泉（均属任脉）。此外，手厥阴心包经络穴内关通于阴维（原交会经中无手三阴）。

八、阳维脉

（一）经脉循行

【原文】

阳维起于"诸阳会"，并足少阳经上行，各穴分布在小腿外侧和头肩外侧，至项后与

督脉交会于风府、哑门。（图 3-13-14）

【参考文献】

阳维之脉，脉与太阳合腨下间，去地一尺所[1]。（《素问·刺腰痛》）

阳维起于诸阳会[2]也。（《难经·二十八难》）

【注释】

[1]一尺所：距离地面一尺许，指阳交穴所在，是阳维郄穴。

[2]诸阳会：指阳维与各阳经交会于头肩部各穴。

【译文】

阳维脉：与足太阳膀胱相合，取穴在腿肚下方，距离地面一尺许的部位（阳交）。

阳维起始于各阳经的交会处（头、肩部各交会穴）。

（二）主治概要及主要病候

【主治概要】寒热变化的病证，如恶寒发热、寒热往来、发热等。

【主要病候】恶寒发热等外感病，头痛，目眩，腰痛等。

（三）交会穴

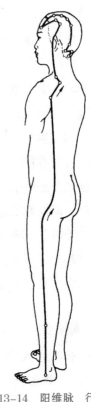

图 3-13-14 阳维脉 行示意图

金门（阳维脉所别属，属足太阳），阳交（郄穴，属足少阳），臑俞（属手太阳），天髎（属手少阳），肩井，本神，阳白，头临泣，目窗，正营，承灵，脑空，风池（均属足少阳），风府，哑门（均属督脉）。此外，手少阳三焦经络穴外关通于阳维（交会经中无手足阳明）。

[小结]

督脉主干行于身后正中线。按十四经流注与足厥阴肝经衔接，交于任脉。联系的脏腑器官主要有胞中、心、脑、喉、目等。其络脉从长强上背、项、头。

督脉腧穴主治神志病，热病，腰骶、背项、头部病证及相应的内脏疾病。急救常用水沟、素髎、百会；治疗癫痫、癫狂常用长强、神道、哑门、风府、百会、神庭；热病常用大椎、陶道、身柱；痔疾、便血常用长强、腰俞；脱肛常用百会、长强；腰脊、尾骶疼痛常用长强、腰俞、腰阳关、命门等；头痛常用风府、百会、前顶、上星等。

任脉起于胞中，其主干行于前正中线，按十四经流注与督脉衔接，交于手太阴肺经。联系的脏腑器官主要有胞中、咽喉、唇口、目。络脉从鸠尾散于腹。

任脉腧穴主要治疗腹、胸、颈、头面的局部病证及相应的内脏器官病证，部分腧穴有保健作用，少数腧穴可治疗神志病。治疗妇科、男科病证，常用关元、中极、气海等；治疗癃闭、遗尿，常用中极、曲骨、关元、石门等；治疗胃肠病，常用中脘、神阙、下脘、建里等；治疗咳嗽、气喘，常用膻中、天突、华盖等；中风失语常取廉泉；口喝流涎常取承浆；会阴主溺水急救；鸠尾主治癫痫；气海、关元有强身保健作用；关元、神阙有回阳救逆功效。神阙禁刺，宜灸。天突应注意进针的深度和角度。

冲脉起于胞中，主要与足少阴肾经并行，通过十二经，渗灌气血，不参与循环流注。其联系的脏腑器官主要有胞中、颃颡、唇口等。

带脉是各经脉中唯一横行于腰腹部的经脉，主要联系下腹部的脏腑器官。

阳跷、阴跷脉是足太阳和足少阴经的分支，起于跟中，分别行于下肢的阳侧和阴侧，向上交会于眼部，联系的脏腑器官主要有咽喉、眼目和脑。

阳维起于"诸阳会"，联络诸阳经以通督脉；阴维起于"诸阴交"，联络诸阴经以通任脉。其功能主要是对全身气血起溢蓄调节作用。

考纲摘要

1. 督脉的经脉循行。

2. 任脉的经脉循行。

3. 督脉的主治概要。

4. 任脉的主治概要。

5. 督脉常用腧穴的定位和主治要点：腰阳关、大椎、哑门、百会、水沟、印堂。

6. 任脉常用腧穴的定位和主治要点：中极、关元、气海、神阙、中脘、膻中、廉泉、承浆。

复习思考

【同步训练】

1. 经脉分布有"一源三歧"之称的 3 条经脉是（　　　）

   A. 督脉、阳维脉、阳跷脉　　　　　　B. 任脉、阴维脉、阴跷脉

   C. 任脉、冲脉、跷脉　　　　　　　　D. 督脉、任脉、带脉

   E. 任脉、督脉、冲脉

2. 督脉的生理作用主要是（　　　）

   A. 调节督脉、任脉　　　　　　　　　B. 调节阳经经气

   C. 通调任、冲、督、带　　　　　　　D. 总调奇经八脉

E. 通调任、冲、督脉

3. 被称为气会的穴位是（　　　）

A. 气海　　　　　B. 膻中　　　　　C. 中极　　　　　D. 鸠尾　　　　　E. 天突

4. 经脉循行"渗诸阳，灌诸精"的是（　　　）

A. 任脉　　　　　B. 冲脉　　　　　C. 督脉　　　　　D. 阴维脉　　　　　E. 阳维脉

5. 起于"诸阳会"的经脉是（　　　）

A. 督脉　　　　　B. 足太阳膀胱经　　　　　C. 足厥阴肝经

D. 阳跷脉　　　　　E. 阳维脉

6. 任脉与足阳明经的交会穴是（　　　）

A. 华盖　　　　　B. 天突　　　　　C. 廉泉　　　　　D. 璇玑　　　　　E. 承浆

7. 下列哪个病证不属大椎穴的主治范畴（　　　）

A. 疟疾　　　　　B. 热病　　　　　C. 癫痫　　　　　D. 咳喘　　　　　E. 暴喑

8. 任脉起于胞中，止于（　　　）

A. 齿龈　　　　　B. 下颏　　　　　C. 咽喉　　　　　D. 目　　　　　E. 口

9. 下列部位除哪项外，均为阳跷脉所过（　　　）

A. 足跟　　　　　B. 耳后　　　　　C. 目锐眦　　　　　D. 脑　　　　　E. 肩

10. 阴跷脉在何处"交贯冲脉"（　　　）

A. 腹部　　　　　B. 胸部　　　　　C. 咽喉　　　　　D. 口唇　　　　　E. 目

【思考题】

1. 奇经八脉的主要功能是什么？

2. 冲脉与女子月经及孕育功能有何联系？

3. 试述大椎穴的归经、定位和主治。

4. 试述关元穴的归经、定位、主治和针刺注意事项。

扫一扫，知答案

项目十四　经外奇穴

【学习目标】

1. 掌握常用奇穴的定位、主治、操作。

2. 了解常用奇穴的解剖层次。

一、头颈部奇穴

1. 四神聪 Sìshéncōng（EX-HN 1）

【定位】在头部，百会前后左右各旁开1寸，共4穴（图3-14-1）。

【解剖】皮肤→皮下组织→帽状腱膜→腱膜下疏松结缔组织。穴下布有枕动、静脉，颞浅动、静脉顶支和眶上动、静脉的吻合网，有枕大神经、耳颞神经及眶上神经的分支。

【主治】①头痛，头晕，目疾；②失眠，健忘，癫，狂，痫；③中风偏瘫。

【操作】平刺0.5～0.8寸。可灸。

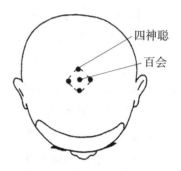

图3-14-1 四神聪

2. 当阳 Dāngyáng（EX-HN 2）

【定位】正坐位。在头前部，当瞳孔直上，前发际上1寸（图3-14-2）。

【解剖】皮肤→皮下组织→枕额肌额腹或帽状腱膜下→疏松结缔组织。穴下布有眶上神经和眶上动、静脉的分支或属支。

【主治】偏、正头痛，目赤肿痛，头昏目眩；②感冒。

【操作】平刺0.5～0.8寸。

3. 鱼腰 Yúyāo（EX-HN 4）

【定位】在头部，瞳孔直上，眉毛中（图3-14-2）。

【解剖】皮肤→皮下组织→眼轮匝肌→枕额肌额腹。穴下布有眶上神经外侧支、面神经的分支和眶上动、静脉的外侧支。

【主治】目赤肿痛，眼睑跳动，眼睑下垂，眉棱骨痛等。

【操作】平刺0.5～0.8寸。禁灸。

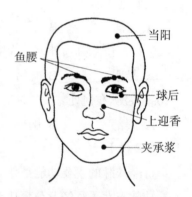

图3-14-2 当阳、鱼腰、球后、
上迎香、夹承浆

4. 太阳 Tàiyáng（EX-HN 5）

【定位】在头部，眉梢与目外眦之间，向后约一横指的凹陷中（图3-14-3）。

【解剖】皮肤→皮下组织→眼轮匝肌→颞筋膜→颞

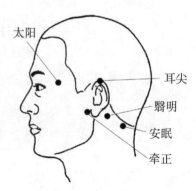

图3-14-3 太阳、耳尖、翳明、
牵正、安眠

肌。穴下布有颧神经的分支颧面神经，面神经的颧支和颞支，下颌神经的颞神经，颞浅动、静脉的分支或属支。

【主治】①偏正头痛，口眼㖞斜，齿痛；②目赤肿痛，目眩，目涩。

【操作】直刺或斜刺 0.3 ～ 0.5 寸，或用三棱针点刺出血。可灸。

5. 耳尖 ěrjiān（EX-HN 6）

【定位】在耳区，在外耳轮的最高点（图 3-14-3）。

【解剖】皮肤→皮下组织→耳郭软骨。穴下布有颞浅动、静脉的耳前支，耳后动、静脉的耳后支，耳颞神经耳前支，枕小神经耳后支和面神经耳支等。

【主治】①目赤肿痛，目翳，麦粒肿；②咽喉肿痛，喉痹，颜面疔疮；③偏正头痛。

【操作】直刺 0.1 ～ 0.2 寸，或用三棱针点刺出血。可灸。

6. 球后 Qiúhòu（EX-HN 7）

【定位】在面部，眶下缘外 1/4 与内 3/4 交界处（图 3-14-2）。

【解剖】皮肤→皮下组织→眼轮匝肌→眶脂体→下斜肌与眶下壁之间。浅层布有眶下神经，面神经的分支，眶下动、静脉的分支或属支。深层有动眼神经下支，眼动、静脉的分支或属支和眶下动、静脉。

【主治】目疾。

【操作】直刺，嘱患者闭目，医者轻推眼球向上，针尖沿眶下缘缓慢刺入 0.5 ～ 0.8 寸，不可提插捻转，退针后压迫局部 3 ～ 5 分钟，以防出血。禁灸。

7. 上迎香 Shàngyíngxiāng（EX-HN 8）

【定位】在面部，鼻翼软骨与鼻甲的交界处，近鼻翼沟上端处（图 3-14-2）。

【解剖】皮肤→皮下组织→提上唇鼻翼肌。穴下布有眶下神经，滑车下神经的分支，面神经的颊支和内眦动、静脉。

【主治】①鼻塞，鼻衄，鼻渊；②头痛，迎风流泪。

【操作】向内上方斜刺 0.3 ～ 0.5 寸。可灸。

8. 内迎香 Nèiyíngxiāng（EX-HN 9）

【定位】在鼻孔内，鼻翼软骨与鼻甲交界的黏膜处（图 3-14-4）。

【解剖】鼻黏膜→黏膜下疏松组织。穴下布有面动、静脉的鼻背支之动、静脉和筛前神经的鼻外支。

【主治】①鼻塞，鼻痒，不闻香臭，咽喉肿痛；②目赤肿痛，急性结膜炎；③热病，中暑，眩晕。

【操作】三棱针点刺出血。有出血体质者忌用。不灸。

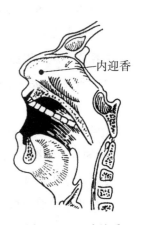

图 3-14-4 内迎香

9. 聚泉 Jùquán（EX-HN 10）

【定位】正坐位，张口伸舌，在口腔内，当舌背正中缝的中点处（图 3-14-5）。

【解剖】舌黏膜→黏膜下疏松结缔组织→舌肌。穴下布有下颌神经的舌神经、舌下神经和鼓索的神经纤维，以及舌动、静脉的动、静脉网。

【主治】舌强，舌缓，食不知味，消渴，咳喘。

【操作】直刺 0.1～0.2 寸；或用三棱针点刺出血。

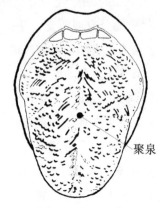

图 3-14-5 聚泉

10. 海泉 Hǎiquán（EX-HN 11）

【定位】正坐张口，在口腔内，当舌下系带中点处（图 3-14-6）。

【解剖】舌黏膜→黏膜下组织→舌肌。穴下分布有下颌神经的舌神经、舌下神经和面神经鼓索的神经纤维，以及舌动脉的分支、舌深动脉和舌静脉的属支舌深静脉。

【主治】①舌缓不收，舌强，舌肿；②呕吐，呃逆，消渴。

【操作】直刺 0.1～0.2 寸；或用三棱针点刺出血。

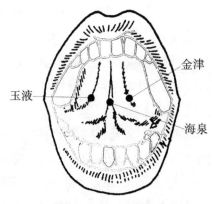

图 3-14-6 海泉、金津、玉液

11. 金津 Jīnjīn（EX-HN 12）

【定位】在口腔内，舌下系带左侧的静脉上（图 3-14-6）。

【解剖】黏膜→黏膜下组织→颏舌肌。穴下布有下颌神经的颌神经、舌下神经和面神经鼓索的神经纤维，以及舌动脉的分支舌深动脉、舌静脉的属支舌深静脉。

【主治】①舌强，舌肿，失语，口疮；②呕吐，消渴。

【操作】点刺出血。不灸。

12. 玉液 Yùyè（EX-HN 13）

【定位】在口腔内，舌下系带右侧的静脉上（图 3-14-6）。

【解剖】黏膜→黏膜下组织→颏舌肌。穴下布有下颌神经的颌神经、舌下神经和面神经鼓索的神经纤维，以及舌动脉的分支舌深动脉、舌静脉的属支舌深静脉。

【主治】①舌强，舌肿，失语，口疮；②呕吐，消渴。

【操作】点刺出血。不灸。

13. 翳明 Yìmíng（EX-HN 14）

【定位】在颈部，翳风后1寸（图3-14-3）。

【解剖】皮肤→胸锁乳突肌→头夹肌→头最长肌。浅层有耳大神经的分支。深层有颈深动、静脉。

【主治】①头痛，眩晕，失眠；②耳鸣，目疾。

【操作】直刺0.5～1寸。可灸。

14. 颈百劳 Jǐngbǎiláo（EX-HN 15）

【定位】在颈部，第7颈椎棘突直上2寸，后正中线旁开1寸（图3-14-7）。

【解剖】皮肤→皮下组织→斜方肌→上后锯肌→头颈夹肌→头半棘肌→多裂肌。浅层布有第4、5颈神经后支的皮支。深层有第4、5颈神经后支的分支。

【主治】①颈项强痛；②咳嗽，气喘，骨蒸潮热，盗汗。

【操作】直刺0.5～1寸。可灸。

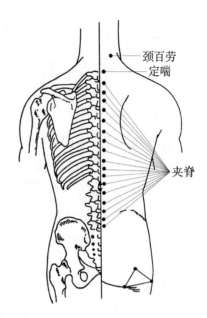

图3-14-7 颈百劳、定喘、夹脊

15. 牵正 Qiānzhèng（EX-HN 16）

【定位】在面颊部，耳垂前方0.5～1寸，与耳中点相平处（图3-14-3）。

【解剖】皮肤→皮下组织→腮腺→咬肌。皮肤由下颌神经的颊神经分布。皮下组织内有咬肌动静脉支分布。咬肌由下颌神经的咬肌支支配。

【主治】①口㖞；②口疮。

【操作】直刺0.5～1寸，局部有酸胀的感觉向面部扩散。

16. 安眠 ānmián（EX-HN 17）

【定位】在项部，在翳风穴与风池穴连线之中点处（图3-14-3）。

【解剖】皮肤→胸锁乳突肌→头夹肌→头最长肌。浅层有耳大神经的分支。深层有颈深动、静脉。

【主治】失眠，头痛，心悸。

【操作】直刺0.8～1.2寸。可灸。

17. 夹承浆 Jiáchéngjiāng（EX-HN 18）

【定位】在面部，承浆穴左右各旁开1寸（图3-14-2）。

【解剖】皮肤→皮下组织→口轮匝肌。在口轮匝肌中。浅层有颏神经分布。深层有面神经下颌缘支和下唇动脉分布。

【主治】①口㖞；②齿龈肿痛。

【操作】斜刺或平刺0.3～0.5寸。不灸。

二、胸腹部穴

1. 子宫 Zǐgōng（EX-CA 1）

【定位】在下腹部，脐中下 4 寸，前正中线旁开 3 寸（图 3-14-8）。

【解剖】皮肤→皮下组织→腹外斜肌腱膜→腹内斜肌→腹横肌→腹横筋膜。浅层主要布有髂腹下神经的外侧皮支和腹壁浅静脉。深层主要有髂腹下神经的分支和腹壁下动、静脉的分支或属支。

【主治】月经不调、痛经、崩漏、不孕、阴挺等妇科病证。

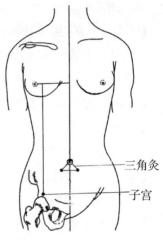

图 3-14-8 子宫、三角灸

【操作】直刺 0.8 ～ 1.2 寸。可灸。

2. 三角灸 Sānjiǎojiū（EX-CA 5）

【定位】在下腹部，以患者两口角之间的长度为一边，作等边三角形，将顶角置于患者脐心，底边呈水平线，两底角处取穴（图 3-14-8）。

【解剖】皮肤→皮下组织→腹外斜肌腱膜→腹内斜肌→腹横肌→腹横筋膜。在腹直肌中，穴区有腹壁下动、静脉和第 10 肋间神经分布。

【主治】疝气，绕脐腹痛。

【操作】艾炷灸 5 ～ 7 壮，或用艾条灸 20 分钟左右。

三、背部穴

1. 定喘 Dìngchuǎn（EX-B 1）

【定位】在脊柱区，横平第 7 颈椎棘突下，后正中线旁开 0.5 寸（图 3-14-7）。

【解剖】皮肤→皮下组织→斜方肌→菱形肌→上后锯肌→颈夹肌→竖脊肌。浅层主要布有第 8 颈神经后支的内侧皮支。深层有颈横动、静脉的分支或属支，第 8 颈神经、第 1 胸神经后支的肌支。

【主治】①哮喘，咳嗽；②落枕，项强，肩背痛，上肢疾患。

【操作】直刺或针尖向内斜 0.5 ～ 0.8 寸。可灸。

2. 夹脊 Jiájǐ（EX-B 2）

【定位】在脊柱区，第 1 胸椎至第 5 腰椎棘突下两侧，后正中线旁开 0.5 寸，一侧 17 穴（图 3-14-7）。

【解剖】皮肤→皮下组织→浅肌层（斜方肌、背阔肌、菱形肌、腰肌筋膜、上后锯肌、下后锯肌）→深层肌（竖脊肌、横突棘肌）。浅层布有第 1 胸神经至第 5 腰神经的内侧皮支和伴行的动、静脉。深层布有第 1 胸神经至第 5 腰神经后支的肌支，肋间后动、静脉或腰动、静脉背侧支的分支或属支。

【主治】①胸 1 ～ 5 夹脊治疗上焦病（心肺、上肢疾病）；②胸 6 ～ 12 夹脊治疗中焦病（胃肠、肝、胆、脾疾病）；③腰 1 ～ 5 夹脊治疗下焦病（腰腹及下肢疾病）。

【操作】稍向内斜刺 0.5 ～ 0.8 寸，待有麻胀感即停止进针，严格掌握针刺的深度和角度，防止损伤内脏或引起气胸。可灸。

3. 胃脘下俞 Wèiwǎnxiàshū（EX-B 3）

【定位】在脊柱区，横平第 8 胸椎棘突下，后正中线旁开 1.5 寸（图 3-14-9）。

【解剖】皮肤→皮下组织→斜方肌→背阔肌→竖脊肌。浅层主要布有第 8 胸神经后支的皮支和伴行的动、静脉。深层有第 8 胸神经后支的肌支和第 8 肋间后动、静脉背侧的分支或属支。

【主治】①胃痛，腹痛，胸胁痛；②消渴。

【操作】向脊柱方向斜刺 0.3 ～ 0.5 寸。可灸。

4. 痞根 Pǐgēn（EX-B 4）

【定位】在腰区，横平第 1 腰椎棘突下，后正中线旁开 3.5 寸（图 3-14-9）。

【解剖】皮肤→皮下组织→背阔肌→下后锯肌→髂肋肌。在背阔肌、腰方肌中。浅层有第 3 腰神经后支的皮支分布。深层有第 4 腰神经后支的肌支和腰动脉分布。

【主治】①腰痛；②月经不调，带下；③痞块，癥瘕。

【操作】直刺 0.5 ～ 1.0 寸。可灸。

5. 下极俞 Xiàjíshú（EX-B 5）

【定位】俯卧位。在腰部，当后正中线上，第 3 腰椎棘突下（图 3-14-9）。

【解剖】皮肤→皮下组织→棘上韧带→棘间韧带→弓间韧带。浅层布有第 4 神经后支的内侧支和伴行的动、静脉。深层有棘突间的椎外（后）静脉丛，第 4 腰神经后支的分支和第 4 腰动、静脉背侧支的分支和属支。

【主治】腰痛，腹痛，腹泻，小便不利，遗尿。

【操作】直刺 0.5 ～ 1.0 寸。

6. 腰眼 Yāoyǎn（EX-B 7）

【定位】在腰区，横平第 4 腰椎棘突下，后

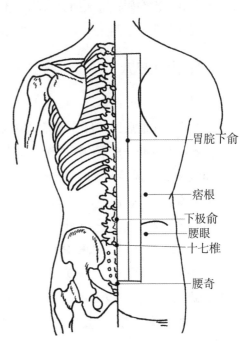

图 3-14-9 胃脘下俞、痞根、下极俞、腰眼、十七椎、腰奇

正中线旁开 3.5 寸凹陷中（图 3-14-9）。

【解剖】皮肤→皮下组织→胸腰筋膜浅层和背阔肌腱膜→髂肋肌→胸腰筋膜深层→腰方肌。浅层主要布有臀上皮神经和第 4 腰神经后支的皮支。深层主要布有第 4 腰神经后支的肌支和第 4 腰动、静脉的分支或属支。

【主治】①腰痛；②月经不调，带下。

【操作】直刺 0.5 ～ 1 寸。可灸。

7. 十七椎 Shíqīzhuī（EX-B 8）

【定位】在腰区，第 5 腰椎棘突下凹陷中（图 3-14-9）。

【解剖】皮肤→皮下组织→棘上韧带→棘间韧带。浅层主要布有第 5 腰神经后支的皮支和伴行的动、静脉。深层主要有第 5 腰神经后支的分支和棘突间的椎外（后）静脉。

【主治】①腰骶痛，下肢瘫痪；②痛经，崩漏，月经不调，带下；③小便不利，遗尿。

【操作】直刺 0.5 ～ 1 寸。可灸。

8. 腰奇 Yāoqí（EX-B 9）

【定位】在骶区，尾骨端直上 2 寸，骶角之间凹陷中（图 3-14-9）。

【解剖】皮肤→皮下组织→棘上韧带。穴下布有第 2、3 骶神经后支的分支及伴行的动、静脉。

【主治】①癫痫；②头痛，失眠；③便秘。

【操作】向上平刺 1 ～ 1.5 寸。可灸。

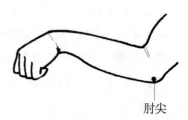

图 3-14-10　肘尖

四、上肢部穴

1. 肘尖 Zhǒujiān（EX-UE 1）

【定位】在肘后区，尺骨鹰嘴的尖端（图 3-14-10）。

【解剖】皮肤→皮下组织→鹰嘴皮下囊→肱三头肌腱。穴下布有前臂后皮神经和肘关节周围动、静脉网。

【主治】瘰疬，痈疽，疔疮。

【操作】艾炷灸 7 ～ 15 壮。

2. 二白 Èrbái（EX-UE 2）

【定位】在前臂前区，腕掌侧远端横纹上 4 寸，桡侧腕屈肌腱的两侧，一肢 2 穴（图 3-14-11）。

【解剖】臂内侧穴：皮肤→皮下组织→掌长肌腱与桡侧腕屈肌之间→指浅屈肌→正中神经→拇长屈肌→前臂骨间膜。浅层布有前臂外侧皮神经和前臂正中静脉的属支，

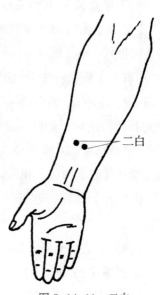

图 3-14-11　二白

深层布有正中神经、正中动脉。臂外侧穴：皮肤→皮下组织→桡侧腕屈肌与肱桡肌腱之间→指浅屈肌→拇长屈肌。浅层布有前臂外侧皮神经和头静脉的属支，深层有桡动、静脉。

【主治】①痔疾，脱肛；②前臂痛，胸胁痛。

【操作】直刺 0.5 ～ 0.8 寸。可灸。

3. 中泉 Zhōngquán（EX–UE 3）

【定位】在前臂后区，腕背侧远端横纹上，指总伸肌腱桡侧凹陷中（图 3-14-12）。

注：阳溪与阳池连线的中点处。

【解剖】皮肤→皮下组织→指伸肌腱与桡侧腕短伸肌腱之间。穴下布有前臂后皮神经和桡神经手背支、手背静脉网、桡动脉腕背支。

【主治】①胸闷，咳嗽，气喘；②胃脘痛。

【操作】直刺 0.3 ～ 0.5 寸。可灸。

4. 中魁 Zhōngkuí（EX–UE 4）

【定位】在手指，中指背面，近侧指间关节的中点处（图 3-14-12）。

【解剖】皮肤→皮下组织→指背腱膜。穴下布有指背神经，其桡侧支来自桡神经，其尺侧支来自尺神经；血管有来自掌背动脉的指背动脉和掌背静脉网的属支指背静脉。

【主治】①反胃、噎膈、呃逆、呕吐、食欲不振等脾胃病证；②牙痛，鼻出血。

【操作】一般用灸法。

5. 大骨空 Dàgǔkōng（EX–UE 5）

【定位】在手指，拇指背面，近侧指间关节的中点处（图 3-14-12）。

【解剖】皮肤→皮下组织→拇长伸肌腱。穴下布有桡神经的指背神经、指背动脉和指背静脉。

【主治】①目痛，目翳，迎风流泪；②吐泻，衄血。

【操作】一般用灸法。

6. 小骨空 Xiǎogǔkōng（EX–UE 6）

【定位】在手指，小指背面，近侧指间关节的中点处（图 3-14-12）。

【解剖】皮肤→皮下组织→指背腱膜。穴下分布有指背动、静脉的分支及属支和尺神经的指背神经的分支。

【主治】指关节痛，目痛，目翳，迎风流泪。

【操作】一般用灸法。

7. 腰痛点 Yāotòngdiǎn（EX–UE 7）

【定位】在手背，第 2、3 掌骨间及第 4、5 掌

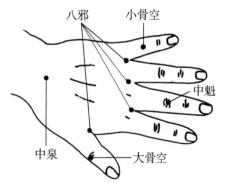

图 3-14-12　中泉、中魁、大骨空、
小骨空、八邪

骨间，腕背侧远端横纹与掌指关节的中点处，一手2穴（图3-14-13）。

【解剖】桡侧穴：皮肤→皮下组织→桡侧腕短伸肌腱和指伸肌腱；尺侧穴：皮肤→皮下组织→小指伸肌腱与第4指伸肌腱之间。此2穴处布有手背静脉网和掌背动脉，桡神经的浅支和尺神经的手背支。

【主治】急性腰扭伤。

【操作】直刺0.3～0.5寸，由两侧向掌中斜刺0.5～0.8寸。可灸。

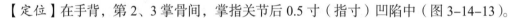

图3-14-13　腰痛点、外劳宫

8. 外劳宫 Wàiláogōng（EX-UE 8）

【定位】在手背，第2、3掌骨间，掌指关节后0.5寸（指寸）凹陷中（图3-14-13）。

【解剖】皮肤→皮下组织→第2掌骨间背侧肌→第2掌骨间掌侧肌。穴下布有桡神经浅支的指背神经、手背静脉网和掌背动脉。

【主治】①落枕，颈项强痛；②手指麻木，手指屈伸不利。

【操作】直刺0.3～0.5寸。可灸。

9. 八邪 Bāxié（EX-UE 9）

【定位】在手背，第1～5指间，指蹼缘后方赤白肉际处，左右共8穴（图3-14-12）。

【解剖】皮肤→皮下组织→骨间背侧肌→骨间掌侧肌→蚓状肌。浅层布有掌背动、静脉或指背动、静脉和指背神经。深层有指掌侧总动、静脉或指掌侧固有动、静脉，指掌侧固有神经。

【主治】①烦热，疟疾；②手背肿痛，手指麻木，毒蛇咬伤。

【操作】向上斜刺0.5～0.8寸，或三棱针点刺出血。不宜灸。

10. 四缝 Sìfèng（EX-UE 10）

【定位】在手指，第2～5指掌面的近侧指间关节横纹的中央，一手4穴（图3-14-14）。

【解剖】皮肤→皮下组织→指深屈肌腱。各穴的血管：指掌侧固有动、静脉的分支或属支和指皮下静脉。各穴的神经：浅层有掌侧固有神经，深层有正中神经肌支和尺神经肌支。

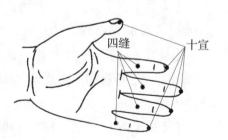

图3-14-14　四缝、十宣

【主治】①小儿疳积；②百日咳；③蛔虫病，小儿腹泻。

【操作】点刺0.1～0.2寸，挤出少量黄白色透明黏液或出血。不宜灸。

11. 十宣 Shíxuān（EX-UE 11）

【定位】在手指，十指尖端，距指甲游离缘0.1寸（指寸），左右共10穴（图3-14-14）。

【解剖】皮肤→皮下组织。各穴的神经支配：拇指到中指的十宣穴由正中神经分布；无名指的十宣有桡侧的正中神经和尺神经双重分布；小指的十宣穴有尺神经分布。

【主治】①昏迷，昏厥，中暑；②癫痫；③高热，咽喉肿痛；④手指麻木。

【操作】浅刺0.1～0.2寸，或三棱针点刺出血。

五、下肢部穴

1. 髋骨 Kuāngǔ（EX-LE 1）

【定位】在股前区，梁丘两旁各1.5寸，一肢2穴（图3-14-15）。

【解剖】外侧髋骨穴：皮肤→皮下组织→股外侧肌。浅层布有股神经前皮支和股外侧皮神经。深层有旋股外侧动、静脉降支的分支或属支。内侧髋骨穴：皮肤→皮下组织→股内侧肌。浅层布有股神经前皮支，深层有股深动脉的肌支等。

【主治】下肢疾患，如腿痛，下肢瘫痪，鹤膝风。

【操作】直刺0.5～1.0寸。

2. 鹤顶 Hèdǐng（EX-LE 2）

【定位】在膝前区，髌底中点的上方凹陷中（图3-14-15）。

【解剖】皮肤→皮下组织→股四头肌腱。浅层布有股神经前皮支和大隐静脉的属支。深层有膝关节的动、静脉网。

【主治】①膝痛，鹤膝风；②腿足无力，瘫痪。

【操作】直刺0.5～0.8寸。可灸。

3. 百虫窝 Bǎichóngwō（EX-LE 3）

【定位】在股前区，髌底内侧端上3寸（图3-14-16）。

【解剖】皮肤→皮下组织→股内侧肌。浅层布有股神经前皮支和大隐静脉的属支。深层有股动、静脉的肌支和股神经的分支。

【主治】①蛔虫病；②皮肤瘙痒，风疹，湿疹，疮疡。

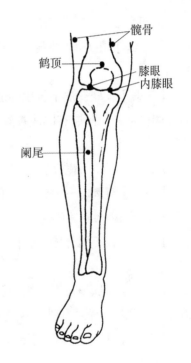

图3-14-15 髋骨、鹤顶、内膝眼、阑尾

【操作】直刺 1.5 ~ 2 寸。

4. 内膝眼 Nèixīyǎn（EX-LE 4）

【定位】在膝部，髌韧带内侧凹陷处的中央（图 3-14-15）。

【解剖】皮肤→皮下组织→髌韧带与髌内侧支持带之间→膝关节囊、翼状皱襞。浅层布有隐神经髌下支和股神经的前皮支。深层有膝关节的动、静脉网。

【主治】膝痛，腿痛，鹤膝风。

【操作】向膝中斜刺 0.5 ~ 1 寸，或透刺对侧膝眼。可灸。

5. 胆囊 Dǎnnáng（EX-LE 6）

【定位】在小腿外侧，腓骨小头直下 2 寸（图 3-14-17）。

【解剖】皮肤→皮下组织→腓骨长肌。浅层布有腓肠外侧皮神经。深层有腓浅神经、腓深神经和胫前动、静脉。

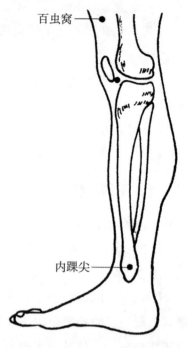

图 3-14-16　百虫窝、内踝尖

【主治】①急、慢性胆囊炎，胆石症，胆道蛔虫症，胆绞痛，胁痛；②下肢痿痹。

【操作】直刺 1 ~ 1.5 寸。可灸。

6. 阑尾 Lánwěi（EX-LE 7）

【定位】在小腿外侧，髌韧带外侧凹陷下 5 寸，胫骨前嵴外 1 横指（中指）（图 3-14-15）。

【解剖】皮肤→皮下组织→胫骨前肌→小腿骨间膜→胫骨后肌。浅层布有腓肠外侧皮神经和浅静脉。深层有腓深神经和胫前动、静脉。

【主治】①急、慢性阑尾炎，急、慢性肠炎，消化不良，纳呆，胃脘疼痛；②下肢痿痹。

【操作】直刺 1 ~ 1.5 寸。可灸。

7. 内踝尖 Nèihuáijiān（EX-LE 8）

【定位】在踝区，内踝的最凸起处（图 3-14-16）。

【解剖】皮肤→皮下组织→内踝。穴下布有隐神经的小腿内侧皮支、胫前动脉的内踝网、内踝前动脉的分支和胫后动脉的内踝支。

【主治】①齿痛，乳蛾；②小儿不语；③霍乱转筋。

【操作】禁刺。可灸。

8. 外踝尖 Wàihuáijiān（EX-LE 9）

【定位】在踝区，外踝的最凸起处（图 3-14-17）。

【解剖】皮肤→皮下组织→外踝。穴下布有胫前动脉的外踝网、腓动脉的外踝支和腓肠神经及腓浅神经的分支。

【主治】①脚趾拘急，足外廉转筋；②齿痛。

【操作】禁刺。可灸。

9. 八风 Bāfēng（EX-LE 10）

【定位】在足背，第 1 ～ 5 趾间，趾蹼缘后方赤白肉际处，左右共 8 穴（图 3-14-18）。

【解剖】第 1 趾与第 2 趾之间的八风穴，层次解剖同行间穴（足厥阴肝经）；第 2 趾与第 3 趾之间的八风穴，针刺层次同内庭穴（足阳明胃经）；第 4 趾与小趾之间的八风穴，针刺层次同侠溪穴（足少阳胆经）；第 3 趾与第 4 趾之间的八风穴的针刺层次：皮肤→皮下组织→第 3 趾与第 4 趾的趾长、短伸肌腱之间→第 3、4 跖骨头之间。其下有趾背神经和趾背动脉分布。

【主治】趾痛，足跗肿痛，毒蛇咬伤。

【操作】斜刺 0.5 ～ 0.8 寸，或三棱针点刺出血。

10. 独阴 Dúyīn（EX-LE 11）

【定位】在足底，第 2 趾的跖侧远端趾间关节的中点（图 3-14-19）。

【解剖】皮肤→皮下组织→趾短、长屈肌腱。穴下布有趾足底固有神经，趾底固有动、静脉的分支或属支。

【主治】①胞衣不下，月经不调，疝气；③胸胁痛，呕吐，卒心痛。

【操作】浅刺 0.1 ～ 0.2 寸，孕妇禁用。可灸。

11. 气端 Qìduān（EX-LE 13）

【定位】正坐或仰卧位。在足十趾尖端，距趾甲游离缘 0.1 寸（指寸），左右共 10 个穴位（图 3-14-18）。

【解剖】皮肤→皮下组织。神经支配：踇趾和第 2 趾由来自腓浅神经的趾背神经、腓深神经的趾背神经和胫神经的趾足底固有神经支配；第 3 趾、第 4 趾由来自腓浅神经的趾背神经和胫神经的趾足底固有神经支配；小趾由来自腓肠神经的趾背神经、腓浅神经的趾背神经和胫神经的趾足底固有神经

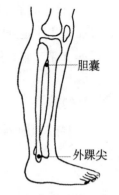

图 3-14-17　胆囊、外踝尖

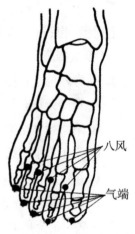

图 3-14-18　八风、气端

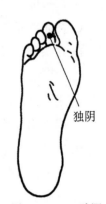

图 3-14-19　独阴

支配。血管供应是来源于足底内、外动脉的趾底固有动脉和足背动脉的趾背动脉。

【主治】①足趾麻木，脚背红肿疼痛；②麦粒肿，中风急救。

【操作】浅刺 0.1 ～ 0.2 寸；或点刺出血。

考纲摘要

常用奇穴（四神聪、太阳、夹脊、外劳宫、十宣、内膝眼、胆囊、阑尾）的定位和主治要点。

复习思考

【同步训练】

A1 型选择题

1. 夹脊穴位于脊柱区，后正中线旁开 0.5 寸（　　　）

　　A. 第 1 颈椎至第 12 胸椎棘突下两侧

　　B. 第 7 颈椎至第 5 腰椎棘突下两侧

　　C. 第 1 胸椎至第 5 腰椎棘突下两侧

　　D. 第 1 胸椎至第 12 胸椎棘突下两侧

　　E. 第 1 胸椎至骶管裂孔棘突下两侧

2. 安眠的定位是（　　　）

　　A. 在项部，当翳风穴与风池穴连线的中点处

　　B. 在头部，当眉梢与目外眦之 1 间，向后约 1 横指的凹陷处

　　C. 在面颊部，耳垂前 0.5 ～ 1 寸处

　　D. 在头部，当眉梢与目外眦之间，向后约一横指的凹陷处

　　E. 在脊柱区，横平第 7 颈椎棘突下，后正中线旁开 0.5 寸

3. 定喘穴的定位是在脊柱区（　　　）

　　A. 横平第 6 颈椎棘突下，后正中线旁开 0.5 寸

　　B. 横平第 6 颈椎棘突下，后正中线旁开 1 寸

　　C. 横平第 7 颈椎棘突下，后正中线旁开 0.5 寸

　　D. 横平第 7 颈椎棘突下，后正中线旁开 1 寸

　　E. 横平第 7 颈椎棘突下，后正中线旁开 1.5 寸

4. 腰眼穴除腰痛外还可治疗的病证是（　　　）

　　A. 胃痛、胸胁痛　　　　　　　　B. 月经不调、虚劳　　　　　　　　C. 头痛，癫狂

D. 呕吐、消渴　　　　　E. 目疾、鼻疾

5. 金津、玉液除治疗口疮、失语外，还常用于治疗的病证是（　　　）

  A. 舌体萎软　　　　　B. 呕吐、消渴　　　　　C. 咽喉肿痛

  D. 烦热、口渴　　　　　E. 齿龈肿痛

6. 胆囊穴位于小腿外侧，腓骨小头直下（　　　）

  A. 1寸　　　　　B. 1.5　　　　　C. 2寸

  D. 2.5寸　　　　　E. 3寸

7. 位于面颊部，耳垂前0.5～1寸处的腧穴是（　　　）

  A. 听宫　　　　　B. 颧髎　　　　　C. 牵正

  D. 下关　　　　　E. 颊车

8. 三角灸穴的主治病证是（　　　）

  A. 哮喘、咳嗽　　　　　B. 胃痛、消渴　　　　　C. 虚劳、腰痛

  D. 疝气、奔豚　　　　　E. 失眠、头晕

9. 不属于十宣穴主治病证的是（　　　）

  A. 昏迷　　　　　B. 癫痫　　　　　C. 高热

  D. 手指麻木　　　　　E. 牙松龈痛

10. 不属于四神聪穴主治病证的是（　　　）

  A. 头痛，眩晕　　　　　B. 失眠，健忘　　　　　C. 癫痫

  D. 目疾　　　　　E. 脱肛

B1 型选择题

  A. 在膝上部，髌底的中点上方2寸处

  B. 在小腿外侧，腓骨小头直下2寸

  C. 屈膝，在髌韧带两侧凹陷处

  D. 在小腿内侧，内踝尖上5寸，胫骨内侧面的中央

  E. 在小腿前侧上部，当犊鼻下5寸，胫骨前缘旁开一横指

1. 膝眼穴的定位是（　　　）

2. 阑尾穴的定位是（　　　）

  A. 哑门　　　　　B. 腰眼　　　　　C. 定喘

  D. 腰痛点　　　　　E. 夹背穴

3. 在脊柱区，横平第7颈椎棘突下，后正中线旁开0.5寸的腧穴是（　　　）

4. 在腰区，横平第4腰椎棘突下，后正中线旁开约3.5凹陷中的腧穴是（　　　）

  A. 鼻炎、目疾、齿痛

  B. 头痛、眩晕、失眠

C.感冒、头痛、发热

D.小便不利、便秘、腹痛

E.消渴、胃痛、胸胁痛

5.在顶部，当翳风穴与风池穴连线的中点处的腧穴善于治疗的病证是（　　）

6.在脊柱区，横平第8胸椎棘突下，后正中线旁开1.5寸的腧穴善于治疗的病证是（　　）

    A.外劳宫　　　　　　B.四缝　　　　　　C.腰痛点

    D.八邪　　　　　　　E.腰眼

7.位于手背第2、3掌骨间，掌指关节后0.5寸凹陷中的腧穴是（　　）

8.位于手指，第2～5指掌面近侧指间关节横纹中央的腧穴是（　　）

    A.十宣　　　　　　　B.八邪　　　　　　C.八风

    D.太阳　　　　　　　E.瞳子髎

9.位于头部，当眉梢与目外眦之间，向后约一横指的凹陷处的腧穴是（　　）

10.位于足背，第1～5趾间，趾蹼缘后方赤白肉际处的腧穴是（　　）

扫一扫，知答案

经络腧穴歌诀选

一、骨度分寸歌

用针取穴必中的，全身骨度君宜悉：前后发际一尺二，定骨之间九寸别；

天突下九到胸歧，歧至脐中八寸厘，脐至横骨五等分，两乳之间八寸宜；

脊柱腧穴椎间取，腰背诸穴依此列，横度悉依同身寸，胛边脊中三寸别；

腋肘横纹九寸设，肘腕之间尺二折，横辅上廉一尺八，内辅内踝尺三说；

髀下尺九到膝中，膝至外踝十六从，外踝尖至足底下，骨度折作三寸通。

二、十二经气血多少歌[1]

多气多血经须记，手足阳明大肠胃。多气少血有六经，三焦胆肾心脾肺。多血少气心包络，膀胱小肠肝所异。

【注释】

[1] 本歌选自明·徐凤《针灸大全》。

三、十二经相传次序歌[1]

肺大胃脾心小肠，膀肾包焦胆肝续，手阴脏手阳手头，足阴足腹阳头足。

【注释】

[1] 本歌选自清·吴谦《医宗金鉴》。

四、井荥输原经合歌[1]

少商鱼际与太渊，经渠尺泽肺相连，商阳二三间合谷，阳溪曲池大肠牵。

隐白大都太白脾，商丘阴陵泉要知，厉兑内庭陷谷胃，冲阳解溪三里连。

少冲少府属于心，神门灵道少海寻，少泽前谷后溪腕，阳谷小海小肠经。

涌泉然谷与太溪，复溜阴谷肾所宜，至阴通谷束京骨，昆仑委中膀胱知。

中冲劳宫心包络，大陵间使传曲泽，关冲液门中渚焦，阳池支沟天井索。

大敦行间太冲看，中封曲泉属于肝，窍阴侠溪临泣胆，丘墟阳辅阳陵泉。

【注释】

[1] 井荥输原经合歌：原名《十二经井荥输原经合歌》，首见于明·刘纯《医经小学》。现据杨继洲《针灸大成》所载收录。

五、十二经治症主客原络歌[1]

肺之主大肠客

太阴多气而少血，心胸气胀掌发热，喘咳缺盆痛莫禁，咽肿喉干身汗越，
肩内前廉两乳疼，痰结膈中气如缺，所生病者何穴求，太渊偏历与君说。

大肠主肺客

阳明大肠挟鼻孔，面痛齿疼腮颊肿，生疾目黄口亦干，鼻流清涕及血涌，
喉痹肩前痛莫当，大指次指为一统，合谷列缺取为奇，二穴针之居病总。

脾主胃客

脾经为病舌本强，呕吐胃翻疼腹脏，阴气上冲噎难廖，体重不摇心事妄，
疟生振栗兼体羸，秘结疸黄手执杖，股膝内肿厥而疼，太白丰隆取为尚。

胃主脾客

腹膜心闷意凄怆，恶人恶火恶灯光，耳闻响动心中惕，鼻衄唇㖞疟又伤，
弃衣骤步身中热，痰多足痛与疮疡，气蛊胸腿疼难止，冲阳公孙一刺康。

真心主小肠客

少阴心痛并干嗌，渴欲饮兮为臂厥，生病目黄口亦干，胁臂疼兮掌发热，
若人欲治勿差求，专在医人心审察，惊悸呕血及怔忡，神门支正何堪缺。

小肠主真心客

小肠之病岂为良，颊肿肩疼两臂旁，项颈强疼难转侧，嗌颔肿痛甚非常，
肩似拔兮臑似折，生病耳聋及目黄，臑肘臂外后廉痛，腕骨通里取为详。

肾之主膀胱客

脸黑嗜卧不欲粮，目不明兮发热狂，腰痛足疼步艰履，若人捕获难躲藏，
心胆战兢气不足，更兼胸结与身黄，若欲除之无更法，太溪飞扬取最良。

膀胱主肾之客

膀胱颈病目中疼，项腰足腿痛难行，痢疟狂癫心胆热，背弓反手额眉棱，
鼻衄目黄筋骨缩，脱肛痔漏腹心膨，若要除之无别法，京骨大钟任显能。

三焦主包络客

三焦为病耳中聋，喉痹咽干目肿红，耳后肘疼并出汗，脊间心后痛相从，
肩背风生连膊肘，大便坚闭及遗癃，前病治之何穴愈，阳池内关法理同。

包络主三焦客

包络为病手挛急，臂不能伸痛如屈，胸膺胁满腋肿平，心中淡淡面色赤，

目黄善笑不肯休，心烦心痛掌热极，良医达士细推详，大陵外关病消释。

肝主胆客

气少血多肝之经，丈夫癀疝苦腰疼，妇人腹膨小腹肿，甚则嗌干面脱尘，
所生病者胸满呕，腹中泄泻痛无停，癃闭遗溺疝瘕痛，太光二穴即安宁。

胆主肝客

胆经之穴何病主？胸胁肋疼足不举，面体不泽头目疼，缺盆腋肿汗如雨，
颈项瘰瘤坚似铁，疟生寒热连骨髓，以上病证欲除之，须向丘墟蠡沟取。

【注释】

[1] 本歌选自明·杨继洲《针灸大成》。

六、十二原穴歌

穴有十二原，都在四肢中，胆原丘墟穴，肝原号太冲，
小肠原腕骨，脾经太白容，心原神门过，胃经冲阳通，
膀胱原京骨，肺经太渊逢，大肠原合谷，肾原太溪从，
三焦阳池伴，心包大陵同。

七、十五络穴歌[1]

人身络穴一十五，我今逐一从头举，手太阴络为列缺，手少阴络即通里，
手厥阴络为内关，手太阳络支正是，手阳明络偏历当，手少阳络外关位，
足太阳络号飞扬，足阳明络丰隆记，足少阳络为光明，足太阴络公孙寄，
足少阴络名大钟，足厥阴络蠡沟配。阳督之络号长强，阴任之络号尾翳，
脾之大络为大包，十五络脉君须记。

【注释】

[1] 本篇原出自《针灸大全》，名《十五络脉歌》。现从明·高武《针灸聚英》引载，
文字略有改动。

八、十六郄穴歌

郄义即孔隙，本属气血集；肺向孔最取，大肠温溜别；
胃经是梁丘，脾属地机穴；心则取阴郄，小肠养老列；
膀胱金门守，肾向水泉施；心包郄门刺，三焦会宗持；
胆郄在外丘，肝经中都是；阳跷跗阳走，阴跷交信期；
阳维阳交穴，阴维筑宾知。

九、十二背俞穴歌

三椎肺俞厥阴四，心五肝九十胆俞，十一脾俞十二胃，十三三焦椎旁居，
肾俞却与命门平，十四椎外穴是真，大肠十六小十八，膀胱俞与十九平。

十、十二募穴歌

天枢大肠肺中府，关元小肠巨阙心，中极膀胱京门肾，期门肝胆日月寻，
脾募章门胃中脘，气化三焦石门针，心包募穴何处取？胸前膻中觅浅深。

十一、八会穴歌[1]

腑会中脘脏章门，筋会阳陵髓绝骨，骨会大杼气膻中，血会膈俞太渊脉。

【注释】

[1] 本歌选自明·高武《针灸聚英》。

十二、八脉交会穴歌[1]

公孙冲脉胃心胸，内关阴维下总同，临泣胆经连带脉，阳维目锐外关逢。
后溪督脉内眦颈，申脉阳跷络亦通。列缺任脉行肺系，阴跷照海膈喉咙。

【注释】

[1] 本歌选自明·徐凤《针灸大全》。

十三、下合穴歌

胃经下合三里乡，上下巨虚大小肠，膀胱当合委中穴，三焦下合属委阳，
胆经之合阳陵泉，腑病用之效必彰。

十四、四总穴歌[1]

肚腹三里留，腰背委中求，头项寻列缺，面口合谷收。

后人更增："心胸取内关，小腹三阴谋，痠痛阿是穴，急救刺水沟"4句。

【注释】

[1] 本歌选自明·徐凤《针灸大全》。

十五、回阳九针歌[1]

哑门劳宫三阴交，涌泉太溪中脘接，环跳三里合谷并，此是回阳九针穴。

【注释】

[1] 本歌选自明·高武《针灸聚英》。

十六、十四经穴歌

1. 手太阴肺经

手太阴肺十一穴，中府云门天府列，侠白尺泽孔最存，列缺经渠太渊涉，鱼际少商如韭叶。

2. 手阳明大肠经

手阳明起商阳，二间三间合谷藏，阳溪偏历温溜顺，下廉上廉三里长，曲池肘髎迎五里，臂臑肩髃巨骨当，天鼎扶突禾髎接，止于迎香二十穴。

3. 足阳明胃经

四十五穴足阳明，承泣四白巨髎经，地仓大迎颊车峙，下关头维人迎对，水突气舍连

缺盆，气户库房屋翳寻，膺窗乳中下乳根，不容承满与梁门，关门太乙滑肉门，天枢外陵大巨存，水道归来气冲次，髀关伏兔走阴市，梁丘犊鼻足三里，上巨虚连条口位，下巨虚位及丰隆，解溪冲阳陷谷中，内庭厉兑经穴终。

4. 足太阴脾经

二十一穴太阴脾，隐白大都太白随，公孙商丘三阴交，漏谷地机阴陵坳，血海箕门冲门开，府舍腹结大横排，腹哀食窦连天溪，胸乡周荣大包随。

5. 手少阴心经

九穴心经手少阴，极泉青灵少海深，灵道通里阴郄邃，神门少府少冲寻。

6. 手太阳小肠经

手太阳穴一十九，少泽前谷后溪隅，腕骨阳谷可养老，支正小海上肩贞，臑俞天宗秉风合，曲垣肩外复肩中，天窗循次上天容，还有颧髎入听宫。

7. 足太阳膀胱经

足太阳穴六十七，睛明之穴是起始，攒竹眉冲曲参差，五处承光上通天，络却玉枕天柱崒，大杼风门引肺俞，厥阴心俞督俞见，膈俞胃管连肝胆，脾胃三焦三俞连，肾俞气海接大肠，关元小肠膀胱俞，中膂白环八髎随，会阳承扶下殷门，浮郄委阳委中行，附分魄户膏肓现，神堂譩譆又膈关，魂门阳纲意舍显，胃仓肓门加志室，胞肓秩边合阳见，承筋承山下飞扬，跗阳昆仑仆参连，申脉金门会京骨，束骨通谷至阴全。

8. 足少阴肾经

足少阴穴二十七，涌泉然谷连太溪，大钟水泉通照海，复溜交信筑宾居，阴谷膝内辅骨后，以上从足走到膝，横骨大赫接气穴，四满中注肓俞脐，商曲石关阴都密，通谷幽门半寸取，步廊神封又灵墟，神藏彧中俞府毕。

9. 手厥阴心包经

九穴心包手厥阴，天池天泉曲泽深，郄门间使内关对，大陵劳宫中冲寻。

10. 手少阳三焦经

二十三穴手少阳，关冲液门中渚间，阳池外关支沟正，会宗三阳四渎长，天井清冷渊消泺，臑会肩髎天髎堂，天牖翳风瘛脉青，颅息角孙耳门当，和髎耳前发际边，丝竹空在眉外藏。

11. 足少阳胆经

足少阳经瞳子髎，四十四穴行迢迢，听会上关颔厌集，悬颅悬厘曲鬓分，率谷天冲浮白次，窍阴完骨本神交，阳白临泣目窗是，正营承灵脑空摇，风池肩井渊腋部，辄筋日月京门标，带脉五枢维道读，居髎环跳风市招，中渎阳关阳陵泉，阳交外丘光明霄，阳辅悬钟丘墟外，临泣地五会侠溪，四趾外端足窍阴，少阳胆经穴全晓。

12. 足厥阴肝经

一十四穴足厥阴，大敦行间太冲侵，中封蠡沟中都近，膝关曲泉阴包邻，五里阴廉急脉寻，章门仰望见期门。

13. 任脉

二十四穴起会阴，曲骨中极关元真，石门气海阴交生，神阙一寸上水分，下脘建里中上脘，巨阙鸠尾中庭循，膻中玉堂连紫宫，华盖璇玑天突寻，廉泉再会承浆穴，任脉穴位至此终。

14. 督脉

二八督脉行于脊，长强腰俞阳关密，命门悬枢接脊中，中枢筋缩至阳逸，灵台神道身柱长，陶道大椎平肩齐，哑门风府上脑户，强间后顶百会依，前顶囟会有上星，神庭素髎水沟居，兑端开口唇中央，龈交唇内齿龈取。

主要参考书目

[1] 凌宗元. 针灸学 [M]. 北京：中国中医药出版社，2015.

[2] 凌宗元，刘庆军. 针灸学 [M]. 北京：军事医学科学出版社，2014.

[3] 沈学勇. 经络腧穴学 [M]. 北京：中国中医药出版社，2016.

[4] 王德敬. 经络与腧穴. [M]. 3 版. 北京：人民卫生出版社，2015.

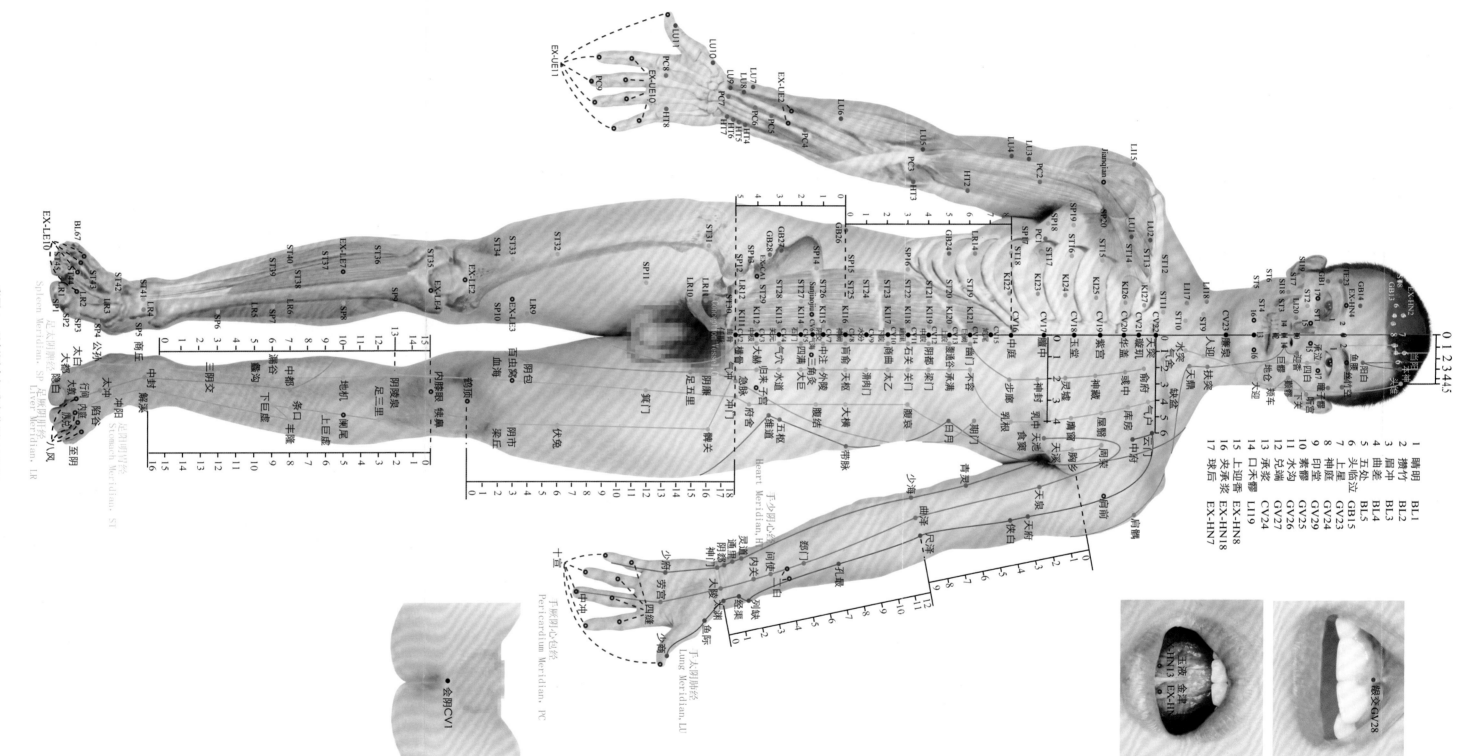

彩图 1　最新国家标准穴位图（正面）

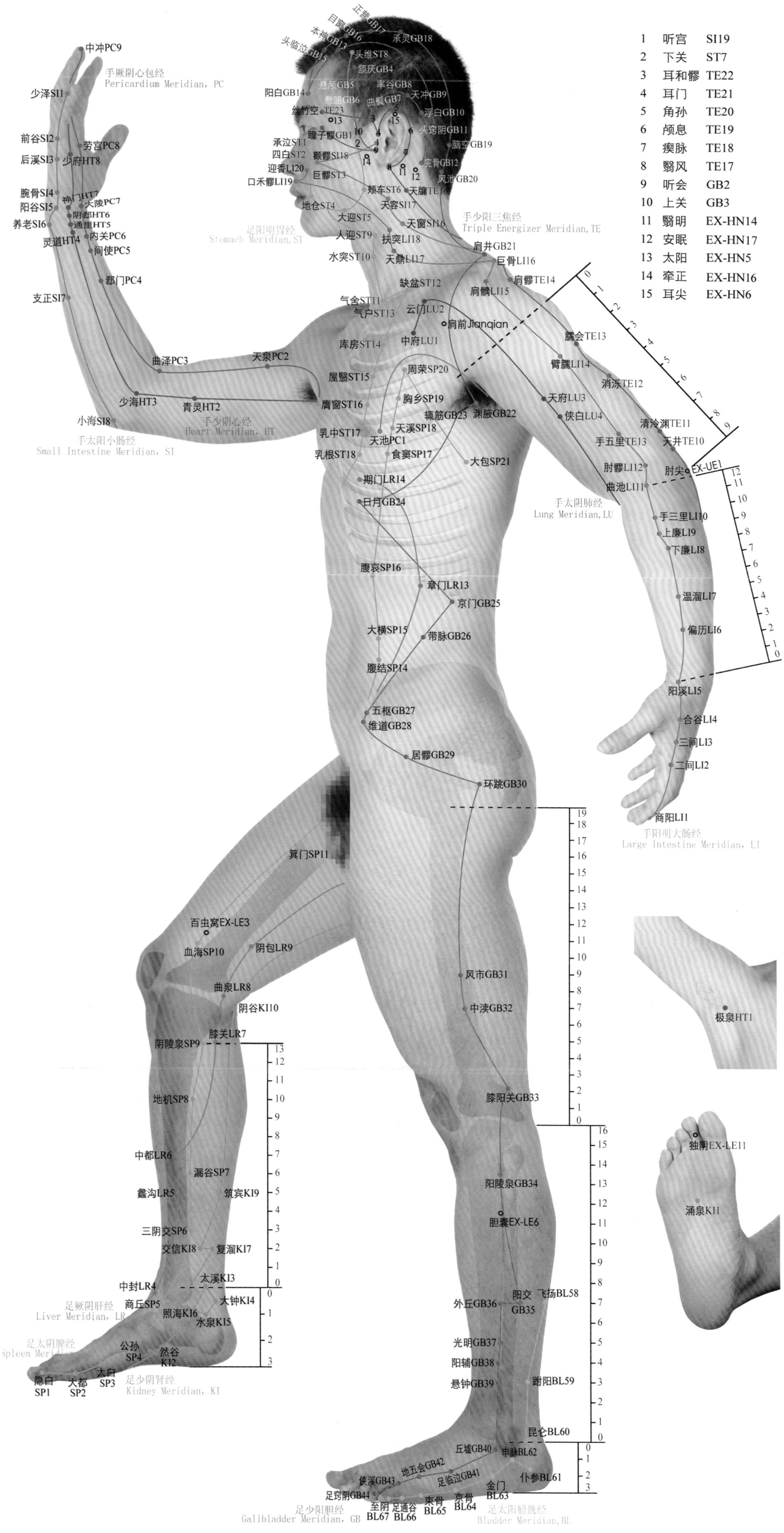

彩图 2 最新国家标准穴位图（侧面）

足太阴脾经 Spleen Meridian, SP
足厥阴肝经 Liver Meridian, LR
足少阴肾经 Kidney Meridian, KI
手厥阴心包经 Pericardium Meridian, PC
手少阴心经 Heart Meridian, HT
手太阳小肠经 Small Intestine Meridian, SI
足阳明胃经 Stomach Meridian, ST
足少阳胆经 Gallbladder Meridian, GB
足太阳膀胱经 Bladder Meridian, BL
手太阴肺经 Lung Meridian, LU
手少阳三焦经 Triple Energizer Meridian, TE
手阳明大肠经 Large Intestine Meridian, LI

1 听宫 SI19
2 下关 ST7
3 耳和髎 TE22
4 耳门 TE21
5 角孙 TE20
6 颅息 TE19
7 瘈脉 TE18
8 翳风 TE17
9 听会 GB2
10 上关 GB3
11 翳明 EX-HN14
12 安眠 EX-HN17
13 太阳 EX-HN5
14 牵正 EX-HN16
15 耳尖 EX-HN6

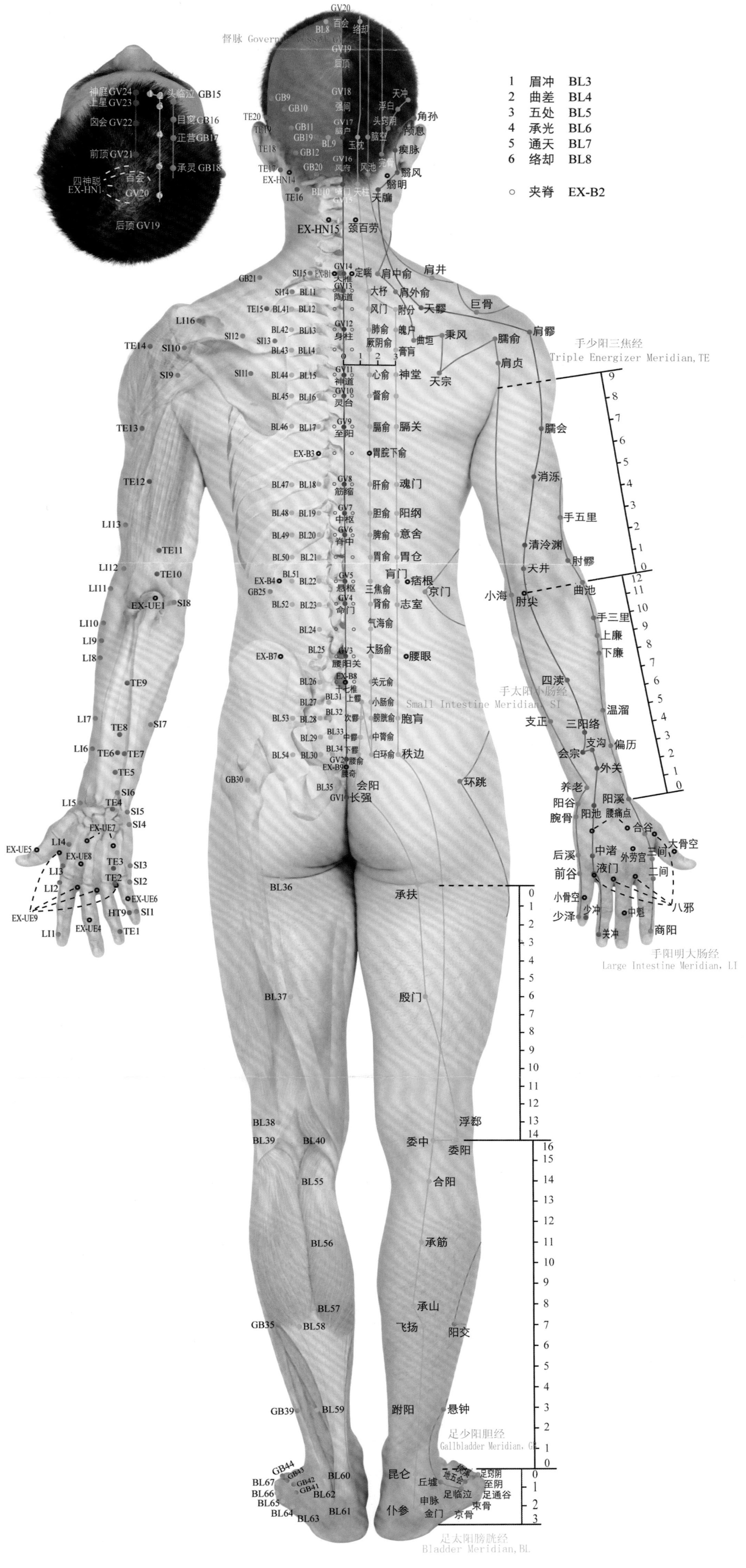

彩图 3　最新国家标准穴位图（背面）

1　眉冲　BL3
2　曲差　BL4
3　五处　BL5
4　承光　BL6
5　通天　BL7
6　络却　BL8

○ 夹脊　EX-B2